Desearte

Desearte

Claves para el deseo
sexual femenino

Laura Cámara

VERGARA

Papel certificado por el Forest Stewardship Council®

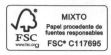

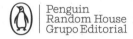
Penguin
Random House
Grupo Editorial

Primera edición: febrero de 2023

© 2023, Laura Cámara
© 2023, María Fornet, por el prólogo
© María Sierra, por los gráficos y la ilustración del interior
© 2023, Penguin Random House Grupo Editorial, S. A. U.
Travessera de Gràcia, 47-49. 08021 Barcelona

Printed in Spain – Impreso en España

ISBN: 978-84-19248-10-7
Depósito legal: B-22366-2022

Compuesto en Llibresimes, S. L.

Impreso en Romanyà Valls, S. A.
La Torre de Claramunt (Barcelona)

VE 4 8 1 0 7

ÍNDICE

AGRADECIMIENTOS

Siento que estos no sean unos agradecimientos ligeros, escuetos y minimalistas, pero realmente tengo el corazón repleto de gratitud.

Gracias a Yolanda, mi editora, por la confianza y por hacérmelo fácil.

Gracias a Noelia Santamaría por su ayuda desinteresada. Por cada «por qué», separado y con tilde, que gracias a ti está bien escrito. Estoy segura de que pronto ayudarás a otras personas como yo, haciendo de esto tu profesión.

Gracias a cada una de las mujeres que alguna vez se han hecho eco de mi voz y que de alguna manera han hecho posible que hoy yo publique este libro.

Gracias a mi madre y mi padre por estar siempre ahí. Os quiero.

Gracias a Nuria y Martina, mis hijas, por animarme tanto a escribir el libro. Ellas siempre recordarán el porqué. Espero con este libro contribuir a un futuro mejor para vosotras. Os quiero muchísimo.

Por último, gracias sobre todo a Antonio, mi marido, mi compañero y mi cómplice, por no dudar nunca de que lo conseguiría, y por creer siempre en mí más que yo misma. Te quiero mucho.

PRÓLOGO

¿Te has preguntado alguna vez cuánto deseo es el normal? ¿Cuál es la cantidad justa de ganas y excitación que una adulta normativa ha de tener? Vamos. Te espero. Haz las cuentas. Te pregunto ahora otra vez: ¿te planteaste en algún momento cuánto de ese deseo es de recibo exhibir? Quiero decir, ¿cuánto puede notársete? En definitiva, ¿cuánta sensualidad puedes sostener para no afrentar a nadie o qué aspecto debes tener para cumplir con todos esos cánones?

Bien. Yo lo he hecho. Por épocas, he pensado que mi deseo estaba muy por encima de lo que era honorable y, por otras, me he castigado justo por lo contrario. He sentido el cuerpo rebosarme del fuego propio de la juventud (a veces ingobernable, angustiante, inabarcable) y, en los mismos confines de este cuerpecito que a mis casi cuarenta habito, he sentido como si una fría lechuga hubiese sido depositada en mis partes. Misma mujer, misma piel, diferentes deseos e intensidades.

Te diré algo. Aun siendo la autora de *Feminismo terapéutico*, me ha costado reconciliarme con esto. Me ha servido escuchar a Laura para recordar que el síntoma —entiéndase el *síntoma* despojado de su contexto clínico: el dolor, la falta, aquello que nos hace sufrir— también en sexualidad pertenece, en infinidad de ocasiones, al contexto. Y es que el contexto en el que vivimos es fundamentalmente desempoderador.

A pesar de lo que algunas voces indican, no creo que en este tema nuestra generación lo tenga más sencillo de lo que lo tuvieron los de antes. Con la sexualidad pasa como con la alimentación: vivimos en una sociedad sobrealimentada, pero fundamentalmente desnutrida; en un mundo en el que los contenidos sexuales son cada vez más accesibles, pero en el que la educación sexual sigue siendo nuestra asignatura pendiente.

Con la irrupción de las redes sociales en nuestros hogares, hemos acostumbrado la vista al postureo constante. Vivimos de cara a la galería, expuestas a una imaginería que nos reduce a objeto de deseo y en constante reproducción de lo que el patriarcado espera de nosotras. Aquello que creemos que nos empodera coincide sospechosamente con lo que el sistema nos tiene preparado. Hemos aprendido a mirarnos como ellos lo hacen —*the male gaze*— y, en medio de todo el ruido, nos hemos perdido. Hemos sido educadas para desoír nuestra voz y me apena decir que, al menos en eso, han vencido. El resultado es que nos avergonzamos de los límites del espacio de nuestro propio cuerpo, de los pensamientos que produce nuestra propia mente, y aquello que debería de ser un hogar sano y respetuoso —nuestro cuerpo, nuestra casa— se ha convertido en un ambiente tóxico que nos dice: esta celulitis de aquí no es normal. Esta doblez de mi vientre no debería estar ahí. Esta fantasía que me acecha no es limpia. Esto que siento ahora mismo no es puro: es mucho, es poco, es sucio, de esto no se debe hablar. Mi vulva no tiene el aspecto que debería. Mis pechos ¿son suficientemente grandes?, ¿suficientemente turgentes?, ¿suficientemente aceptables? Se nos ha enseñado a poner la atención en problemas inventados o con soluciones imposibles (¿qué te parece que existan cremas *antiedad*?) para que vivamos en un laberinto sin salida, que afinemos el foco y seamos expertas en encontramos defectos que solo nosotras vemos, que nos preocupemos sin fin por nimiedades. En definitiva: que el disfrute y el juego se vayan a otra parte.

Desearte vuelve a poner el foco en ti. Frente a la patologización de la experiencia femenina, Laura plantea la normalización. Frente al discurso árido de la clínica tradicional, Laura nos regala una obra llena de experiencias reales, de historias de mujeres como tú y como yo, un espacio seguro en el que dejar la vergüenza de lado y desmitificar nuestra sexualidad para reconciliarnos con nuestro propio deseo.

En el libro que tienes en las manos vas a encontrar enseñanzas, reflexiones, ejercicios y ejemplos. Más que respuestas, que también, vas a aprender a formularte las preguntas adecuadas para volver a tener tú misma el mando. Una vez lo acabes, vas a asegurarte de que nadie lo vuelva a coger por ti. Pero, por encima de todo eso, lo que este libro te trae es paz. Es el recuerdo en cada línea de que lo que sientes está bien. De que eres suficiente. De que mucho y poco son conceptos arbitrarios que solo dependen de lo que te hagan sentir a ti. De que no le debes sexo a nadie. De que tu sexo te pertenece.

En una de las muchas frases que auguro vas a subrayar en este libro, Laura dice: «El temor principal de la mujer es no poder corresponder el esfuerzo de su compañero». Mi esperanza, y aquí anticipo que también la de Laura, es que cuando acabes de leer *Desearte* tu principal temor sea no serte fiel a ti.

Gracias, Laura, como compañera feminista y como mujer, por haber volcado tu inspiradora experiencia en estas páginas, que se van a convertir, no me cabe duda, en un manual de referencia de aquí en adelante.

María Fornet
Escritora y psicóloga
@maria.fornet

INTRODUCCIÓN

Vas a empezar a leer sobre sexo, deseo y placer. Enhorabuena. Hoy tu sexualidad será un poco menos tabú de lo que era ayer. Puede que empieces este libro porque lo has encontrado en una librería y algo en tu interior ha resonado. Puede que lo estés leyendo porque me conoces y sabes a lo que me dedico, incluso quizá hayas estado en algún curso o charla conmigo. Esto sería fantástico, porque significa que no soy una desconocida. Y ojalá, ojalá estés leyendo esto porque alguien te lo ha recomendado. Significaría que tanto esta persona como tú confiáis en mí.

Generar confianza en el terreno de la sexualidad no es fácil. Llevo más de quince años dedicándome a algo de lo que la gente, en general, se avergüenza de hablar. Atiendo a pacientes con dificultades sexuales y te puedo asegurar que solo hay que dar pie, abrir un marco de confianza y darle importancia para que se dé la magia. De repente el sexo, eso que se vive en silencio, sale a la luz. Aunque parezca algo increíble, solo hace falta ofrecer espacio o hacer una mínima pregunta y en menos de diez minutos esa paciente que entra tímida a la consulta empieza a contar todo aquello que parecía tan difícil expresar. Pero, claro está, para ello hay que ponerlo en valor, tener tiempo y sobre todo ganas de abrir ese melón. Y por qué no decirlo, tener cierta habilidad para hacer fácil lo que, *a priori*, parece que va a ser difícil.

Mi intención con este libro es hacer que resulte sencillo hablar de algo que es realmente complejo, como el deseo sexual. Prometo intentarlo con todas mis fuerzas e intentar que te sientas cómoda con ello.

Como puede que no me conozcas, déjame que me presente y te cuente un poco quién soy y por qué estoy aquí. Cuando le digo a la gente que soy sexóloga, suelo recibir caras de asombro la mayor parte de las veces. ¿En pleno siglo XXI hay quienes se escandalizan porque te dediques a la sexualidad? En efecto, y no te quepa la menor duda. A mí me gusta describirme como una mujer bastante común. No veo nada malo en ello. No soy nada extravagante y seguro que nadie diría que soy sexóloga porque habitualmente nos la imaginamos de forma muy estereotipada que nada tiene que ver con la realidad (por lo menos con la mía). La gente imagina que una sexóloga va embutida en un traje de cuero, medias de rejilla y las tetas bien subidas hasta la garganta. Por supuesto, con un látigo o algún elemento que se considera exótico sexualmente hablando y un repertorio de vibradores. Podría hacer hincapié en que estoy casada y feliz, en una relación monógama y que tengo dos hijas, pero en realidad esto no es garantía de nada. En definitiva, te diré que ser mujer y dedicarse a la sexología no es nada fácil, amiga. Menos mal que cada vez somos más y tengo decenas de compañeras (y compañeros, claro) que democratizan hablar de sexualidad con normalidad.

A las sexólogas (mujeres) se nos sexualiza. Se emite un juicio que no se hace en otras profesiones y especialistas de otras áreas de la salud. Cuando digo a lo que me dedico, la persona que tengo delante me somete de inmediato a un escrutinio rápido de si concuerdo o no con la idea de «mujer sexóloga». Se analiza no solo el aspecto que debe tener, sino también cómo debe hablar o comportarse y, aún más, hay quien hace juicios sobre mi propia sexualidad. Una de las razones por las que solo me dedico a la sexualidad femenina es precisamente esa.

Cierto es que la razón principal es que soy enfermera especialista en ginecología y obstetricia. Esto es lo que habitualmente se conoce como matrona. Llevo más de diez años atendiendo como tal en Urgencias ginecológicas y obstétricas, y trabajando con la salud sexual de estas pacientes de forma específica. Sí, las matronas hacemos mucho más que atender partos. Nos ponemos al lado de la mujer en todas las etapas de su vida sexual y reproductiva. Además, me formé como educadora sexual y sexóloga en 2007. Así que, como ves, por mi formación y mi experiencia, siempre trabajo con y para las mujeres. Llevo tratando con la sexualidad femenina más años de los que me gustaría admitir.

Cuando en mis inicios como sexóloga y como divulgadora hablaba de forma general y me refería también a la sexualidad masculina, me sentí muchas veces al otro lado de miradas que me sexualizaban a mí. Me sentí objeto y también agredida. Esto sucedía por parte de los hombres, amiga. ¿Qué te voy a contar que no hayas vivido? Todas las mujeres hemos sentido esa mirada no deseada sobre nuestras espaldas (o culo, o tetas, o lo que sea). Decidí hace muchísimo tiempo, sin mucho pesar, que no invertiría ni un solo minuto más en estar expuesta a esa sexualización. Desde que mi mensaje no va dirigido a los hombres, no capto su atención. Apenas tengo seguidores masculinos. En las estadísticas de mi Instagram lo podéis ver bien claro: más de cincuenta y siete mil seguidores y solo un 3 por ciento son hombres. Que seguramente sean mi marido, mi hermano, algún amigo, compañero de trabajo y poco más. Desde que tomé esta decisión y mis esfuerzos van dirigidos a hablarle directamente a las mujeres, no he recibido más insinuaciones u ofrecimientos de sexo que no deseo, ni más «fotopollas», ni me he sentido más agredida en redes. Debo decir que tengo la mejor comunidad del mundo, ya que apenas me llegan *haters* y nunca, o casi nunca, recibo mensajes desagradables. Me quedo donde estoy, gracias. Mi salud mental lo agradece.

Me encuentro cómoda entre mujeres porque puedo no solo hablarles desde lo profesional, sino también ponerme en su lugar. Porque puedo imaginar, como mujer, gran parte de lo que sienten mis pacientes. No por lista, porque lo haya estudiado ni porque sea una persona empática, sino porque soy mujer.

No haría falta decirlo, pero lo remarco: jamás hago referencias a nada sobre mi propia experiencia, mi bagaje o mis predilecciones sexuales, ya que eso forma parte de mi vida privada. Ninguna profesional de la sexología aborda el sexo según sus gustos y preferencias, sino que se basa en una ciencia. Y en concreto una ciencia que pertenece a la salud. El sexo no es algo solo lúdico, sino que forma parte de la salud y calidad de vida de las personas. Llevo años luchando para que la sexualidad sea vista desde este punto de vista y se tenga en cuenta en los servicios sanitarios, para que los profesionales la pongan en valor y la saquen del cajón de la vergüenza. Poco a poco, creo que se van consiguiendo grandes logros en este sentido.

Un punto importante que me gustaría dejar claro antes de seguir es que la sexualidad es diversa, y esto es una premisa fundamental a la hora de abordar el tema. No hay una sola manera de expresar nuestra sexualidad ni el deseo. No hay una sola manera de relacionarnos con el placer. Vaya por delante que este tema, por tanto, no se puede tratar de una forma universal. Aquí no vale eso de «café para todas». Y quizá no todas las cuestiones que leas en este libro te representen. Quizá ninguna hable de ti. Abarcar todas las realidades y sexualidades sería simplemente algo imposible. Aun así, podemos hablar de cuestiones generales del deseo sexual femenino que nos atraviesan de una u otra forma, en mayor o menor medida, y en las que quizá (solo quizá) te veas reflejada.

No se puede explicar el deseo de forma que recoja todas y cada una de las experiencias o meterlas a todas en el mismo saco. Este libro tampoco pretende ser teórico, aunque en algunos momentos haga referencias académicas, sino un texto con aportaciones subjetivas, un tanto reflexivas y, en definitiva, ensayísticas que he ido aprendiendo y madurando durante años y que me gustaría compartir contigo. Sin duda lo hago con el ánimo de que reflexionemos juntas. No tienes que estar de acuerdo conmigo en todo, por supuesto. Ojalá esto fuera un modo de iniciar un diálogo, ojalá te permita conocer un poco mi punto de vista y abrir entornos de debate, ya sea contigo misma, con tus amigas y gente cercana y, por qué no, quizá algún día conmigo. De cualquier forma, sacar del fondo del armario el deseo y las diversas formas de vivirlo será bueno, buenísimo.

Todo lo que te planteo en este libro son cuestiones de las que hablo en mi día a día con mis pacientes, que tanto me enseñan y con las que tanto reflexiono. Porque la vivencia de una es personal e intransferible, pero las experiencias de todas construyen un relato común en el que a menudo nos vemos representadas. También son temas que trato a menudo en mis redes sociales, en las que me gusta abrir debate y espacios de reflexión.

Si has llegado hasta aquí y no me sigues en Instagram pero te apetece, te dejo mi usuario y nos vemos en lo virtual: @lauracamara.ginesex.

A lo largo de mi experiencia escuchando a mujeres hablar de su sexualidad, me he dado cuenta de que a pesar de que no hay dos experiencias iguales, hay ciertos aprendizajes que hemos adquirido como mujeres que se parecen mucho y que, al escucharlos, te permiten darte cuenta de que tu malestar no es único. Que tus dificultades no son individuales, sino colectivas. Me gustaría que leer este libro fuera una manera de sentirte acompañada, ya no solo por mí, sino por cada una de las mujeres que espero que lean estas líneas.

Más adelante hablaremos de los tipos de deseo y las formas en las que puede aparecer y expresarse. Pero ni el deseo ni la orientación sexual deben presuponerse ni generalizarse. Este libro puede ser una ayuda para las mujeres que han construido su deseo bajo lo femenino, es decir, desde la experiencia de haber nacido y/o vivir en nuestra sociedad como mujer. Pero está especialmente orientado a aquellas que, además, tienen o han tenido en algún momento relaciones sexuales con hombres. De esta manera, encontraremos muchos ejemplos de relaciones sexuales mujer-hombre. Especificar esto me parece importante para no presuponer que el sexo heterosexual es el universal. Aunque sea el marco habitual de este libro, no por ello quiere decir que sea lo normativo. Soy consciente de ello y es algo que hago adrede, ya que es en el contexto de mujer heterosexual que tiene relaciones con hombres en el que tengo mi mayor *expertise*. Precisamente porque no entiendo la heterosexualidad universal, no la presupongo, y por ello lo especifico.

Además, en este libro encontrarás el deseo sexual enmarcado en la socialización de género. Es decir, que el deseo se construye dentro de lo que se presupone femenino por el hecho de nacer mujer. La gran mayoría de las mujeres se verán reflejadas en el modo en el que se construye su deseo, puesto que están socializadas (sexualizadas, diría yo) en un tiempo concreto, un mismo entorno social y cultural. En este caso, mujer blanca occidental entre la segunda mitad del siglo XX y principios del XXI. Si eres una mujer racializada, de diversidad étnica o mujer trans puedes sentirte identificada en algunas de las cosas que cuento, pero soy consciente de que habrá ciertos elementos diferentes y que no se contarán muchas de vuestras realidades.

Quizá esperas encontrar una guía para aumentar tu deseo, pues entre las mujeres es frecuente el malestar en torno a este tema. Las consultas por falta de deseo suelen ser bastante numerosas, la verdad. De cualquier forma, a lo largo del libro explicaré que el deseo sexual femenino ha estado terriblemente enjuiciado y en el punto de mira. Parece que nuestro deseo nunca da la talla, ¿verdad? A veces poco, a veces demasiado, pero siempre en juicio. Aquí pretendo reflexionar sobre quién y cómo se decide el «poco» o el «mucho». ¿Por qué, sea como sea, es un tema con el que nos solemos sentir mal? Nuestro deseo nunca parece ser suficiente* o, por lo menos, lo bastante bueno, válido, capaz.

> * SUFICIENTE: que se da en la cantidad adecuada, sin sobrar, para lo que se necesita. Que es bastante, preciso y adecuado.

¿Quién decide lo que es suficiente y adecuado? ¿Quién juzga* y pone el aprobado?

> * JUZGAR: deliberar, formar un juicio, una opinión sobre las acciones de otra persona o cosa. Quien tiene potestad para hacerlo.

La mirada masculina y androcentrista ha puesto siempre el deseo femenino en el cajón de las disfunciones. Siempre hay un deseo que está bien frente a otro que está mal. Para nada quiero seguir contribuyendo a la patologización que se hace del deseo y de la que, te adelanto, tanto vamos a hablar en las próximas páginas. Por lo tanto, hablaré muy poco del deseo sexual desde la enfermedad o la disfunción y sí desde la comprensión, la compasión y, sobre todo, la despatologización.

Mi intención es que nos olvidemos del «mucho» o «poco» deseo, sobre todo porque quien lo juzga o quien decide si es suficiente no eres tú. Este será un intento de no juzgarnos, porque el fallo nunca será a nuestro favor.

Ciertamente, si tú, que me estás leyendo, tienes un problema de deseo sexual, podrás encontrar consuelo aquí.

A mí me gusta explicar que hay que comprenderlo, porque solo si lo vislumbramos y nos entendemos, dejaremos de sentirnos enfermas. Porque créeme, esta solución pasa inevitablemente por conocer cómo funciona el deseo y entender cómo el tuyo, el de todas, ha estado forjado y, por tanto, por qué tienes los problemas que quizá te han traído hasta aquí. No esperes un libro con píldoras fáciles y remedios elementales. No esperes un himno al *wonderfulismo* a modo de «querer es poder» y todas esas cosas. A veces no se puede, porque no te dejan, por mucho que quieras.

Aumentar tu deseo sexual puede ser una consecuencia final de leer este libro, pero no es mi objetivo principal. Mi intención es que a través de estas páginas encuentres una explicación, no te sientas sola y, sobre todo, que te entiendas y te abraces. El objetivo principal de este libro es comprendernos en la vivencia del deseo. Entender que no hay uno solo, sino muchos. Y tal vez solo así puedas dejar de sentirlo como un lastre y empieces a vivirlo desde la libertad y el placer.

Este libro quiere ser un hilo de esperanza a un modo distinto de vernos. El terreno sexual y de placer va cambiando y mucho para nosotras. Seamos las protagonistas del cambio.

Te estoy inmensamente agradecida por haberme elegido para recorrer este camino.

LA CONSTRUCCIÓN DEL DESEO

Nunca es suficiente para mí
porque siempre quiero más de ti.
No ha cambiado nada mi sentir.
Aunque me haces mal, te quiero aquí.

«Nunca es suficiente»,
de NATALIA LAFOURCADE

La introducción de este libro ya te debe de haber dado una idea sobre lo que es importante transmitir para mí: aquello que se construye es aquello que no viene predefinido. Es algo que se puede modelar, que no viene con unos botones y un manual de instrucciones. Y desde luego, es algo que admite plasticidad porque, al igual que una obra de arte, no todo el mundo va a obtener los mismos resultados aun usando las mismas materias primas. Construir implica un proceso, algo que no se erige de la noche a la mañana.

Y sin más dilación, te daré una idea sobre la que incidiremos durante algunos capítulos: tu cantidad de deseo, tu forma de desear, tu manera de expresarlo y lo bueno o mal que te sientes con ello es aprendido. Has aprendido a comportarte de una manera determinada en relación con el sexo. Hasta hoy has construido un «yo sexual» a partir de conceptos, aprendizajes y experiencias que te definen en la actualidad y que condicionan tu sexualidad en general. Pensar que desear y, en especial, todo lo referente a la sexualidad es algo que ocurre en los seres humanos como algo innato, como algo que simplemente está ahí y ya está, es un error frecuente.

Algo que «surge», algo que se da y ocurre sin esfuerzo alguno es, cuando menos, matizable en muchos sentidos.

Algo innato es aquello que sucede de forma natural desde que nacemos y sin necesidad de ser aprendido. Hay muy pocas cosas en los seres humanos que sean innatas, como los reflejos, y que perduren en nosotros sin alterarse por el aprendizaje. Desde luego, el ser humano nace con multitud de capacidades que sin instrucción no serían nada. A lo largo del libro veremos que la sexualidad y, por tanto, el deseo, que parte de una capacidad pero que para nada es universal, no tiene sentido sin un aprendizaje.

Todo lo que concierne a la sexualidad humana, debido a que pertenece al contexto de la salud, está compuesto por una mezcla de la condición biológica, nuestros pensamientos y emociones al respecto, y la necesidad de la socialización. Aquello que en las ciencias de la salud conocemos como biopsicosocial.

Personas diferentes en varias partes del mundo y, por tanto, de distintas culturas, pueden comportase muy distinto ante la misma situación. Por ejemplo, las culturas latinas y árabes tienden al contacto físico para saludarse y mantener una conversación. Nos damos apretones de manos, palmadas en la espalda o incluso abrazos, contactos que para nuestro medio son muestras de una buena habilidad al relacionarnos. En cambio, en algunos países de la cultura oriental, el contacto físico se evita al cruzarse con alguien o incluso al saludar. En China, nos encontraremos con una inclinación del torso a modo de saludo. Y no son ni más ni menos maleducados, ni más ni menos simpáticos. Es su forma de saludar. Y eso no corresponde con una menor capacidad de ser personas alegres, simpáticas o amenas. Ir a China y dar dos besos, palmadas en la espalda o un abrazo al encontrarse un conocido puede ser extremadamente raro.

La socialización construye la forma en la que nos relacionamos. Lo hace de igual forma cuando esta relación es erótica o sexual. Y eso significa que la forma en que hoy te relacionas con tu deseo, la forma en la que lo expresas o incluso la manera en la que se presentan tus malestares al respecto, depende de cómo y qué has aprendido sobre el sexo, el placer y el deseo.

En definitiva, el deseo sexual es el resultado de un aprendizaje más o menos consciente a lo largo de tu vida.

Espero que este inicio te alegre y alivie, ya que aquello que se aprende no es inamovible. Se puede poner en duda, desaprender si es necesario, y también reaprender e incorporar conocimientos, aptitudes y actitudes nuevas, pues el proceso de aprendizaje es continuo a lo largo de la vida. Y como se suele decir, siempre se puede mejorar. Olvidémonos del «yo soy así», como si no pudiéramos hacer nada para cambiarnos. Soy contraria al inmovilismo y apatía que simboliza esta frase. Eres así hasta que dejas de serlo. Mejorar siempre es una posibilidad.

En este primer bloque pretendo mostrarte conceptos básicos sobre deseo sexual. Enseñarte cómo se ha construido tu deseo, cuáles han sido los cimientos sobre los cuales se ha edificado. Esto te permitirá emprender un camino para vivir el deseo sexual desde un mayor conocimiento y comprensión. Quizá te dará respuestas y tal vez te animará a cambiar cosas que creías innatas.

1

DEFINICIONES: LIBIDO, DESEO, ATRACCIÓN, ASEXUALIDAD

Para la mayoría de las personas, hablar de sexualidad es difícil, lo admito. Por eso no lo hacemos nunca. O quizá, precisamente por esto, nos resulta difícil. No soy capaz de descifrar si llegó antes el huevo o la gallina. En cualquier caso, hablar de sexo se nos hace bola, así que la mayoría de las veces intentamos evitar el tema, pasar de soslayo o directamente rehuirlo.

Llevo muchos años hablando de sexo, placer y relaciones sexuales, y me siento cómoda con el tema. Siempre he defendido que se puede hablar de todo usando los términos correctos y sin tapujos. Si el sexo es parte de la vida y la sexualidad, un aspecto tan importante para los seres humanos, ¿por qué nos cuesta tanto hablar de ello? Creo de verdad (porque lo hago en mi día a día) que se puede hablar de sexualidad igual que se habla de alimentación, de sueño o de hacer ejercicio físico. Lo único que hay que hacer es despojarnos del tabú que todavía supone hablar de placer sexual. Porque el tabú y la vergüenza que rodea a la sexualidad son los que hacen que, en un momento dado, prefiramos evitar el tema, agachar la cabeza o incluso no preguntar cuando tenemos un problema. Y no ser capaz de expresarlo por vergüenza supone a su vez un problema mayor.

Ver la sexualidad como un tabú, como algo sucio y vergonzoso, nos impide hablar de ello y aprender. Y no aprender implica adoptar un sentimiento de inferioridad ante este tema. «¿Qué voy a decir yo si yo no sé nada?». «¿Cómo preguntar esto si me da tanta vergüenza?». Así que inevitablemente estamos metidas dentro de una rueda de hámster en la que es difícil salir. Del tabú a no saber, de no saber a la vergüenza, y de la vergüenza de nuevo al tabú.

Desde la Edad Media hasta finales del siglo XIX, no se sabía casi nada sobre el funcionamiento del cuerpo humano, y menos sobre el cuerpo de las mujeres. El conocimiento solo lo guardaban (muy celosamente) los hombres. Eran los únicos que podían estudiar y ejercer la medicina. Custodiaban el conocimiento por completo. A su vez, el cuerpo de las mujeres era un lugar inhóspito para todos los hombres. Y las mujeres, que no sabían nada sobre ellas mismas, sentían una gran vergüenza a la hora de hablar de lo que les pasaba, sus dolencias o malestares. Ninguna mujer contaba a ningún hombre lo que les pasaba en los genitales, durante la menstruación o incluso durante el embarazo. La vergüenza al hablar del cuerpo de las mujeres era alimentada por todos y sufrido por todas hasta límites sorprendentes. El conocimiento no podía, por tanto, avanzar de ninguna manera. Si las mujeres no podían contar lo que les pasaba a los hombres, que son quienes tienen el poder y el conocimiento, ¿cómo progresar y generar consciencia? La vergüenza y el tabú a los procesos de salud femenina han sido durante siglos un impedimento para el desarrollo del saber y la medicina. La sexualidad aún no se ha librado del todo de ello.

La mayoría de las personas tiene un gran complejo de inferioridad en cuanto a los conocimientos que tiene respecto al sexo. Todo el mundo cree saber menos que los demás. Tenemos una falta de confianza en nosotras mismas. Lo que nos pasa nunca nos parece suficientemente válido. Pero te diré algo: el grueso de la población apenas sabe nada sobre sexo porque nunca se lo han explicado. Dime, ¿alguna vez te enseñaron algo en la escuela?, ¿tu familia habló contigo sobre como tener mejores experiencias sexuales? Me atrevería a apostar todo al NO. Nos limitamos a tener conductas de ensayo-error y me gustaría decir que a aprender de los errores, pero creo que a veces tampoco es así, ya que ese no es para nada un método infalible.

Una vez me dijo una mujer que ella llegaba a algo muy parecido a un orgasmo acariciando sus pechos. Pero que creía que eso debería ser otra cosa porque ¿cómo podía tener un orgasmo con la estimulación de los pezones? A lo que yo respondí: ¿por qué necesitas mi aprobación o la de nadie para catalogarlo como un orgasmo? ¿Te pasa? ¿Crees que es un orgasmo? Pues lo es. Y ¿quién soy yo para contradecirlo? Luego añadí que efectivamente se podía llegar a un orgasmo de esa forma y que no era un bicho raro, pero ¿por qué no creer en nosotras a ciegas? Hablar sobre lo que nos pasa genera conocimiento.

Para todo esto, te propongo algo básico y sencillo: APRENDER (así, en mayúsculas) sobre sexualidad. Si aprendemos juntas nuevos conceptos, reflexionamos sobre ciertos aspectos que tenemos incorporados e incluimos nuevas ideas que mejoren nuestros conocimientos sobre sexo, todo nos resultará, de repente, más fácil. Tú, que tienes este libro entre las manos, ya has roto la primera barrera: estar dispuesta a aprender. Enhorabuena.

Para meternos en faena, y como digo nunca nos han enseñado casi nada sobre sexo, ¿qué tal si aclaramos ciertos conceptos con relación al deseo?, que es el tema que aquí nos ocupa. Sígueme:

Libido o deseo sexual

Libido significa «deseo sexual» y, por tanto, se pueden usar como sinónimos. Aprovecho para aclarar que es una palabra llana y que no lleva tilde, por lo que «líbido» constituye un error gramatical. Además, se trata de una palabra femenina, así que debemos decir «LA libido».

La palabra *libido* proviene del latín *libïdo* y significa «deseo o pulsión». Fue Sigmund Freud quien hizo más famoso este término cuando lo describe en su teoría psicoanalítica, refiriéndose con él a la energía de las pulsiones. No soy una experta en psicoanálisis y no es mi intención explicarla aquí. No sé si sería capaz, la verdad. Pero por si acaso, y porque no creo que nos llevara a ningún punto provechoso, no lo voy a intentar. Solo ofreceré un pequeño apunte: una pulsión se define como una fuerza que impulsa al individuo a llevar a cabo una acción o satisfacer una necesidad.

Así, la libido se describe como aquel impulso o motivación que nos incita a tener relaciones sexuales y, por tanto, tenemos la idea, o por lo menos a mí así me lo parece, de que al hablar de impulso sexual parece que estamos hablando de algo que surge inevitablemente, de una manera espontánea y sin remedio. Algo así como un estornudo o cerrar los ojos cuando algún objeto viene directo a tu cara. Un impulso es aquello que surge de manera somática. Podría también ser, incluso, una energía. Pero, en definitiva, relacionar el deseo sexual con un impulso que se manifiesta sin que tengamos poder de decisión sobre él es una idea que no me seduce, y que no deberíamos aceptar tan a la ligera.

Ciertamente, «libido» es un término que nos evoca el deseo sexual que aparece o reaparece de algún modo espontáneo y que, no casualmente, se usa como buena estrategia de marketing de algunos productos que prometen despertar el deseo sexual. Porque *lib*-(lo que sea) nos recuerda rápidamente a él.

Personalmente, tanto en este libro como en la vida en general, me gusta más la expresión «deseo sexual» para referirme a esta experiencia. Creo que la palabra «deseo» implica una intención, una emoción, algo más complejo que una simple pulsión.

Deseo sexual y atracción

A menudo estos dos términos se usan indistintamente, pero no son lo mismo. El deseo sexual es el interés y motivación en la actividad erótica o sexual. Lo que coloquialmente sería «tener ganas de sexo», o «estar caliente», por ejemplo. Muchas veces estas ganas pueden no tener un objeto concreto de deseo, es decir, no lo focalizamos en nadie en específico. Esto lo entendemos bien en el contexto de no tener pareja. Es decir, tienes ganas de sexo, pero con nadie en particular.

En cambio, este deseo sexual puede unirse a la atracción cuando nos focalizamos en una persona o personas concretas.

Ahora, estas ganas no son genéricas, sino que tienen añadido un deseo de contacto erótico o sexual con otra persona. Durante el enamoramiento, la atracción sexual se vuelve el foco de nuestro deseo sexual y se vuelve un estímulo muy potente.

Asexualidad

Para este tema os recomiendo el libro de Celia Gutiérrez, *La revolución (a)sexual*. O bien personas que hablan específicamente sobre el tema, como Olivia Ávila (@oliviaavilaruiz), que son activistas del movimiento asexual. Darle visibilidad a esta orientación sexual está siendo más que necesario en los últimos tiempos para darle voz a una de tantas realidades que existen.

Sí, la asexualidad es una orientación sexual que, según la citada Celia Gutiérrez, se define por no sentir atracción sexual hacia nadie. Eso no significa que no se pueda sentir deseo, solo que sin atracción. Tener ganas de sexo sin que estas ganas las provoque ninguna persona en particular.

Las personas asexuales pueden sentir deseo y también atracción romántica, es decir, enamorarse, pero sin el componente de la atracción sexual. Quizá es un concepto nuevo y raro para ti, pero creo que es necesario dar visibilidad a toda la diversidad de personas y sexualidades. Quizá cabe la posibilidad de que seas una persona con una orientación asexual. Si no sabes con seguridad si alguna vez has sentido atracción, si has tenido relaciones sexuales pensando que «es lo que hay que hacer porque todo el mundo lo hace» sin tener realmente interés, si tienes la sensación de que no te hallas en el resto de las orientaciones o si te encuentras a gusto en una relación romántica pero preferirías no tener relaciones sexuales nunca, quizá esta sea tu realidad.

Así pues, podemos hablar de bisexualidad, homosexualidad o asexualidad, entre otras, y esto debería ser tan normal como hablar de heterosexualidad. La persona que más me ha enseñado en cuanto a, como ella dice, las sexualidades es Isabel Duque (@lapsicowoman). Os recomiendo su libro *Acercarse a la generación Z*, sobre todo si estos términos te suenan a «modernuras».

Entiendo que el término «asexual» te resulte raro, nuevo y desconcertante. Pero no por ello debemos menospreciarlo. Tanto la aceptación de la asexualidad como su investigación son relativamente nuevas, así que, si sientes que esto puede ir contigo, te animo a buscar información.

Bajo deseo sexual

Es frecuente mantener el deseo sexual oculto y solo hablar de él cuando nos supone un problema. Y es frecuente encontrar problemas de poco deseo, aunque definirlo no es tan sencillo.

Si os digo que yo soy alta, os podréis preguntar respecto a quién. ¿Más alta que mi madre? ¿Alta respecto a la media de altura de una mujer de mis mismas características? ¿Tan alta como una jugadora de baloncesto? (No, no lo soy tanto). Si te fijas, cuando categorizamos algo de estas características, lo hacemos siempre en comparación con otra cosa. Por lo tanto, cuando algo está bajo, debemos especificar respecto a qué. Es habitual decir que algo es más o menos en función de lo que definimos como normal, estándar o frecuente. Así que imaginarás que definir el deseo sexual como bajo debe hacerse respecto a otro nivel de deseo. Hablaremos más adelante de la normalidad como concepto estrella en la autopercepción de la sexualidad y, más concretamente, del deseo. Si crees que el tuyo es bajo, es porque te comparas con aquello que crees que es normal y no llegas a estar a ese nivel.

En general, el deseo sexual femenino se equipara con los estándares de deseo masculino. En nuestra sociedad, este goza de mucha mejor salud que el nuestro. No porque nuestro deseo sea más bajo, sino porque el deseo masculino es el que marca la norma.

«Las mujeres tienen menos deseo sexual que los hombres». En esta frase subyace la idea de que el deseo de los hombres es el normal y esperado y somos nosotras las que no llegamos a cumplir las expectativas. ¿Las expectativas de quién?, nos podríamos preguntar.

Según un estudio publicado por Francisco Cabello en 2020, la pérdida de deseo o deseo sexual hipoactivo constituye el primer problema sexual para las mujeres (y el tercero para los hombres, he de decir), pero los datos que se aportan en estudios sobre el tema son muy variables y no siempre existe un consenso en las definiciones de qué es el bajo deseo. Hay quien opina, yo entre ellas, que se ha sobreestimado la ausencia de deseo en la mujer y que, por tanto, las cifras de bajo deseo sexual femenino están magnificadas.

En un macroestudio de 2010 dirigido por Lori A. Brotto, los autores situaban sobre el 30 por ciento las cifras de bajo deseo sexual femenino, pero otros estudios han demostrado que, si se evalúa, por ejemplo, la relación de pareja y se eliminan de estas estadísticas a las mujeres cuya relación de pareja está en mal estado, las cifras de bajo deseo sexual bajan al 10 por ciento.

La relación de pareja (si la hay) y, por tanto, el contexto en el que una persona pone en práctica la actividad sexual es muy importante. Todo el mundo puede comprender que una mala relación de pareja anulará el deseo, puesto que no hay nada que nos seduzca para iniciar esa relación erótica, aunque debemos tener claro que esto no es un problema de deseo. ¿Por qué debería una persona tener interés en iniciar una relación sexual con alguien con quien no se lleva bien, tiene discusiones frecuentes, la ha decepcionado con su comportamiento, no siente que la ama y un largo etcétera de casuísticas que pueden estar ocurriendo en la pareja?

El contexto en el que se desarrolla una relación sexual no puede verse como un factor externo a ella, sino que debe entenderse como parte esencial. Si lo que debe seducirte no te seduce; si lo que haces no te gusta y si la forma en que te mira, te toca, te hace sentir, no es placentera, el interés va a desaparecer.

La definición que más me gusta del bajo deseo sexual es la de Francisco Cabello: «ausencia o disminución de pensamientos o fantasías sexuales y de interés en iniciar un encuentro sexual en presencia de adecuados inductores externos del deseo».

De esto podemos entender que el deseo parte del pensamiento, de la imaginación y, por tanto, de nosotras mismas, pero que está fuertemente influenciado por lo que ocurre a nuestro alrededor.

Para hablar de deseo sexual, tenemos que abordar inevitablemente conceptos individuales, aspectos sociales y relacionales. Vamos a ello, ¿te vienes?

2

RESPUESTA SEXUAL.
UN POCO DE HISTORIA

Este apartado no es uno cualquiera: es la base de la comprensión del deseo. Este forma parte de la sexualidad humana, una muy importante diría yo, pues *a priori* podemos intuir que funciona como disparador de la respuesta sexual y, por tanto, podríamos pensar que es la parte más importante y la que define la experiencia sexual. Así que para muchas personas constituye un elemento fundamental en el que centran su opinión en torno a lo que sería una buena sexualidad. Aunque yo no estoy de acuerdo en que el deseo sea lo que más peso tenga en la relación sexual, a menudo es la parte con la que más fácilmente identificamos malestar, o bien la que usamos para enmarcar como buena o mala nuestra sexualidad.

De este modo, es frecuente que, al preguntarle a alguien sobre su sexualidad, conteste en función del deseo: «Tengo un buen deseo» o «no tengo ganas». De esta manera, el deseo acapara toda la atención dentro del complejo mundo de la sexualidad. Como veremos a lo largo del libro, atribuirle toda la responsabilidad no es, en mi opinión, correcto.

Y tampoco pensar que el deseo funciona como una entidad separada e independiente del resto de los elementos que constituyen la experiencia sexual.

Pero acompáñame. Veamos en qué consiste esto de la respuesta sexual:

La respuesta sexual es todo aquello que se pone en marcha durante la actividad sexual. Además, no solo implica todo aquello que ocurre en nuestro cuerpo físico, sino también a nivel emocional, psicológico y que confluye en una experiencia muy completa y compleja.

Al igual que lo que pasa en nuestro cuerpo al hacer la digestión o durante el sueño, por ejemplo, podemos estudiar qué pasa durante la actividad sexual como proceso fisiológico que es. Esto que parece de una lógica aplastante, porque se entiende que es cuando menos interesante, para la ciencia ha sido, y es aún, más difícil de lo que parece y todavía hoy supone un reto en muchos aspectos, puesto que tenemos un gran desconocimiento sobre ello.

Hasta hace apenas setenta años no habíamos estudiado casi nada sobre la sexualidad humana. En los años cincuenta, unos famosos estudiosos de este ámbito hicieron historia al aportar al mundo resultados reveladores en cuanto a qué ocurre durante la actividad sexual. Todavía hoy se nombra a William Masters y Virginia Johnson, un ginecólogo y una psicóloga estadounidenses, como profesionales referentes de la sexología por haber sido los primeros en hacer estudios observacionales de laboratorio. Hay una serie muy interesante sobre su vida y sus estudios que cuenta su historia y se llama *Masters of Sex*.

Lo que acabo de decir (estudios observacionales), parece de lo más normal, pero en esa época no lo era. Lo que hicieron fue estudiar a hombres y mujeres durante el sexo y describir qué pasaba en sus cuerpos. Describían las reacciones fisiológicas que ahora conocemos, como por ejemplo que el corazón se acelera durante la excitación o que la piel se ruboriza. Previo consentimiento, claro, observaban a través de habitaciones con cristales la actividad sexual. Con electrodos vaginales recogían datos del estado de la vagina. Utilizaron un dildo de cristal que simulaba un pene para ver qué ocurría en esta durante la penetración vaginal. Los estudiaban en relaciones de pareja, durante la masturbación y en todas las posturas y variedades posibles. Intentaban arrojar luz a algo que, hasta el momento, era desconocido para la ciencia. Como puedes imaginar, estos estudios no estuvieron faltos de polémica y escándalos. Incluso parecía que la ciencia estaba desperdiciando recursos, ya que «¿a quién le importaba todo eso?». A pesar de las críticas y el poco interés que pacerían suscitar, su libro *Respuesta sexual humana*, publicado en 1966, se agotó en tres días. Curioso para el poco interés que parecía tener el tema, ¿verdad? Parece que al sexo no le hace falta marketing. Sus aportaciones fueron pioneras y la base de muchas otras investigaciones posteriores.

Masters y Johnson, que fueron totalmente innovadores para la época, describieron por primera vez la respuesta sexual humana como una secuencia de fases por las cuales una persona transita durante la actividad sexual y que ocurren de forma lineal, es decir, una después de la otra. Primero, la excitación, que va en aumento desde el inicio de la relación sexual; después, un periodo de meseta en el que la excitación se estabiliza y, por último, el orgasmo, como última fase que deriva de las otras dos. La única diferencia que observaron entre hombres y mujeres es la posibilidad de encadenar varios orgasmos en una misma respuesta sexual en el caso de las mujeres. Es decir, que tienen la capacidad de tener más de un orgasmo o, lo que es lo mismo, de ser multiorgásmicas. Cabe añadir que debemos entender el contexto en el que se desarrollaron estos estudios. Era el inicio de la segunda mitad del siglo xx y la sociedad estadounidense no solo se escandalizaba sobremanera ante la idea de una mujer teniendo sexo sola con un falo de cristal, sino que fuera capaz de excitarse, mostrar placer y de llegar a un orgasmo sin necesidad de un hombre. Las investigaciones de Masters y Johnson describieron no solo la implicación de la vagina durante la excitación y el orgasmo, sino también la gran importancia del clítoris en el placer femenino. Con anterioridad a Masters y Johnson, durante la primera mitad del siglo xx, las aportaciones a la ciencia de la sexología describían una sexualidad diferente entre hombres y mujeres. Y no solo distinta, sino desigual, ya que mostraban a una mujer carente de sexualidad propia y al servicio de la sexualidad masculina. Diferencias vistas desde la superioridad de la sexualidad masculina frente a la femenina. Para Masters y Johnson era importante oponerse al modelo de sexualidad que imperaba hasta el momento y que consideraba la sexualidad de la mujer como inferior y subordinada al hombre. Sí, el afán de Masters y Jonhson, impulsados por las corrientes feministas de la época, era justificar la igualdad sexual entre sexos. Como describe Katherine Angel en su libro *El buen sexo mañana*, para ellos, el progreso sexual dependía de que se equiparara la respuesta sexual masculina a la femenina y de ponerla, por tanto, en igualdad de condiciones a partir de la semejanza. Efectivamente, este discurso sedujo y contentó a las corrientes feministas de la época.

Pero y ¿qué pasa con el deseo? Masters y Johnson no lo describieron. Se limitaron a describir que la mujer tenía igual impulso, apetito y capacidades, e incluyeron este impulso dentro de la excitación.

Fue la psicóloga investigadora Helen Kaplan en 1979 quien, gracias a su gran experiencia clínica, dijo que tenía que haber «algo más». Tenía que haber una motivación, algo que incitara a la persona a iniciar esta respuesta sexual. ¡Lo llamó *deseo*! *Voilà*. Lo situó al inicio de la respuesta sexual, previo a la excitación, pero teniendo en cuenta que, una vez iniciada, el deseo no se queda atrás, sino que la continúa y la acompaña.

A partir de los estudios de Kaplan la respuesta sexual se dividía de forma universal, es decir, tanto en hombres como en mujeres y a efectos prácticos en la clínica, en tres etapas: deseo, excitación y orgasmo de forma universal. Entonces el mal funcionamiento de una de estas fases se consideró patológico. Así lo recogía el manual por excelencia de desórdenes mentales en 1980, llamado DSM (*Manual diagnóstico y estadístico de los desórdenes mentales*), que ha sido como la Biblia en cuestión de disfunciones sexuales hasta el momento. Desde esa primera edición se han publicado muchas más en las que las definiciones han ido cambiando, no sin la correspondiente de polémica. No es mi interés dedicarle tiempo aquí a la crítica de estas definiciones, que en el mundo de la medicina y sexología ya se ha discutido ampliamente y no es momento de echar más leña al fuego.

Si avanzamos un poco más en la historia del deseo a un momento mucho más actual, nos encontramos a Rosemary Basson, investigadora canadiense que en 2002 describió un modelo nuevo tras anunciar que «más del cincuenta por ciento de las mujeres con una sexualidad satisfactoria nunca o rara vez piensan en sexo». Toda la sociedad hizo «*wow!*», porque fue bastante innovador en ese momento. Además, describe que hay una gran diferencia entre las mujeres que se encuentran en una fase de enamoramiento y aquellas que están en una relación de pareja de larga duración o estable.

Estoy segura de que, si estás leyendo esto, se te ha removido algo por dentro. Quizá te has puesto de pie y has gritado «*oh yeah!*» porque te identificas en esa sexualidad diferente durante una etapa de enamoramiento a cuando ya llevas más tiempo con tu pareja. En su modelo, además, Basson asegura que hay diferencias en cuanto a la respuesta sexual entre hombres y mujeres. Mientras los hombres la mantienen desde que esta se inicia con el deseo y que es este el que incita a la excitación y demás respuestas, en las mujeres es la intimidad de la pareja la que inicia las relaciones sexuales sin que exista necesariamente el deseo en un primer momento. Eso quiere decir que, según ella, con frecuencia nosotras empezamos una relación sexual aun sin ser el deseo explícito el que nos mueve a hacerlo. Son otros factores, como la cercanía de la situación y el contexto que están aconteciendo y favoreciendo que surja la excitación, los que la inician. De esta manera, puede aparecer lo que sería un deseo responsivo, es decir, que si la situación es favorable, se inicia y sigue con una buena respuesta sexual.

Basson, con sus aportaciones durante más de veinte años, describe por tanto dos tipos de deseo. Uno sería el espontáneo, que incluso podríamos llamar «impulso», y que no tiene por qué tener específicamente un objeto concreto. Sería algo así como «siento ganas de sexo», aunque no tiene que estar dirigido a alguien. Ese deseo espontáneo tendría como consecuencia una búsqueda activa de actividad sexual para satisfacerlo.

En cambio, el otro tipo de deseo es el receptivo. Este sería aquel que responde si las condiciones son adecuadas. En esta situación, la excitación puede aparecer en primer lugar, antes que el deseo. Este segundo tipo de deseo parece ser una experiencia con la que conectan mayoritariamente las mujeres. Es importante entender que este es normal y que cuando explicamos este modelo de deseo basado en la intimidad y las mujeres se ven identificadas con él, en mi experiencia, hay una sensación de alivio.

Entender cómo funciona este deseo receptivo, por qué y de qué manera surge o se anula el deseo en este caso, es algo que trataremos en gran parte de este libro.

Me encanta exponer este esquema del deseo de Basson en la consulta porque creo que es bastante clarificador. Permíteme que te lo explique:

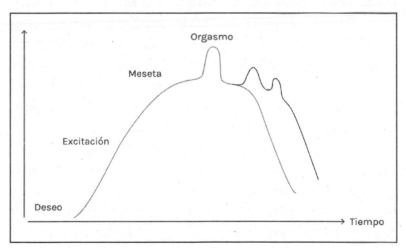

Modelo lineal.

A diferencia del esquema lineal de respuesta sexual, donde se suceden las fases de deseo, excitación y orgasmo una después de la otra, el modelo que describe Basson es circular.

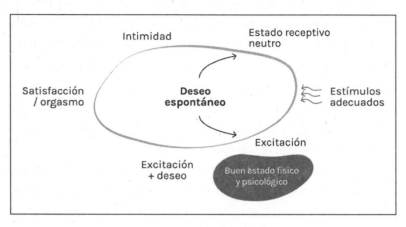

Intimidad

Estado receptivo neutro

Satisfacción / orgasmo

Deseo espontáneo

Estímulos adecuados

Excitación

Excitación + deseo

Buen estado físico y psicológico

Modelo de Basson.

Se parte de un concepto: la intimidad de pareja. Sin duda, es un término difícil de explicar, pero creo que fácilmente reconocible. La intimidad es el trato, la comunicación, la confianza, la admiración y, como dice el doctor Francisco Cabello en su *Manual de sexología y terapia sexual*, otras muchas actitudes que no tienen que ver con el enamoramiento ni tampoco específicamente con el sexo, pero que aportan solidez a la relación. Bien, en el esquema de Basson, esta intimidad se da como punto de partida en una actitud sexual neutra. La actitud sexual neutra es otro concepto que a mí particularmente me encanta. Sería esa sensación de «no tengo ganas de sexo, no lo había pensado o imaginado antes de este momento, pero no estoy cerrada a la posibilidad». Si partimos de la intimidad y en este estado de receptividad neutra aparecen estímulos que para ti en concreto son estimulantes o eróticos, estos provocarán excitación. Es decir, aunque *a priori* no tuvieras ganas, la situación o la idea de sexo te seduce. Si esta situación se mantiene y los estímulos siguen siendo positivos en cuanto a la erótica, aparecerá el deseo. De esta manera, es fácil que una persona sienta excitación antes que deseo propiamente dicho. Incluso que las dos cosas aparezcan entremezcladas. Si el resultado de esta experiencia es positiva y satisfactoria, dará lugar a un reforzamiento de la intimidad, lo que cerrará el círculo y facilitará de nuevo la aparición de una nueva experiencia o incluso más deseo.

Merece la pena aclarar que cuando hablamos de estímulos, a menudo pensamos en sucesos que ocurren a nuestro alrededor. Cómo te toca tu compañero sexual, aquello que te dice o te seduce, la forma de mirarte; pero no solamente se refiere a esto, sino a aquellos estímulos eróticos que parten de nosotras mismas, esos que están en nuestro interior: las fantasías eróticas o sexuales. Hablaremos más detalladamente de las fantasías y su papel en el deseo sexual en un capítulo un poco más adelante.

Puede que te estés preguntando a qué tipo de mujer perteneces tú: ¿eres de las que funciona con deseo espontáneo? ¿O eres de las que tiene deseo receptivo?

Te diré que seguramente eres las dos a la vez. Habrá momentos de tu vida en los que te identifiques más con un modelo y otros en los que te veas plenamente representada por el otro. En caso de un contexto de novedad, pasión, innovación, probablemente aparezca este deseo espontáneo con más facilidad, por ejemplo, durante el enamoramiento de una nueva pareja. Aunque según Katherine Angel, es difícil separar el deseo del contexto, puesto que todo contexto te prepara para el deseo. Todo deseo se produce como respuesta a algo, lo que sucede es que olvidamos considerar todos los factores que a menudo conforman el contexto. Dicho de otra forma y entrelazando con el esquema del modelo circular: todos los estímulos son el contexto, tanto los externos como los internos, que solo dependen de ti.

EJEMPLO

M. es una chica de treinta y cinco años. Tiene pareja desde hace ocho años, viven juntos y no tienen hijos. Viene a mi consulta porque no siente deseo sexual por su pareja, a pesar de que asegura que lo quiere mucho. Los dos trabajan fuera de casa, tienen una buena vida social y, en general, se llevan bien. Comparten aficiones y no tienen grandes problemas de convivencia. En cuanto a las relaciones, son cada vez más esporádicas porque ella no tiene «ganas de sexo». Algunas veces tienen relaciones cuando él «la busca» porque ella realmente está bien con él y, aunque a veces le da pereza, luego piensa que quizá sí le apetece. Cuando las mantienen relaciones dice que el sexo «va bien». Se excita, disfruta y llega al orgasmo. Luego está muy contenta de haberlas tenido. Después piensa: «Deberíamos hacerlo más». Pero está muy agobiada porque el deseo nunca surge de ella. Ha pensado que esto es así ahora porque llevan mucho tiempo. Él no le exige nada ni está descontento, aunque ella cree que a él le gustaría que aumentase la frecuencia sexual a pesar de que no es algo por lo que muestre preocupación ni cree que sea algo que afecte negativamente a su relación.

En la entrevista me cuenta que cuando se conocieron sentía un fuerte deseo y atracción por él. Se conocieron en el trabajo y enseguida tuvieron feeling. Estuvieron flirteando durante bastante tiempo y la idea de tener relaciones sexuales la excitaba mucho. «Solo con pensar en la posibilidad de tener relaciones me sentía muy excitada y el deseo era cada vez más intenso. Sabía que me deseaba, como se desea un primer encuentro. Sentirme deseada de esa manera me excitaba y me atraía mucho». Una vez se besaron en un despacho del trabajo a escondidas y fue muy muy excitante. Lo deseaba con pasión. «Incluso cuando empezamos a salir, el deseo era muy intenso y frecuente».

Pero se pregunta cómo puede ser que algo que surgía con tanta fuerza en el pasado ahora esté apagado en ella.

«¿Por qué ahora no surge el deseo de esta manera con mi pareja? Quiero sentirlo así de nuevo», me pide.

Fíjate en cómo la paciente está expresando dos maneras diferentes del deseo. No son ni siquiera dos mujeres diferentes, sino la misma en dos momentos distintos de su vida.

¿Es diferente el deseo durante el enamoramiento al que se experimenta una vez que la relación se estabiliza? Según Basson, así es para la mayoría de las mujeres en el marco de una relación estable. Durante el enamoramiento la oxitocina, hormona relacionada con el apego y también con las relaciones sexuales, nos nubla un poco la mente, claro está. Pero también podemos ver que, durante esta fase, el contexto es muy potente: la erótica de conocer una pareja nueva, la fantasía de un primer encuentro, la especulación de dos personas que se atraen y que se van a tocar por primera vez, etc. El contexto es muy favorecedor. Está claro que la novedad, la emoción, el sentirse deseada por otra persona, actuaron como fuertes inductores del deseo. Su fantasía preparaba constantemente el contexto para que este deseo surgiera. Como dice Katherine Angel, todo el contexto prepara el deseo.

Otra autora a la que me gustaría nombrarte brevemente, y con la que me siento muy identificada en sus trabajos, es Lori Brotto. Investigadora canadiense conocida por sus estudios en relación con la excitación sexual femenina e inspirada por Basson, Brotto invita a sus pacientes a reflexionar sobre los contextos que subyacen en sus relaciones sexuales de manera que se den cuenta de qué estímulos las llevan a la excitación y, por tanto, al deseo. O, por el contrario, qué estímulos o contextos son para ellas negativos y las alejan de aquello que es erótico, estimulante y sexual. Ella refuerza la idea de que abrir la puerta a mejorar la experiencia sexual es una motivación para practicarlo. Desde luego, este concepto de la motivación a la hora de mantener relaciones, que comparto, es muy importante y nos da la idea de que las relaciones satisfactorias son imprescindibles para el desarrollo del deseo. Cuando una actividad es placentera, genera endorfinas que nos producen placer y también se activa un neurotransmisor muy importante: la dopamina. Esta es necesaria para anticipar aquello que va a ser positivo y, por tanto, para obtener una recompensa. De esto sabe mucho Nacho Roura, quien nos habla de ello en su libro *El cerebro milenial. Una aproximación neurocientífica a lo que nos pasa*, que sin duda os recomiendo.

Como podéis ver, hacer un resumen de todo lo que tiene que ver con el deseo es realmente complejo. Sin embargo, lo que me gustaría que te llevaras de este capítulo es que hablar de deseo implica obligatoriamente hablar biología, pero también de placer, motivación y recompensa, de todo aquello que nos rodea y que va conformando poco a poco nuestro deseo y su expresión.

3

LO NORMAL. SOCIALIZACIÓN DE LA SEXUALIDAD. SEXUALIZACIÓN

La palabra «normal» la tenemos muy integrada. La usamos en multitud de ocasiones sin apenas darnos cuenta. Algo normal es aquello que consideramos un estado natural y que actúa como norma o regla. Pero esto siempre implica subjetividad. Lo que es normal para ti, puede no serlo para mí. Para mí es normal hablar de sexo y para ti puede ser algo extravagante, quizá.

El concepto de normalidad se puede aplicar a múltiples aspectos, por ejemplo, la conducta.

Para una persona adolescente puede ser normal interaccionar con sus iguales a través de las redes sociales y los videojuegos. Puede que una persona de cincuenta años que no los domine crea que eso no es normal. Tendríamos que advertir que solo porque algo no forme parte de nuestra cotidianidad o no nos veamos representados en ello, no podemos categorizarlo de anormal. Siguiendo con el ejemplo anterior, actualmente interaccionar a través de una pantalla en la adolescencia es perfectamente normal.

Por tanto, definir una conducta como normal sin tener

en cuenta que esto es un concepto subjetivo es muy peligroso porque hace que la realidad se nos quede muy reducida.

De esta forma, no podemos seguir hablando de sexualidad y deseo sin entrar en el concepto de normalidad.

Lo que es normal en general, pero también en cuanto al sexo, dependerá de un momento, una época, un contexto. Corresponde a una fotografía de un momento histórico concreto.

Los móviles llegaron a nuestra vida a principios de siglo. No recuerdo exactamente cuándo empecé a tener móvil, pero calculo que sería por el año 2003. Eran unos artilugios bastante básicos y sin internet, por supuesto. Solo se podía llamar y escribir mensajes de texto. No tener que salir a buscar una cabina telefónica ya era una auténtica revolución. Alguna se acordará (decidme que sí, porque si no, me siento un poco demasiado mayor) sobre lo extraño que nos parecía que alguien sacara el teléfono móvil en el tren o el autobús y se pusiera a hablar. ¿Sí o no? Era gente rara, extravagante y, desde luego, atrevida. A mí me daba cierta vergüenza hablar en público con el móvil, y quien lo hacía recibía todas las miradas ajenas. Hacer eso en aquel momento no era habitual. Incluso recuerdo haberlo criticado: «Desde luego, ponerse a hablar en el autobús por el móvil no es normal. Qué barbaridad». Hoy en día hemos normalizado ir pegados al móvil, hablar, chatear y no levantar la mirada del teléfono en casi todos los escenarios de nuestra cotidianidad.

Por tanto, estaréis de acuerdo conmigo en que lo que es normal hoy no lo era hace veinte años. (Acabo de caer en que ha pasado todo ese tiempo desde mi primer móvil. He tenido que respirar hondo mientras lo escribía para que se me pasara el disgusto).

El comportamiento sexual que consideramos normal viene determinado por el contexto histórico y cultural, que ha ido cambiando a lo largo de la historia y que aún está en constante evolución.

La sexualidad tiene un componente biológico innegable: lo que ocurre en tu cuerpo cuando te excitas, cómo se desarrolla un orgasmo y todo lo que ya hemos tratado en el capítulo de la respuesta sexual. Pero la sexualidad humana tiene un fuerte componente social y de aprendizaje. El modo en que tú, que me estás leyendo, has aprendido a comportarte sexualmente, las expectativas que tienes, lo que te hace sentir mal o lo que esperas de un amante son fruto de este contexto social. Hoy, para hablar de sexualidad, hace falta ver de dónde venimos y aceptar que todavía nos queda mucho por caminar. Así que me gustaría hablarte de los modelos sexuales que median en el complejo proceso de sexualización de cada persona.

Explicaba Julián Fernández de Quero en su libro *Sexualidad masculina a examen* que, durante milenios, el comportamiento sexual humano fue muy parecido al de los demás animales, dominado por la pulsión copulatoria. El hombre (uso esta palabra como sinónimo de sexo varón) ha reducido durante siglos y siglos la obtención de placer sexual a los estímulos provenientes de su pene y a descargar la tensión sexual mediante el coito. Julián Fernández de Quero se refiere al coito vaginal en el contexto de una relación heterosexual, pero hay varias referencias a prácticas homosexuales durante el paleolítico, en las que los expertos coinciden, que no se han estudiado más por el tabú que aún suponen.

En cualquier caso, la mujer importaba poco como sujeto activo en el sexo y se la consideraba un mero instrumento para volcar las pulsiones copulatorias.

Tal y como explica Fernández de Quero, Josep Vicent Marqués desarrolló en los años ochenta las características de los modelos de socialización de la conducta sexual vigentes en nuestro país. Aun así, me atrevo a decir que se podrían extrapolar a otras partes del mundo.

Los tres modelos de sexualización que propone, mediados por el machismo imperante, han terminado por convertise en un modelo de socialización de la conducta sexual y son los siguientes:

Modelo clerical-represivo

Debemos situar este modelo a finales del siglo XIX. Se presupone al hombre un instinto pecaminoso del que sin duda hay que huir. En ese momento, el sexo se presenta como algo malo. Solo se permitía dentro del matrimonio y como función reproductiva, estuviera mediado por el afecto o no. El tono general en el que se habla del sexo es negativo o bien se le aplica el silencio directamente. El hombre sufre el peso del deseo sexual como algo contra lo que tiene que luchar. A la mujer se le presupone madre, esposa y con función reproductora, carente de sexualidad alguna y, por supuesto, de deseo propio. Sus virtudes son la pureza, la castidad y el espíritu maternal, que se le presuponen innatas. Las relaciones sexuales consideradas normales y aceptadas son aquellas que tienen el cometido de cumplir con el débito conyugal, es decir, la obligación de tener relaciones sexuales para tener hijos. El comportamiento sexual que es considerado normal y, por tanto, permitido es el coito reproductor, reclamado por el varón. No se permiten las fantasías sexuales, el placer o el sexo por hedonismo. Es un modelo muy influenciado por la moral judeocristiana.

Modelo sexual burgués-tradicional

Modelo menos mediatizado por la moral religiosa que situamos en la primera mitad del siglo XX con los burgueses, liberales y bajo el movimiento anticlerical. En este modelo el sexo es bueno y divertido para los hombres, pero terriblemente malo para las mujeres, ya que las corrompe. Se inicia lo que en sexología se conoce como «doble moral sexual». Se permite hablar de sexo en contextos como tabernas, burdeles, etc., pero no en casa. Se inicia la idea de que las mujeres seducidas por el sexo y el placer se convierten en putas, ya que estas mujeres se desvían de su propósito «natural», que es la maternidad y el cuidado del hogar.

El deseo sexual del hombre es inagotable, siempre buscando una mujer para divertirse y lucirse con sus iguales como un cazador incansable que exhibe a sus presas. Prevalece la cantidad frente a la calidad. Solo importa a cuántas mujeres es capaz de seducir y llevarse a la cama. Por supuesto, todas las mujeres, menos su madre y hermanas, son presas potenciales. A ellas se las debe proteger de otros depredadores como él. El pene es el órgano sexual por excelencia, siempre dispuesto, siempre grande y erecto. Algunos personajes de este tipo reflejados en la literatura son Juan Tenorio o Casanova.

La mujer y su deseo, en cambio, tienen un trato muy diferente. Hay dos grandes grupos de mujeres: aquellas que permanecen inmunes a las artimañas de seducción de los «casanovas», y aquellas que se dejan llevar por los instintos más perversos y se convierten en presa. Las primeras son consideradas de primera y candidatas al matrimonio (aquello que toda mujer desea y lo máximo a lo que aspira), y las segundas quedan relegadas a putas. El temor principal de la mujer es el de sucumbir a los deseos de un hombre. No se habla de placer sexual ni se le presupone disfrute con el sexo.

La sexualidad del hombre es vista como positiva y valorable; la mujer debe permanecer impenetrable y no sucumbir al deseo sexual.

Este modelo justifica la prostitución como elección por parte de la mujer que, debido a la desgracia de sus instintos carnales, ya no puede dedicarse a lo mismo que otras: la maternidad y la familia. Se fomentan los burdeles, prostíbulos y las prostitutas de calle, a cuyos servicios recurrirá el varón según su poder adquisitivo.

En este modelo, el sexo se considera algo deseado y buscado, pero solo por los hombres. Siempre en el límite del submundo social y sin competir con el matrimonio decente.

El hombre sueña con una capacidad de seducir permanente y, por supuesto, con un pene capaz e incansable. Su peor pesadilla: la disfunción eréctil o tardar mucho en eyacular. En este modelo, eyacular rápido era un signo de potencia sexual.

Aquí, la mujer tiene una capacidad innata para despertar el deseo masculino. Algo que hacen sin darse cuenta por el mero hecho de existir y que, por supuesto, debe procurar no propiciar. El deseo para ellas es algo terrible y de lo que hay que huir.

Modelo capitalista permisivo

Este tercer modelo se origina tras la Segunda Guerra Mundial, con un cambio profundo socioeconómico que da lugar al llamado estado del bienestar en Europa, o a la sociedad del consumo norteamericana. Los valores de esta época de desplazan del ahorro, el trabajo y la austeridad a nuevos valores como son la calidad de vida, el consumo o el tiempo libre.

En este modelo la sexualidad es vista como algo positivo tanto para los hombres como para las mujeres. Se considera una cualidad importante prepararse para que haya compenetración sexual, cosa que garantiza una pareja de éxito. Se permite el sexo sin matrimonio como fase de aprendizaje.

Empieza la divulgación científica en torno a la sexualidad y surge la pornografía en formato cinematográfico, aunque todavía de difícil acceso. La sexualidad se empieza a convertir en un bien de consumo más.

Para cumplir con este modelo, el varón necesita potencia, al igual que antes, pero se desvía de la cantidad a la calidad. Lo que prima ahora no es tanto la cantidad de sexo que se practique, sino la habilidad con la que se lleva a cabo. Tratados como el *Kamasutra* están a la orden del día, además de tener en cuenta que el placer de la pareja (aquí sí se da por supuesto que la mujer también disfruta del sexo) es responsabilidad del varón. Para que este adquiera notoriedad en el terreno sexual, debe demostrar potencia física y competencia. Este esfuerzo en habilidad tendrá su recompensa: el orgasmo femenino, que demostrará que el varón es hábil y capaz. El sexo se podría equiparar a una relación laboral en la que la mujer pone el cuerpo, como algo pasivo, que requiere de un «despertar» que hay que maniobrar y descifrar, y el hombre aporta la sabiduría y el esfuerzo. El salario bien podrían ser los orgasmos.

La mujer está provista de deseo, pero sin ser dueña de él. No es en vano que aparezcan varios «puntos» donde tocar y se instruya a los varones sobre dónde y cómo estimular para despertar este deseo y el placer. Desde luego, si no lo consigue, se nos otorga el calificativo de frígidas, que hasta este momento hubiera carecido de sentido. Pero si una mujer da con un hombre que sea habilidoso, es capaz incluso de tener múltiples orgasmos.

Aunque en este modelo a la mujer se le atribuye deseo, no ha de ser nunca más que al hombre, ya que, en tal caso, no sería normal y la llamaríamos ninfómana.

La mujer, por tanto, no tiene una sexualidad autónoma, sino que un hombre habilidoso y capaz debe enseñarla, despertarla y guiarla.

El temor principal de los hombres está en no ser capaces de satisfacer a la mujer y obtener de ella esos orgasmos, es decir, el temor a no ser buen amante, ya que en él recae toda la responsabilidad del placer. Además, aparece un problema hasta el momento desconocido: la eyaculación precoz. ¿Quién necesitaba retrasar la eyaculación en el anterior modelo? La potencia y la descarga era lo único que importaba hasta ahora. Pero nos encontramos con un escenario muy distinto: una mujer es capaz de disfrutar si tiene al lado un amante capaz. Uno que «aguante» lo suficiente. Se ve a la mujer como más lenta que el hombre. Necesita de más preliminares y de destreza para despertar su sexualidad. Preliminares que (cómo no) terminarán en el sexo vaginal.

Por supuesto, toda esta fantasía se ve reproducida en el coito vaginal, práctica sexual por excelencia. El pene y su placer son el eje central de la actividad sexual, lo que se definiría como sexualidad falocéntrica. Surgen también una serie de prácticas con las que se describe el sexo con nombres e instrucciones técnicas: 69, cubana, francés, lluvia dorada...

Si una mujer no conseguía suficiente placer, podía fingir este ansiado orgasmo. ¿Cómo si no iba a recompensar el gran esfuerzo de su amante? El orgasmo de limosna. Pudiera ser que la mujer no disfrutara lo suficiente, pero ante la posibilidad de que la llamasen frígida y a él, mal amante, fingir el orgasmo era una solución para salir del paso. Esto hasta ahora no tenía sentido puesto que, en el modelo anterior, el placer de la mujer ni se buscaba ni se esperaba.

La sexualidad masculina es activa; la femenina, pasiva, pero que responde a la masculina. Siempre por debajo, subordinada, sin entidad propia.

Alguna mujer reconoce tímidamente su capacidad de obtener placer con el clítoris, dicho con decepción porque se considera un placer de segunda comparado con el placer y orgasmo vaginal, que es el deseado. Aparece con fuerza la idea de dos orgasmos: uno vaginal (el deseado y maduro) y otro clitoriano (el segundón).

El temor principal de la mujer es no poder corresponder el esfuerzo de su compañero. La falta de deseo, la anorgasmia, la imposibilidad para la penetración caen como una losa que las hace sentirse mujeres incompletas, al igual que la imposibilidad de ser madres, ya que el desempeño maternal todavía es muy importante. Sigue existiendo el peso de «cumplir», de «débito conyugal» en el seno de la pareja.

Se admite la homosexualidad masculina como orientación sexual, pero es algo temido y rechazado. El lesbianismo o la bisexualidad están invisibilizadas. La masturbación masculina está aceptada y permitida; la masturbación femenina, invisibilizada, poco reconocida y no permitida. A una mujer que se masturba se la puede llamar fácilmente ninfómana, o bien anormal por tener un deseo propio y que no se despierta por la reacción masculina. Solo las mujeres más libidinosas son las que tienen juguetes sexuales. No son «la norma». El juguete sexual que en todo caso impera es el que imita a un pene grande, por supuesto, para introducir en vagina, y se le llama *consolador* porque de alguna manera «alivia la pena, la falta de pene».

Se adopta una postura diferente respecto a la prostitución. Se admite, aunque está desprovista de humanidad. Existe la idea de que las mujeres que son prostituidas lo hacen porque quieren o porque les gusta demasiado el sexo. En todo caso, más que a la mujer «normal».

En estos modelos se explica cómo se construye el discurso a través de las ideas socialmente aceptadas en torno a la sexualidad. Se aprende, se transmite, lo que es normal o no en una época concreta. Esto cala en las personas como creencias férreas sobre el modo en el que se desarrolla la sexualidad, como si fuera un dogma, pareciendo que no son aspectos aprendidos, sino que son así porque siempre lo han sido.

Puede parecer que estos modelos están antiguos y nos quedan muy alejados. Ciertamente, cuanto más tiempo pasa, más distancia tomamos con el primer modelo, por ejemplo, del que seguramente menos herencia nos queda. Pero estoy segura de que, a pesar de situar a los modelos muy alejados en tiempo del momento actual, has podido encontrar resquicios de frases que te resuenan. Quizá ideas que de alguna manera aún parecen actuales. Desde luego, aquí debemos hacer una puntualización cuando hablamos de generaciones diferentes. Seguramente una persona de veinte años se verá menos identificada con estos modelos que una persona de cincuenta o sesenta. No creo que te desvele nada nuevo si te digo que somos seres sexuales toda la vida y que la gente de sesenta, setenta y ochenta años tiene sexo. Espero que tengas la edad que tengas, al igual que yo, esperes tener sexo cuando llegues a esa edad. Todas las personas tienen sexo enmarcadas en unas creencias que han incorporado porque viven en una sociedad, una cultura y un tiempo parecidos o, por lo menos, no tan alejados como para que los modelos sexuales cambien tanto de unas a otras.

Así que a menudo nos encontramos con personas de generaciones diferentes en las que conviven en mayor o menor medida estos modelos incluso entremezclados entre sí.

EJEMPLO

Hoy es una mañana cualquiera. Voy a la consulta de salud sexual y atiendo a mujeres con problemas ginecológicos a las que acompaño en sus dificultades sexuales. Debéis saber que gran parte de la labor que se realiza en la consulta es educativa: enseñar a las pacientes y a sus parejas estrategias y herramientas que mejoren su vida sexual en función del problema de salud que las afecte.

Hoy he tenido, entre otras, dos pacientes muy diferentes. A. es una chica de veintiséis años. Es historiadora del arte. Es agradable, educada, culta y con pareja desde hace unos años, un chico de su misma edad con carrera universitaria con el que convive. Acude a la consulta por dolor e imposibilidad en el coito vaginal.

C. es una mujer de sesenta y dos años. Tiene estudios medios, trabaja de limpiadora y con pareja desde hace más de treinta años, un hombre jubilado con el que tiene dos hijos que ya no viven con ellos. Acude a la consulta por dolor durante el coito vaginal desde hace dos años, que la lleva a una imposibilidad para conseguirlo.

Obviamente entre las dos pacientes hay un salto generacional enorme, aunque presentan un mismo motivo de consulta.

En esta ocasión no voy a entrar en detalles de ninguno de los dos casos en cuanto al dolor. Retomaremos el tema del dolor más adelante.

Por resumir un poco la historia de estas dos mujeres, te diré que A. tiene una sexualidad con conductas más variadas y diversas. Tienen una buena relación de pareja y hablan de sexo y sus dificultades en este ámbito. Los dos han tenido otras parejas sexuales.

C., en cambio, tiene una variedad de conductas más limitada. Se limita a besos, caricias, tocarse los genitales mutuamente y al coito. Ella nunca ha tenido otra pareja sexual y cree que su marido tampoco.

Las dos presentan una imposibilidad para la penetración y tienen limitada una práctica que consideran el eje central de las relaciones. A. es capaz de entender que hay otras formas con las que disfrutar del sexo porque así lo hacen habitualmente, pero a pesar de esto se siente terriblemente mal por no poder llevar a cabo la penetración. C. nunca ha experimentado otras conductas sexuales a pesar de que sabe que existen. No las considera normales para su edad y le cuesta verse en situaciones como el sexo oral, por ejemplo, o el uso de vibradores. Siente un peso terrible por no poder llevar a cabo el coito.

Las dos, además, sufren esta presión directa e indirectamente por parte de sus parejas. Es decir, reciben la idea constante de que sin penetración las relaciones sexuales son incompletas. Les falta algo. Es inevitable que ambas sientan que son las culpables de que falta la penetración y, por tanto, responsables de la insatisfacción de ellos.

A pesar de que el concepto de «débito conyugal» puede parecer arcaico, las dos siguen creyendo que deben corresponder a su pareja en el deseo de tener sexo vaginal. No poder «dar» coito vaginal es para las dos un fracaso. Sienten que no cumplen con algo que de alguna forma deberían cumplir. Es por «su culpa» que la relación sexual no es completa.

¿Quién podría adivinar que dos mujeres de generaciones diferentes, separadas por cuarenta años, lleven arraigada una creencia tan arcaica y limitante?

Es importante entender que esto se aprende y se incorpora como una creencia, no como un mero pensamiento. Un pensamiento es algo más efímero que puede cambiar con una simple explicación, pero una creencia es aquello que se incorpora como verdadero y que, por lo tanto, puede ser difícil dejar atrás.

Vicent Marqués no definió más modelos, aunque creo que todas las personas que nos dedicamos a la sexología podemos observar un claro cambio de escenario. Este cambio de paradigma o de modelo sexual está siendo en mi opinión más fuerte, rápido y notable para la sexualidad femenina.

Esta podría ser una propuesta de modelo actual:

El machismo y la sociedad patriarcal aún imperan y reinan en la socialización de género, a pesar de que la lucha feminista, en la que particularmente creo, aboga por una sociedad libre de discriminación. Evidentemente, la sexualización no se libra aún del machismo en este aspecto.

Se acepta que existe la construcción social de género que marca y encasilla los comportamientos sexuales (y no sexuales) de las personas, obligándolas a comportarse socialmente de una determinada manera para encajar en lo que sería sexualidad femenina o masculina. Es precisamente esta construcción social la que pone a unos bajo los otros, porque a pesar de que estas diferencias no son biológicas, sino sociales, se sigue poniendo a la sexualidad masculina como el eje de la normalidad. El feminismo ha instado a que en la sexualidad femenina acontezca un cambio importante, fruto precisamente de esta lucha que aboga por la igualdad de sexos y la abolición de las diferencias y discriminación entre ellos en función de la construcción social del género.

La sexualidad se ve actualmente como algo positivo para el ser humano, fuente de salud y calidad de vida. Se aceptan y se promulgan la diversidad sexual. La homosexualidad y otras orientaciones como la bisexualidad o la asexualidad se encuentran representadas dentro de la normalidad. Aunque aún es muy necesario el movimiento del colectivo LGTBI, que lucha por la igualdad efectiva de todas las realidades sexuales. En este aspecto, tal y como explica Elisa Coll en su libro *Resistencia bisexual*, la homosexualidad, por ejemplo, ha dado un paso más grande hacia la inclusión que la bisexualidad, que sigue siendo una gran desconocida.

Se propone el autoconocimiento como base imprescindible para el desarrollo de la sexualidad. Esto es visto como una tarea de responsabilidad individual, pero que el movimiento de redes sociales y la divulgación en sexualidad se han encargado de acompañar.

Se considera que la mujer debe saber sobre su cuerpo, su sexualidad y su placer.

El sexo se vuelve también, a menudo, algo desprovisto de afecto. Un mero instrumento para el placer físico que normaliza el sexo casual, fácil y sin interacción afectiva.

El clítoris aparece con fuerza como principal órgano del placer femenino. Se descubre y difunde su forma anatómica real, que hasta el momento era desconocida. Se publicita y promulga como importante en el placer femenino, lo cual desplaza a la vagina como principal órgano para conseguirlo.

El varón debe estar dispuesto a escuchar a su compañera, a aprender de lo que ella le explique sobre su placer. En ocasiones surge la inseguridad, ya que sigue primando esa necesidad de «hacerlo bien», de conocer y ser hábil con el cuerpo femenino y descubrir, por ejemplo, qué hacer con el clítoris. La sexualidad falocéntrica choca con este surgir del placer del clítoris. El orgasmo vaginal y el orgasmo clitoriano siguen compitiendo.

Los hombres siguen considerando el orgasmo femenino un logro fruto de su destreza, por supuesto, sin aceptar que cualquier mujer puede haberlo fingido, ya que ellos se habrían dado cuenta de ello. El ego sexual masculino sigue siendo enorme y frágil a la vez.

Su deseo se sigue viendo como mejor, normativo y deseable, así que en raras ocasiones asumen los problemas de deseo sexual de la pareja como un problema de dos. Se cree que la mujer es menos deseosa que el hombre de una forma natural.

En este modelo actual, la mujer obtiene por fin una sexualidad reconocida y propia, aunque debe encargarse de ella. No es algo que surja con naturalidad, al contrario que la sexualidad masculina. Es algo que la mujer debe «trabajar». Existe una dualidad importante entre la mujer como sujeto activo de deseo y, a su vez, objeto de deseo. El deseo femenino sigue considerándose más lento, escaso y trabajoso que el masculino. Aún se acepta que las mujeres necesitan menos sexo y que los hombres son más activos, fruto de una necesidad natural de sexo. La frecuencia sexual es vista como medida inequívoca de deseo. Impera la opinión masculina en cuanto a qué se considera una frecuencia normal.

Del mismo modo, la falta de deseo masculina está muy estigmatizada, puesto que todavía persiste la idea de que el hombre siempre tiene ganas. Tener menos deseo que ella es algo difícil de asumir porque atenta contra la masculinidad sexual imperante.

Se acepta que, llegada una edad, el hombre sigue siendo activo, mientras que la mujer se va apagando. La menopausia se ve como el preludio de la «muerte sexual».

Cae sobre la mujer la losa de la multitarea: madre, trabajadora, sexualmente activa, que debe hacer todo bien y a tiempo. Hay un fuerte movimiento social de cambio en el rol de la mujer en la maternidad. Las mujeres demandan poder conciliar su vida familiar con sus carreras laborales. Movimientos como *Las Malas Madres* irrumpen con energía para reivindicar despojarnos del rol maternal como lo principal que limita todas las demás esferas de la vida.

Aparece la eyaculación femenina en escena, no solo como normalización de algo que les ocurre a algunas mujeres, sino que a veces se trata como una muestra irrefutable de placer exigida por ellos y regalado por ellas. Muestra de una cierta exigencia de competencia sexual femenina que antes se exigía al varón.

Todas las prácticas sexuales están permitidas y aceptadas. Todavía convive la sexualidad falocéntrica, coitocentrista y heterosexual como norma, y el resto de los comportamientos quedan en un segundo lugar, aunque desde la sexología hay un gran interés y divulgación en descoitalizar el sexo. La masturbación tanto masculina como femenina están bien vistas. Se extiende y normaliza el uso de juguetes sexuales y se tiende a aquellos que estimulen el clítoris, alejándose el modelo masturbatorio vaginal para las mujeres.

El temor principal es no saber de sexo, no ser sexual y no saberse desarrollar bien en este terreno. Para la mujer, no tener deseo o no conseguir disfrutar del sexo son unos temores importantes.

Hay mucha información sobre sexualidad en los medios, libros e internet, llegando incluso a la «infoxicación»* sobre el tema.

Se reconoce la necesidad de educación sexual, aunque no se propicia ni desde las instituciones ni en la familia. Se acepta que la pornografía está al alcance de los menores y se critica como instrumento de educación sexual, pero no hay estrategias activas para contrarrestarla.

Se reconoce la prostitución, aunque permanece la idea de que es algo que las mujeres hacen porque quieren como expresión libre de su sexualidad. Conviven a la vez movimientos abolicionistas de la prostitución, que la consideran una forma de violencia sexual, con movimientos que abogan por su regulación.Esta descripción del modelo actual no es una verdad absoluta y seguro que se podrían aportar más matices. Tampoco es un modelo único, sino que convive con los demás en mayor o menor medida. ¿Es mejor que los ante-

---

* Infoxicación: gran cantidad de información que resulta muy difícil de procesar debido a su volumen.

riores? Sin duda. ¿Necesitamos mejorar todavía más? También. Como dice Julián Fernández de Quero: «Lo viejo no acaba de desaparecer y lo nuevo no acaba de llegar».

La idea principal que te he querido contar aquí es que la sexualidad que solemos considerar innata y aquello que nos define como personas sexuales (nuestros comportamientos, deseos y también malestares) son fruto de una socialización y aprendizaje.

Aun así, las diferencias, sean biológicas o culturales, no tendrían que representar mayor dificultad. ¿Qué problema habría en considerar que tenemos formas diferentes de vivir la sexualidad? Ninguna. La diversidad, las diferencias, enriquecen. El problema viene cuando estas representan jerarquías. Categorías de lo que es mejor y peor. Lo normativo o no normativo. Lo normal o raro.

Ver en la diferencia una virtud es todavía un reto que tenemos como sociedad en muchos aspectos, no solo en la sexualidad.

Pero en el caso que nos ocupa, comparar nuestra sexualidad con la masculina es tan absurdo como patológico.

La masculina sigue siendo en la mayoría de los casos, por lo menos en nuestra cultura, la hegemónica. La que marca la norma. El deseo masculino —el del hombre blanco heterosexual— continúa estableciendo lo que está bien y lo que está mal.

Lo normal

A menudo utilizamos la expresión «lo normal» para referirnos a aquello que creemos que hace todo el mundo. Lo que es normativo, lo estándar, lo que se ajusta a lo que está prefijado, es decir, a la norma.

Todo el mundo tiene una idea de lo normal sexualmente hablando. Es aquello que «más o menos» hace todo el mundo con respecto a la sexualidad. Tenemos en nuestra mente bien diseñado y preestablecido «lo que todo el mundo hace». Y lo que se escapa a esta normatividad lo vemos raro, extraño y fuera de lugar.

Con todo lo que acabamos de ver sobre los modelos sexuales, podemos imaginar que lo que pensamos que es normal no es más que un reflejo de lo aprendido en cada momento y época. Va a depender del contexto social, cultural y del momento histórico.

Entonces ¿cómo es una sexualidad normal? ¿Quién tiene un sexo normal y quién no?

Sin duda, esto corresponde a algo muy subjetivo, no solo individual, sino también a nivel colectivo. Es decir, tenemos un marco de normatividad sexual en el cual (cómo no) queremos encajar, porque nadie quiere estar fuera de lo que se considera normal. Más que nada porque en nuestra sociedad tratamos mal al que se sale de «la norma». Somos muy poco flexibles y permisivos con quienes pensamos que se escapa de ella.

Entendemos la heterosexualidad como normal. La bisexualidad, por tanto, nos parece fuera de lo normal.

Entendemos que el sexo anal es una desviación del sexo normativo, por lo tanto, lo entendemos como raro.

Además, como ya hemos dicho, este marco de normalidad va a depender de factores como el género o la edad. Para una persona de veinte años, lo normal será un tipo de sexo diferente a lo normal para una persona de sesenta años. Lo normal viviendo la sexualidad como mujer será diferente a lo normal en la sexualidad vivida desde lo masculino.

Esto tiene unas implicaciones importantes y querer pertenecer a toda costa a lo normativo nos hacer mentir. Yo suelo decirles a mis pacientes que es frecuente mentir en cuestión de sexo. Habitualmente tenemos conversaciones sobre este tema vacías de verdad que reproducen estereotipos para intentar acoplarnos a esta normatividad.

Si una persona considera que tener sexo oral es normal porque cree que es algo que hace todo el mundo, pero ella no porque no le gusta y la hace sentir mal o incómoda, es muy probable que, en una conversación con amistades sobre sexo, se amolde a lo que cree que es normal y afirme incluso tener sexo oral cuando no es verdad.

Si, en cambio, cree que el sexo anal es una práctica que no es común, y que solo practican unos pocos, es muy probable que, aunque lo practique, vaya a sumarse a la opinión que cree general sobre esta práctica.

Si crees que las mujeres en general son menos deseosas que los hombres, pero tú, en cambio, deseas sexo todos los días, quizá contengas tu opinión ante otras personas porque no quieres verte como una mujer que desea demasiado.

Expresiones como por ejemplo «tengo poco deseo» responden a una comparación entre el que tengo y el que creo que debería tener. Pero entonces la pregunta clave es... ¿quién marca cuánto deseo debes tener?

Así que en general, amigas, estoy segura de que, en miles de conversaciones sobre sexo, la gente miente.

Nos encontramos en una espiral difícil de romper. Nos imaginamos lo que es normal y lo que no. En realidad, no sabemos lo que la gente hace o deja de hacer, pero nos cons-

truimos una normatividad sexual a la que intentamos acoplarnos para no ser vistos como «el que es raro, extravagante», de manera que perpetuamos esta idea de norma que
nosotros mismos nos hemos inventado.

La gente miente en una espiral sin fin.

EJERCICIO

Hacer un ejercicio consciente es siempre muy interesante. Te
animo a que cojas una libreta y anotes en ella lo que crees que
es normal en cuanto a aspectos relacionados con la sexualidad
y, sobre todo, sobre el deseo, que es el caso que nos ocupa.

Por ejemplo, puedes seguir este pequeño guion:

- ¿Crees que tienes poco o mucho deseo?
- ¿Crees que el deseo cambia con la edad?
- ¿El deseo tiene que ver con tener pareja?
- Las mujeres que son parecidas a ti ¿tienen poco o mucho
  deseo en general?
- ¿Crees que tienes el deseo que debes tener según tus
  iguales?
- ¿Qué frecuencia sexual crees que es normal tener?
- ¿Crees que es normal que las mujeres fantaseen con sexo?
- ¿Crees que tener más deseo significa tener más iniciativa
  sexual?
- ¿Eres una mujer sexual?
- ¿Hay mujeres que son mucho más sexuales que otras?

Fíjate en lo que has escrito. No hay respuestas correctas o
incorrectas. Son tus pensamientos y creencias en torno al de-

seo. Espero que, a estas alturas del capítulo, estés de acuerdo conmigo en que esto corresponde a tu percepción de la realidad y no tiene por qué corresponder a la de otras personas. Por lo tanto, tampoco hay una realidad correcta y otra incorrecta.

Compararnos con lo que pensamos que es normal puede llevarnos a vivir el sexo desde la frustración pensando que somos menos válidas y que no encajamos. ¿Merece la pena llegar a esta conclusión?

A lo largo de este libro te voy a animar a ver tu realidad sexual, no juzgarla en cuanto a lo que crees que es normal y, por supuesto, a no compararla con la de los demás. Intentaremos entender cuál es tu realidad, cuánto de cómoda estás con ella y cómo te hace sentir a ti.

Te animo a seguir preguntándote, por ejemplo:

- ¿Cuánto deseo crees que tienes?
- ¿Por qué crees que es demasiado bajo/alto?
- ¿Con quién te estás comparando?
- ¿Por qué tu deseo está peor/mejor que el de otra persona?
- Si no te compararas con nadie, ¿estarías incómoda con tu deseo?
- ¿Quieres cambiar tu relación con el deseo?
- ¿Para qué y para quién quieres cambiar tu deseo?

4

EL SEXO COMO UNA NECESIDAD

Una necesidad es aquello sin lo que la vida sería imposible, un estado en el que no se admite carencia y su consecución es imprescindible para la vida. El sexo no lo es, pero quizá sí para vivir la vida plenamente. Es un concepto confuso, lo reconozco, pero se podría explicar mejor si entendemos el sexo como algo que nos aporta calidad de vida. ¿Es entonces el sexo una necesidad del ser humano?

Tal y como explica Ignacio Morgado, en su libro *Deseo y placer*, que os recomiendo, no todas las necesidades tienen la misma importancia. Algunas son más fuertes y tienen un carácter instintivo, ya que vienen reguladas desde que nacemos para poder mantener las funciones vitales de nuestro cuerpo.

Estas necesidades tienen un mecanismo de control complejo a través de nuestro cerebro y sus herramientas, como neurotransmisores y hormonas, que nos motivan y median nuestro comportamiento para conseguir aquello que el cuerpo requiere para vivir. Algunos ejemplos serían comer o beber, o lo que se conoce como necesidades homeostáticas, es decir, que responden a necesidades vitales del organismo.

Hay otras que se denominan incentivas y se dan sin que exista una necesidad vital u orgánica.

El cerebro añade a todas ellas algo muy especial: el placer. Cuando tenemos mucha sed y conseguimos agua, beber será una acción muy placentera. Pero, además, esta sensación puede convertirse en algo independiente, de manera que encontraremos placer bebiendo sin tener sed.

En las necesidades incentivas, es decir, en las que no vamos a morir si no las saciamos, también media el placer, ya que este es una motivación en sí mismo. Básicamente, buscamos satisfacer estas necesidades porque nos aportan placer. Un ejemplo de ello sería asistir a un concierto que nos proporcionará una gran satisfacción.

Desde luego, lo que estamos dispuestos a hacer para satisfacer unas y otras necesidades no es igual. Seguramente, ante la necesidad de comer seré capaz de hacer y sacrificar mucho más que para ver un concierto, por muy placentero que sea para mí.

Si analizamos el sexo como una necesidad, estaremos de acuerdo en que podemos morir si no bebemos o comemos, pero nadie se muere por no tener sexo, por lo que corresponde a una necesidad incentiva y no homeostática. Alguien me podría rebatir esta idea y decir que necesitamos del sexo para sobrevivir como especie humana y no extinguirnos. Sí, cierto, pero a nivel individual podemos elegir reproducirnos o no.

Entender que el sexo no responde a una necesidad es importante, porque si pensamos lo contrario, de ello se derivarán y se explicarán ciertos comportamientos que no son para nada justificables.

Si pensamos en alguien que se está muriendo porque lleva

varios días sin beber, pensaremos que está realmente desesperado. Se le va la vida en beber. Podemos imaginar que, ante la imposibilidad de satisfacer esa necesidad, se justificarán comportamientos desesperados, algo que jamás haríamos si no estuviéramos a punto de morir, por ejemplo, robar agua, beber de una fuente contaminada, sorber un charco de agua con barro. ¿Mataría alguien por un poco de agua en esta situación? Por desgracia, todos sabemos que, ante catástrofes y situaciones extremas, el ser humano es capaz de casi todo por sobrevivir. Pero, en general, aunque el cuerpo pondrá en marcha mecanismos que nos motiven a conseguir agua cuando se tiene sed, no recurriremos a estos extremos a no ser que veamos peligrar nuestra vida de verdad. Quizá atentar contra la vida de alguien es algo que pocas personas harían por salvar la suya. No lo sé. Te pido que especules conmigo, porque por suerte nunca me he visto en una situación parecida. ¿Sería yo capaz de quitarle la vida a alguien por mantenerme con vida?

A mí personalmente me cuesta imaginar que, por hambre, una persona atentara contra otra. En una situación de guerra, de hambruna mantenida en el tiempo, quizá por mis hijas podría llegar a ponerme en una situación parecida. Pero sería algo extremo, desde luego, y porque si no lo hiciera, moriría.

Con esto quiero decir que nuestra razón puede incluso mediar en situaciones muy extremas. Somos seres humanos, no animales. Por tanto, en general y en situaciones diarias, menos límite, tener mucha hambre no justifica pasar frente a una pastelería y romper un escaparate para atiborrarme de pasteles. Por mucha hambre que tenga y por muy buena pinta que tengan los pasteles.

Repito esta idea importante: nadie se muere por no tener sexo. Hay múltiples estudios que asocian la actividad sexual con la calidad de vida. Yo soy la primera a la que le encanta insistir en esto. Tener sexo no es algo superfluo o inútil, sino algo que va a incidir directamente en aspectos tan importantes como la autoestima, la autorrealización personal, la relación con los demás, etc. La ciencia corrobora que la gente que tiene una buena actividad sexual vivirá más años y mejor. No obstante, nadie se muere si no es así. Y desde luego hay que tener cuidado con los comportamientos que justificamos en pro del sexo. Si nos cuesta justificarlos ante una necesidad como el hambre, ¿cómo hacerlo con el sexo?

Pese a todo, hay una idea bastante extendida que hemos incorporado socialmente como una verdad absoluta de que el sexo es una necesidad vital para algunas personas. Es una creencia general que los hombres (uso esta palabra para designar a los varones) lo necesitan, que es para ellos una necesidad vital. Lo he escuchado cientos de veces «ellos lo necesitan». La idea del sexo como una necesidad es errónea y muy peligrosa.

Frente a esta idea, ¿qué queremos decir en realidad? ¿Lo necesitan porque les gusta mucho? ¿Porque se morirán si no lo tienen? ¿Porque les hace sentir bien? ¿Lo necesitan más que nosotras? ¿Necesitan sexo con otra persona o masturbarse?

En el supuesto de que alguna de estas frases fuera cierta, ¿qué pasaría si a un hombre se le privara de sexo durante...?, no sé, ¿cuánto tiempo? ¿Un mes, seis meses, un año, cinco años? ¿Cuándo se morirá un hombre sin sexo? Me atrevería a decir que NUNCA.

A la idea de que los hombres desean más y necesitan el sexo para satisfacer esa «necesidad biológica», va ligado un pensamiento muy peligroso, que justifica que un hombre haga cualquier cosa por saciarla y que, además, es algo que no puede evitar. Porque... «lo necesita».

¿Dónde ponemos el límite sobre lo que se puede hacer en pro de una necesidad como el sexo?

Ante esta situación, ¿un hombre puede pedirle a alguien que satisfaga sus deseos? Y si a este alguien no le apetece, ¿puede pedírselo muchas veces e insistir? O ¿puede incluso estar de mal humor porque no lo está consiguiendo?, ¿puede rozarse mientras alguien está durmiendo sin pedirle permiso?, ¿puede asaltar a alguien por la calle para satisfacer su necesidad?, ¿puede violar, entonces?, ¿puede pagar por obtenerlo?, ¿puede drogar a alguien para que, aunque esté inconsciente, le satisfaga?, ¿puede matar?

Si nos cuesta imaginar que una persona pudiera atentar contra la integridad de otra, incluso en casos de necesidades básicas como comer o beber, ¿por qué lo justificamos tan fácilmente con el sexo? No es una necesidad básica, pero, aunque lo fuera, no justificaría nada de esto.

A lo largo de la historia, se han justificado multitud de comportamientos en pro del sexo. En nuestra cultura, durante siglos, se ha excusado y normalizado la violación con la idea de que «los hombres lo necesitan». Vivimos en lo que las personas expertas llaman «la cultura de la violación», término que se empezó a escuchar en los años setenta durante la segunda ola del feminismo. Esto se postula como la idea de que la violación y el maltrato a la mujer era común en la sociedad estadounidense de la época, algo que se negaba hasta ese momento. La cultura de la violación es la normalización y perpetuación de la violencia sexual a través de mitos y estereotipos, como por ejemplo atribuir la culpa de las violaciones a las mujeres y no a quien las comete. Esa culpabilización se puede llevar a cabo, por ejemplo, atribuyendo a la víctima la responsabilidad por cómo iba vestida, al ser cuestionada por agentes de la policía, jueces o personal sanitario. Esto, además, se llama «doble victimización», ya que la víctima de una violación no solo lo es por la agresión sexual, sino además por el sufrimiento añadido por parte de la sociedad e incluso de instituciones y profesionales por hacerla culpable de algún modo.

La cultura de la violación se describe como un problema social y cultural que es aceptado y normalizado debido a actitudes sociales sobre la sexualidad. Una de ellas es ver el sexo como una necesidad que hay que satisfacer. Y eso no es para nada cierto. Perpetuar la cultura de la violación conlleva la idea de que el sexo para los hombres es naturalmente inevitable porque es algo necesario para ellos.

Nadie necesita el sexo para vivir. Nunca se debe justificar ningún comportamiento por necesidad de sexo.

EJEMPLO

Parte de mi jornada laboral se desarrolla en la atención en Urgencias ginecológicas y obstétricas. En un día cualquiera, atendemos a mujeres con dolencias de todo tipo, pero también a víctimas de abusos sexuales. Cuando una acude a nuestro centro por este motivo, se activa un protocolo de atención específico. Debo decir que los sanitarios somos cada vez más conscientes de nuestro papel en este tipo de situaciones y aun asumiendo que siempre hay margen de mejora y que debemos trabajar en ello, cada vez se atienden mejor estos casos.

Se avisa al juzgado de guardia para que la exploración que mis compañeras ginecólogas deben realizar a la paciente víctima de una violación pueda ser utilizada como prueba en un juicio.

Era un domingo por la mañana. La chica que atendimos denunció que la habían violado. No recuerdo muy bien los pormenores del caso, pero tampoco vienen ahora al caso. La chica tenía unos veintitantos años y llegó acompañada de su madre. Venía como cualquiera de nosotras se hubiera vestido para salir de fiesta con sus amigas, aunque no lo recuerdo bien. Tras toda la recogida de muestras, la chica pasó a cambiarse al baño. Mis compañeras ginecólogas y yo continuamos con el protocolo para identificar las muestras, los papeles y la medicación que había que administrar. Mientras, la madre y el forense se quedaron hablando.

En un momento de la conversación, la madre expresaba la preocupación porque su hija hubiera tenido que pasar por esa situación. «¿Por qué a ella?». Sentía rabia, miedo e impotencia. «¡Ya no puede ir una tranquila con sus amigas!». El forense (hombre) le dijo a continuación: «Claro, la entiendo. Es que es *monísima*».

Yo pensé que me daba un parraque. No solo el forense daba una opinión sobre el aspecto físico de la chica, sino que entendía el miedo de la madre a que la «niña» saliera de fiesta. Estaba dando por supuesto que, al ser tan guapa, era carne de cañón. Ante hombres con necesidades, no se puede una pasear siendo así de atractiva. Corres peligro. Una idea tan absurda y peligrosa como pensar que los hombres están hambrientos y van a morir de inanición si no comen, y nosotras somos los pastelitos.

Desde luego, me acuerdo de ese caso porque yo era mucho más joven, menos atrevida y no fui capaz de decir nada. Me latía el corazón a mil por hora. Me quedará en la consciencia toda la vida.

¿Estaba justificando este hombre que la violación había ocurrido por ser guapa? Nunca más lo vi, pero os aseguro que no me hubiera callado más.

Decir que a una mujer la violan por guapa es como decir que, si tengo mucha hambre y me enseñas un pastel, te puedo robar, pegar o matar para quitártelo. Y la culpa es tuya porque ante mi necesidad, me has mostrado lo único que me puede satisfacer. Es perpetuar la idea de que las mujeres somos objetos de deseo sexual aunque no queramos, y que solo por el hecho de existir podemos provocar al varón. Es perpetuar la idea de que la culpa de las violaciones y agresiones sexuales la tenemos nosotras y no el que comete el delito.

Es lo mismo que decir que si llevo el bolso abierto, puedes meter la mano y robar, o si dejo la puerta de mi casa abierta, puedes entrar e instalarte en ella. Y la culpa será mía. Quitar responsabilidad a nuestros comportamientos por satisfacer necesidades es peligroso. Y en el sexo también.

En esta misma creencia, y dentro de la cultura de la violación, se enmarca también la prostitución. Algunas corrientes afirman ideas como que esta siempre ha existido y, por tanto, debería seguir haciéndolo. La prostitución es un servicio que entonces bien podría considerarse necesario a la comunidad, ya que de alguna manera los hombres tienen que satisfacer su sed de sexo. Pagar y atentar contra la integridad de una persona, usarla previo pago por ello, es algo que, sin duda, necesitamos si pensamos en el sexo como una necesidad. Pero ojo, una vez más, nadie se moriría si de repente desaparecieran los prostíbulos.

Si el sexo no es una necesidad homeostática, entonces nos referiremos a ella como una necesidad incentiva, aquella que busca un placer prescindible aunque deseado. El placer nos lleva a buscar cubrir este tipo de necesidades, pero necesitaremos cierta motivación y, a menudo, esfuerzo para seguir satisfaciéndolas. Escuchar un concierto de tu grupo favorito es una actividad placentera, pero necesitarás una buena dosis de motivación para hacer cola durante tres días en la calle si quieres conseguir un sitio en primera fila.

El sexo es una fuente indudable de placer. O debería serlo. El sexo necesita del placer y de la motivación. Es decir, es divertido y placentero, pero además necesitamos encontrar otras muchas cosas en él que nos motiven a buscarlo. Ante dos actividades placenteras, en un momento dado elegiré la que más placer me produzca, para la que más motivada estoy o la que me supone menos esfuerzo. Y esto va a ser variable. Pero está claro que elegiremos el sexo cuando tenga la motivación suficiente, cuando además me suponga una actividad agradable y placentera y cuando, además, el esfuerzo no sea excesivo. Por eso, a veces, en vez de eso prefieres coger el mando de la tele y poner Netflix para terminar la serie que estás viendo. Placer, motivación y menos esfuerzo.

El sexo no se necesita. El sexo se elige en cada momento.

Les suelo preguntar a mis pacientes: ¿por qué tienen sexo?, ¿cuál es su motivación? Antes de seguir, querida lectora, te hago esta pregunta a ti.

¿Cuál es tu motivación para tener sexo? La motivación es aquello que ocurre cuando anticipamos que una actividad te va a aportar algo bueno, satisfactorio y placentero. Va muy ligada a un neurotransmisor llamado dopamina, que está ligada al deseo precisamente porque media en los llamados circuitos de recompensa. Elijo iniciar una actividad sexual porque recuerdo que esto va a ser bueno para mí y lo que obtengo me gusta, me satisface y me aporta beneficios. Nos permite anticipar lo bueno del sexo.

Se me ocurren muchos ejemplos de motivación para buscar o corresponder a la actividad sexual:

Porque te hace sentir bien.

Porque quieres un orgasmo.

Porque te ayuda a estar relajada.

Porque te ayuda a dormir.

Porque amas a tu pareja.

Porque sientes mayor complicidad con tu pareja cuando tienes sexo.

Porque te gusta sentirte deseada.

Porque es una forma de afianzar los vínculos afectivos.

Porque te lo pasas bien.

Porque te hace sentir empoderada.

Porque disfrutas haciendo disfrutar.

Tu motivación es personal y no tiene por qué ser la misma o las mismas que las de otra persona. Pero todos estos motivos, además, nos deben llevar a una actividad placentera. La motivación y el placer están íntimamente relacionados en el sexo. Al final, esta debe ser una actividad elegida y hedonista.

A menudo, en esta lista de motivaciones se nos cuelan algunos *porqués* que tienen que escudriñarse a fondo porque lejos de ser una motivación personal y elegida con libertad, son más una imposición que deriva de esta concepción de necesidad y que, de alguna manera, nosotras satisfacemos. Puede que, si has sido lo bastante sincera contigo misma, quizá se hayan colado algunos de estos motivos:

Porque lo tengo que hacer.

Porque es mi deber cumplir.

Porque así hago feliz a mi pareja.

Porque él lo necesita.

Porque en casa todo está mejor cuando tenemos sexo.

Algunas de estas motivaciones ponen el sexo como tarea en vez de como una actividad hedonista que nos aporta bienestar, placer y satisfacción. Hablaremos del tema un poco más adelante.

El sexo debe ser disfrutón por definición y, aunque podemos encontrar múltiples motivos más, el placer siempre debe ir asociado a ellos. Si las motivaciones que te llevan a tener sexo no tienen como denominador común el placer, entonces esta motivación pronto desaparecerá y se convertirá en una tarea más, en un lastre, así sin más.

Estar motivada puede iniciar la actividad sexual y ser parte del deseo, puesto que a menudo, este se nutre de la motivación. El deseo no surge como una necesidad. Elegimos tener sexo porque nos aporta algo complejo de definir: placer y un sinfín de cosas intangibles que hacen que esta experiencia sea satisfactoria.

Aparte del placer, tus motivaciones son tus razones para desear tener sexo.

El sexo necesita, inevitablemente, razones. ¿Cuáles son las tuyas?

5

HORMONAS Y DESEO

El deseo tiene tres componentes muy importantes: la parte biológica, la parte emocional, afectiva o cognitiva y, por otro lado, una influencia social y cultural, como ya hemos visto. Veremos cómo gran parte de estos componentes se entremezclan entre ellos.

Necesitamos una base neurofisiológica para desear. Es decir, hay una parte eminentemente física donde los neurotransmisores y las hormonas desempeñan un papel importante. Casi todos los procesos del cuerpo necesitan de estos elementos. Aunque, como veremos, a menudo estos procesos hormonales y neurofisiológicos están condicionados por el ambiente y a la inversa.

En el libro *Una mente con mucho cuerpo*, Rosa Molina explica muy bien esta relación de las hormonas y neurotransmisores con el cuerpo y las emociones. Casi ningún proceso corporal es solo físico, ni ningún proceso emocional es solo psicológico. La alegría, que *a priori* puede parecer algo totalmente emocional y psicológico, genera en nuestro cuerpo una serie de neurotransmisores como la dopamina, la serotonina y la oxitocina. Una situación externa a nosotros, entendida como externa al cuerpo, puede desencadenar toda esta serie de neurotransmisores que traducimos en alegría y felicidad. Por el contrario, cuando estos no funcionan bien, como por ejemplo en un estado depresivo, puede que una situación que para la mayoría pudiera ser susceptible de generar felicidad, en este caso, no fuera capaz de hacerlo. Pedirle a una persona con depresión que sienta alegría sería como pedirle a un diabético que segregue insulina.

Por lo tanto, separar lo biológico de lo que es cognitivo o emocional como si se pudieran tratar las cosas desde una u otra esfera totalmente independiente, para mí, carece de sentido. Decía Helen Fisher, bióloga y antropóloga estadounidense, estudiosa del amor romántico, que este es una mezcla entre el deseo, hormonal; la atracción, impulsada por la dopamina; y finalmente el apego, mediado por la oxitocina. Desde luego, poner el límite entre una cosa y la otra puede ser bastante complicado.

En la sexualidad, y sobre todo en lo que al deseo se refiere, le prestamos mucha atención a las hormonas. Queremos darle a toda costa una explicación hormonal a nuestras dificultades para desear. Estas juegan un papel importante, pero no es el único. Y te adelanto que nunca nunca podemos analizar el deseo sexual solo como un mero efecto hormonal.

Pero veamos un poco más en detalle qué papel juegan las hormonas en el deseo sexual.

En la adolescencia hay un periodo de desarrollo hormonal y sexual que se inicia con la pubertad y que junto al psicológico, emocional y social, hará que la persona pase a la edad adulta. No todas las sociedades viven esta etapa de igual modo. En muchas, la transición de la niñez a la vida adulta es mucho más rápida y en ocasiones está marcada simplemente por el desarrollo hormonal. En nuestra cultura el desarrollo hormonal no tiene un peso tan decisivo, ya que, aun siendo importante, no es el único factor. Nuestra juventud necesita mucho más para ser considerada personas adultas. En nuestra sociedad, el cambio hormonal no es tan decisivo y lejos de ser visto como un inicio a la vida adulta, se entiende como el inicio de una etapa llena de altibajos y turbulencias un tanto costosas tanto para la propia persona como para quienes la rodean.

Lo cierto es que, para simplificarlo mucho, en la pubertad se ponen en funcionamiento las hormonas, que actuarán sobre todo el cuerpo y también sobre el cerebro, lo cual modificará la conducta. De este modo, hormonas como la testosterona y los estrógenos empezarán a actuar por un lado en el cuerpo físico, dando lugar a lo que llamamos caracteres sexuales secundarios: el vello púbico, el desarrollo de las mamas, el inicio de la menstruación, los cambios en la voz o la producción de espermatozoides en los varones. Estas hormonas también influirán en aspectos de la sexualidad como el deseo, la atracción, los circuitos de recompensa sexuales y el placer. Comienza, en definitiva, el «despertar sexual».

El inicio de este funcionamiento hormonal no es lineal ni estable. A lo largo de nuestra vida, las hormonas van a fluctuar por muchas razones y, con ellas, su acción en el cerebro y en la conducta. De la misma forma, tampoco es unidireccional, ya que nuestra conducta a lo largo de nuestra vida también va a influir en esas mismas hormonas. Por lo tanto, este baile hormonal es siempre bidireccional: del cerebro al cuerpo y a la conducta; de la conducta al cerebro.

Como alumna, he tenido la suerte de escuchar en varias ocasiones al doctor Francisco Cabello, uno de los estudiosos más importantes de la sexualidad humana y que más sabe sobre deseo.

En una ocasión nos habló sobre un estudio que me dejó totalmente alucinada y por el que después me interesé.

Como sabéis, la oxitocina es una hormona que nosotras las matronas conocemos bien. Se produce en el cerebro, concretamente en el hipotálamo, y está implicada en el transcurso del parto; pero también es una hormona que se relaciona con comportamientos sociales, como el vínculo emocional, la conducta sexual, el apego o la conducta maternal/paternal.

En muchas ocasiones está ligada culturalmente a lo femenino, ya que al estar implicada en el parto y a esta conducta maternal, a menudo se usa erróneamente como explicación a esa mayor tendencia al cuidado de las madres a los hijos. Podríamos hablar largo y tendido sobre cómo a lo largo de los siglos la condición física y hormonal de las mujeres se ha usado para relegarnos a las tareas de crianza y cuidado como único papel permitido para nosotras. Pero sin duda, este es otro debate.

Lo cierto es que todas las personas tenemos oxitocina. Evidentemente, durante el parto esta desempeña un papel puntual mayor. Pero todo el mundo sintetiza oxitocina cuando siente apego o un vínculo emocional con otra persona, o bien cuando cuidan de un bebé.

Como decía, en esa ocasión el doctor Cabello nos presentó un estudio del año 2011 en el que se examinaba a más de seiscientos hombres. Se analizó y comprobó que, cuantas más horas de interacción al día pasaban con sus bebés y, más concretamente, si dormían en la misma habitación, más altos eran los niveles de oxitocina y más bajaba la testosterona disponible. Tanto la oxitocina como la testosterona modulan el comportamiento. Entonces se podría decir que claramente el comportamiento influye en los niveles hormonales y, a su vez, estos niveles hormonales influirán en el comportamiento. ¿Somos las mujeres más propensas al cuidado porque tenemos mayores niveles de oxitocina? ¿O tenemos más oxitocina porque nos encargamos mayoritariamente de la crianza? ¿Qué vino antes, el huevo o la gallina?

Retomaremos este ejemplo más adelante en el apartado de crianza.

Volvamos al factor hormonal y al deseo. A partir del despertar sexual, la conducta estará influenciada por las hormonas sexuales.

Hablar de hormonas no es sencillo y no es mi intención que esto sea aburrido y tedioso. Este no pretende ser un tratado de endocrinología y desde luego yo no sería la persona indicada para escribirlo. La neurofisiología es un mundo apasionante a la par que complejo. Pero déjame intentar explicar de forma resumida y sencilla algunos aspectos que nos pueden ayudar a comprenderlo.

Hay principalmente dos hormonas implicadas en el deseo femenino: por un lado, los estrógenos y por otro, la testosterona. Además, sabemos que estas también tienen un papel importante no solo en el deseo, sino en la excitación y la lubricación.

Hay consenso en que las hormonas influyen en la respuesta sexual, pero no tanto en cuáles influyen más.

Tanto los estrógenos como la testosterona son importantes y se han postulado varias hipótesis sobre cómo el baile hormonal durante el ciclo menstrual influye en el deseo.

Estrógenos

El deseo se relaciona con el aumento de los estrógenos que se da cuando nos acercamos a la ovulación, cuando alcanzan sus niveles máximos. Algunos estudios han demostrado que el deseo va en aumento durante la primera fase del ciclo, con su máximo durante la ovulación, y disminuye en la segunda fase. Debemos saber que este es un baile hormonal que nos hace cíclicas y cambiantes. Además, también hay estudios que demuestran que las mujeres con ciclos periódicos y regulares tienen mayores índices de deseo que las que tienen ciclos irregulares o las que toman anticonceptivos.

Quizá debemos hacer un trabajo importante para acoger estos cambios relacionados con el ciclo menstrual. Vivir con agrado el deseo durante una fase del ciclo y abrazar su disminución en otros momentos, en mi opinión, puede ser muy saludable. Porque lejos de vernos planas y estables, que no lo somos, nos permitiría no patologizar los momentos de menor deseo si entendemos esta fluctuación como normal.

Testosterona

El mundo de la testosterona es algo complejo. Por un lado, sabemos que hay una elevación de esta hormona justo durante la ovulación que ayudará a este incremento del deseo. La testosterona, por tanto, también es variable en función del momento del ciclo.

Un dato importante es que puede estar libre, fluctuando por nuestra sangre o ligada a proteínas. Cuando está libre, es útil y puede actuar. Cuando va unida a una proteína, no.

Hay una proteína que debo presentarte y que es importante en este tema. Es una proteína transportadora de hormonas sexuales llamada SHBG y se une a la testosterona limitando su efecto. Porque recuerda, cuando la testosterona se une a la proteína, no puede actuar. Debemos comprender, entonces, que cuanta más SHBG haya en el cuerpo, menos testosterona libre y, por tanto, disponible habrá.

La relación entre la testosterona y el deseo es compleja. Hasta hace poco los estudios que relacionaban ambos eran escasos y ahora sabemos que quizá más que la testosterona, el deseo puede estar relacionado con la proteína SHBG, es decir, la proteína que la mantiene disponible o no.

Antes también creíamos que la testosterona estimulaba algunos centros del cerebro y ahora sabemos que está implicada en todos los centros cerebrales que intervienen en la función sexual. También sabemos que hay receptores de testosterona en la vagina y que juega un papel importante en la salud vaginal, la excitación y lubricación.

Las fluctuaciones en la proteína SHBG tendrán una repercusión en el deseo sexual porque habrá disponible una mayor o menor cantidad de testosterona.

Hay ciertas situaciones en las que sabemos que se van a alterar los niveles de SHBG, como por ejemplo la obesidad o el hipertiroidismo, que van a disminuirla y, por tanto, podemos encontrar un aumento del deseo; o bien el hipotiroidismo o la toma de anticonceptivos, que aumentarán los niveles de SHBG y disminuirán el deseo sexual.

No todas las mujeres van a ser igual de sensibles a estos cambios. En algunas, variaciones mínimas en la SHBG y, por tanto, en la testosterona disponible, van a causar un efecto más rápido y marcado en el deseo, y para otras mujeres, quizá esta misma variación no tenga efecto alguno.

Dopamina

A menudo se ha relacionado este neurotransmisor con el placer y el deseo sexual. Esto no es del todo cierto, ya que la dopamina no genera placer, sino que está relacionada sobre todo con la anticipación a este placer. Parece lo mismo, pero no lo es. La dopamina está vinculada con lo que conocemos como circuitos de recompensa. Explicado de una forma sencilla: sentiremos deseo o motivación para iniciar una actividad cuando sepamos que esta actividad nos va a aportar placer o bienestar. No solo el sexo está mediado por la dopamina, sino el deporte, escuchar un concierto de tu grupo favorito, una buena conversación y risas con tus amigas o una cena exquisita. Sin dopamina, no tenemos motivación o anticipación del bienestar y, por tanto, es un elemento clave para el deseo.

Prolactina

La prolactina es una hormona segregada en la hipófisis, es decir, el cerebro. Es muy famosa durante la lactancia porque en este momento la tendremos *on fire,* pero en realidad es una hormona muy importante para la regulación de otras muchas funciones corporales. Además, tiene una implicación muy importante en el sexo. La prolactina está íntimamente relacionada con la dopamina. Recuerda que necesitamos dopamina para anticiparnos al placer y querer buscar y desear. Pues bien, la prolactina alta inhibe la dopamina. Esto quiere decir que cuando hay niveles altos de prolactina, tendremos inhibida la dopamina y, por tanto, esto se traducirá en unos menores niveles de deseo. Sí, exacto, la prolactina inhibe el deseo. Durante la lactancia, los niveles de esta hormona aumentarán de forma natural y necesaria, pero también por otros motivos, como estrés mantenido en el tiempo, hipotiroidismo o algunas enfermedades y medicamentos. La valoración de la prolactina es recomendable en mujeres con una disminución acusada del deseo, sobre todo tras periodos de deseo sexual normal. Ojo con el estrés, chicas: la enfermedad silenciosa.

Otras hormonas

El cuerpo necesita de muchas hormonas y neurotransmisores para su buen funcionamiento, pero no quiero aburriros repasando todos y cada uno de ellos. La función sexual no se desarrolla solo con tres o cuatro hormonas, sino con decenas de ellas y neurotransmisores enlazados y conectados. Eso quiere decir que hacer una valoración a nivel hormonal es complejo. Estas que acabas de leer son algunas de las más importantes y que debemos tener en cuenta sí o sí, pero como se suele decir, «esto no es un huevo que se echa a freír». Quiero simplemente que te quedes con la idea de que necesitamos que todo esto funcione bien para tener un deseo saludable y que las alteraciones hormonales pueden tener un gran peso en la dificultad para desear.

Anticonceptivos hormonales

Llama poderosamente la atención el poco interés que ha despertado para la ciencia el efecto de los anticonceptivos sobre la función sexual femenina. Hay pocos estudios al respecto y son muchas las lagunas que hay en este sentido.

Sabemos que la disminución del deseo sexual es un efecto secundario reportado por muchas mujeres que toman anticonceptivos hormonales, pero no es universal. No nos afecta de la misma manera a todas. La disminución del deseo sexual como efecto secundario es algo descrito desde hace ya varias décadas y diferente en función del uso de unos compuestos u otros. Desgraciadamente, a pesar de que aparecen nuevos métodos con compuestos distintos, la investigación sobre la repercusión que tienen sobre la función sexual suele quedar al margen.

Dicho muy resumidamente, los anticonceptivos inhiben la ovulación, por tanto, la producción ovárica de testosterona y además, en mayor o menor medida, elevan los niveles de SHBG. Con la toma de algunos anticonceptivos hormonales se produce un aumento de esta proteína y, como ya hemos visto, disminuye la testosterona libre disponible. Algunos estudios corroboran que esta modificación puede mantenerse incluso después de suspender el tratamiento si hemos tomado hormonas durante el tiempo suficiente.

Por tanto, a la pregunta de si los anticonceptivos hormonales pueden producir una disminución del deseo, la respuesta es sí. Este efecto está contemplado. Te puede pasar y no estás loca.

En mi opinión, a menudo las mujeres asumen este efecto secundario porque el discurso mayoritario de la comunidad médica y de la industria farmacéutica lo ha infravalorado. «El deseo puede disminuir por muchos factores, no tiene por qué ser de las hormonas», les decimos a menudo a las que se quejan de esto en lugar de legitimar su malestar cuando creen que se debe a la toma del medicamento. Sí, de acuerdo, el deseo es complejo y puede estar influenciado por muchos aspectos, pero en mi opinión es importante validar estas opiniones simplemente porque debemos admitir que esto es posible. Es inadmisible decirles a las mujeres que no es por la medicación que están tomando y atribuirlo sin dudar a otros factores cuando sabemos que es posible. No reconocer esta posibilidad es absurdo y un error médico, en mi opinión, grave.

Ante esto, ¿qué podemos hacer? Personalmente, si nos vemos en esta situación, habrá que tener en cuenta el anticonceptivo porque la solución será más o menos sencilla en función del caso. No hay un remedio universal y habrá que individualizar.

Tomar anticonceptivos hormonales es una opción muy personal. A veces es una elección tomada con un solo fin: evitar un embarazo. Y otras veces será una opción dentro de una alternativa terapéutica. Es decir, tendremos que tomar hormonas porque son un tratamiento y, en este caso, quizá no podemos elegir. Hay muchas mujeres que viven felices con su anticonceptivo hormonal y no notan disminución del deseo ni ningún efecto secundario indeseable.

No se puede predecir cómo va a responder una persona ante un anticonceptivo. Mi consejo es que si te apetece probar porque piensas que puede ser un buen método para ti, hazlo tranquila. Si entre los efectos secundarios notas una disminución en el deseo, debes saber que es posible que se deba al anticonceptivo. La mayoría de los efectos adversos se regulan durante los siguientes meses al inicio del tratamiento, pero si no es así, podemos comentárselo a nuestro profesional médico para que valore una opción hormonal que tenga menos repercusión sobre el deseo sexual, ya que no todos los anticonceptivos afectan de la misma manera. Si tienes que tomarlo, que sea con el menor efecto secundario en este sentido.

Si tomar anticonceptivos hormonales es una elección como método para no quedarte embarazada y esto está afectando a tu deseo, es muy razonable considerar otra opción y los profesionales sanitarios debemos acompañar en la decisión de dejar de tomar hormonas si están produciendo un efecto no deseado. En mi opinión, es una actuación correcta y necesaria legitimar el malestar y considerarlo suficiente para cambiar de método. Un anticonceptivo hormonal tiene muchas ventajas, pero si los efectos secundarios las superan, no hay razón para mantenerlo. Si tomas un anticonceptivo para desligar el sexo de la reproducción, pero tomarlo te produce efectos indeseables en el desarrollo de la respuesta sexual, ¿qué sentido tiene tomarlo? Desde mi punto de vista, en este caso, habrá que poner en una balanza los pros y los contras. Que un anticonceptivo afecte al deseo de tener relaciones sexuales o incluso en la lubricación o excitación, quizá sea *too much* para tu vida sexual.

Para entender esto, me gusta poner un símil con el deporte que uso mucho, aunque sea totalmente inventado. Imagina que eres deportista y que vas a empezar a tomar un medicamento que te va a permitir entrenar sin tener agujetas. Sin embargo, este medicamento reduce tu motivación, de manera que entrenas cada vez menos porque casi nunca tienes ganas. Es verdad que cuando entrenas, no tienes dolor muscular, pero pocas veces tienes ganas de ejercitarte. ¿Tendría sentido tomarlo? ¿Tiene sentido tomar un medicamento para evitar un embarazo cuando me está quitando la posibilidad de desear, lubricar y excitarme? En mi opinión, es un no rotundo. Sobre todo, porque hay otras alternativas anticonceptivas.

Bellas durmientes sexuales

A partir de la adolescencia, una vez que se inicia la influencia hormonal en nuestro cuerpo y por tanto en nuestra función sexual y nuestro deseo, habrá un aumento de conductas relacionadas con el placer, la atracción sexual, el descubrimiento de un sinfín de sensaciones y situaciones que tienen que ver con la erótica y que son imprescindibles para el desarrollo de nuestra identidad y aprendizaje sexual.

Las hormonas son el vehículo que nos permitirá el aprendizaje, construcción y desarrollo de nuestro «yo sexual». Necesitamos que nuestra memoria se llene de experiencias placenteras, de piel, de orgasmos, de descubrimientos que irán configurando lo que nos gusta y lo que no. Necesitamos averiguar cómo llegar a un orgasmo y cómo se experimenta. Necesitamos llenar nuestra mochila de experiencias, de memorias de placer. Esto es sumamente importante porque para buscar placer sexual necesitamos recordar experiencias pasadas que han sido eróticas y placenteras. Cada vez que se te ha erizado la piel, que se te ha puesto un nudo en el estómago, cada vez que has sentido el fluir de tu sangre a tus genitales, cada vez que has explotado de gozo, cada vez que has sentido deseo y atracción, se llena tu memoria. Tu «yo sexual» bebe de ese primer orgasmo, del segundo y de todos los demás. Tu mente aprende y recuerda qué significa sentirse excitada y lubricada. Todo esto toca empezar a hacerlo en una época muy concreta de nuestra vida: la adolescencia.

Me pregunto si somos conscientes sobre qué pasaría si durante los primeros años de experiencias sexuales tenemos las hormonas dormidas. ¿Qué pasa si están mediadas por un tratamiento y no funcionan como deberían? Si estamos bajo la influencia de un anticonceptivo hormonal desde los quince años hasta..., no sé..., los veinticinco, los treinta o los treinta y cinco... ¿Cuántos picos de testosterona nos habremos perdido? ¿Cuántos momentos ovulatorios? ¿Cuántos deseos dormidos? ¿Dónde quedan entonces los momentos que te construirán como ser sexual, deseosa, disfrutona?

EJEMPLO

M. es una chica de veintisiete años que acude a mí por un problema de deseo inusual. Os cuento. M. inicia sus menstruaciones con casi catorce años. Fue bastante tardía, la última de sus amigas. Sus reglas fueron totalmente irregulares durante mucho tiempo, incluso a los dieciséis. Este tema agobiaba mucho a su madre, quien la llevó a la ginecóloga pensando que tenía un problema. No sé exactamente por qué se tomó esa decisión. Es imposible saberlo y no viene al caso discutirlo ahora.

Cuando M. acude a mi consulta, han pasado diez años desde entonces, tiempo durante el que ha estado bajo un tratamiento anticonceptivo hormonal. Me cuenta que hace un año decidió dejarlo porque está harta de tomar anticonceptivos y quiere comprobar si sus menstruaciones son ahora mejores.

Durante estos diez años ha tenido un par de parejas sexuales y ahora tiene una pareja estable con la que convive. Ella se considera una persona con una sexualidad muy «normal» y cree que «nunca ha sido muy sexual».

El motivo de su consulta viene porque al dejar los anticonceptivos notó un incremento del deseo, de la motivación para tener relaciones sexuales e incluso de la facilidad con la que se excita y lubrica. De repente, notó como se volvía una mujer con una búsqueda mucho más activa del sexo. Ella nunca se había sentido así. No sabía que su cuerpo era capaz de sentirse así. Imagino que muchas estaréis pensando: ¿qué problema le ve a esto? Este aumento de actividad, de búsqueda de sexo por su parte, estaba generando muchos problemas de pareja. Estaba haciendo tambalear los roles ya establecidos en la relación y estaba creando muchas inseguridades en él que lo estaban alejando de ella. Ya no funcionaba el rol activo-pasiva, sino que ella quería más. Y él no sabía encajar este despertar sexual.

Lejos de adentrarnos en el problema de pareja, quiero transmitirte cómo fue de importante para M. no tener este despertar sexual en su adolescencia. No pudo formar su «yo sexual» cuando era el momento. El bloqueo hormonal no la dejó. Se había descubierto una mujer diferente, más «sexual», con más deseo, con mayor facilidad para la excitación y para el gozo diez años después, al retirar la influencia hormonal.

Con esto quiero que reflexionemos sobre el hecho de que bloquear las hormonas con un anticonceptivo cuando es el momento de que estas modelen nuestra conducta sexual puede tener más repercusión de lo que parece.

¿Nos ayuda pasar todos nuestros años de mayor potencial sexual adormiladas? En este caso, ni siquiera se puede comparar el deseo antes y después del inicio de la toma de anticonceptivos. Si nunca has sentido deseo, ¿cómo saber que el tratamiento te está afectando? Si la Bella Durmiente hubiera estado tomado anticonceptivos, ni el beso más apasionado la hubiera levantado de la tumba.

Es necesario que mejoremos la atención en los primeros años de la menstruación y seguir estrategias de salud que ayuden a la regulación de los ciclos. Una buena intervención consiste en mejorar el estilo de vida, la alimentación o el ejercicio físico, pues son imprescindibles durante la adolescencia. Además de vigilar solo a aquellas pacientes que de verdad necesitan un anticonceptivo hormonal, porque puede que estemos influenciando más en la vida sexual de estas jóvenes de lo que nos parece. Pensar que los medicamentos no tienen efectos secundarios es absurdo. Hasta el más inocente de los paracetamoles tiene efectos secundarios.

Mi crítica, desde luego, no es a los anticonceptivos, que pueden ser una muy buena opción para muchas mujeres en distintos momentos de su vida, pero sí al modo en el que se ha democratizado su uso sin apenas prestar atención a los efectos secundarios, sobre todo cuando estos influyen en la vida sexual de las mujeres. Desde luego, este efecto no deseado pasa desapercibido y se le da poca importancia porque encasilla a las mujeres en un rol de personas poco deseosas, que está socialmente bien aceptado y es incluso esperado. Ya sabemos que no se anima a las mujeres a ser «muy sexuales». Me pregunto si el efecto secundario sería igualmente aceptado, tolerado y ninguneado si en lugar de disminuir el deseo, lo estimularan. Si tomar anticonceptivos pusiera a las mujeres cachondas (perdonen la expresión), otro gallo nos cantaría. Por otro lado, reflexionemos sobre el poco interés que ha despertado para la ciencia la búsqueda de un anticonceptivo para los hombres porque, como he escuchado varias veces, ellos no tolerarían bien los efectos secundarios del uso de hormonas. Parece que nosotras toleramos cualquier efecto secundario, mientras que a ellos no se les presupone el mismo aguante. Curioso.

No deja de sorprenderme el trato social que le damos a las hormonas. Parece que todo en nuestra vida es culpa o consecuencia de ellas. Se acepta que gran parte de nuestro comportamiento se debe a ellas. Las mujeres somos «complejas» por culpa de las hormonas. Somos «inestables» por culpa de las hormonas. Y todo es muy complicado por culpa de las hormonas. Y estas son, a su vez, una excusa para no atender a nuestros problemas, porque total, las hormonas lo explican casi todo (léase con ironía). He escuchado a muchos profesionales sanitarios decir a sus pacientes que sus dolencias están provocadas por los cambios hormonales. Como si eso fuera una moneda de cambio que vale para «no hacer nada».

Todo es culpa de las hormonas. Bueno, excepto cuando tomamos anticonceptivos. Entonces parece que nada es culpa de ellas.

Menopausia y deseo

Un punto importante que tratar siempre cuando hablamos de deseo y factores hormonales es la menopausia: la última menstruación. Sabremos que era la última cuando haya pasado un año sin que otra menstruación aparezca. Entraremos, entonces, en la etapa llamada *climaterio*, que no es más que la edad a partir de la cual dejamos la vida fértil atrás.

A menudo usamos *menopausia* y *climaterio* como sinónimos, pero la primera se refiere a un momento puntual en la vida de una mujer y el segundo, a una etapa.

En esta etapa hay un cambio hormonal importante, ya que la función ovárica y los estrógenos van disminuyendo poco a poco. También los niveles de testosterona van decayendo progresivamente, no durante la menopausia, sino desde la treintena, donde encontramos sus niveles máximos.

Se ha comprobado que la disminución de la testosterona no es tan marcada en la menopausia natural y sí en la quirúrgica. Es decir, tendrá menor repercusión que el ovario deje de funcionar poco a poco a que se suprima su función de forma repentina. Parece que los ovarios menopáusicos, que ya no tienen un fin reproductivo, siguen contribuyendo al metabolismo de la testosterona aun cuando disminuyen los niveles de estrógenos.

La menopausia es una etapa de cambios marcados en muchos sentidos, ya que coincide con otros factores personales que también hay que tener en cuenta: cambios sociales, laborales, familiares o incluso en la calidad de vida debido a la aparición de enfermedades.

El factor social en esta etapa es muy importante. Mientras la adolescencia se entiende socialmente como una etapa de efervescencia hormonal en la que hay un despertar sexual y se acepta que es una época en la que es normal experimentar con el placer, la menopausia es vista socialmente como el fin de una etapa. Los conceptos de menopausia y climaterio van ligados a una idea de decadencia y declive.

Esta idea de nuestra sociedad y, en general, de las sociedades occidentales industrializadas de venerar la juventud y sepultar la madurez y vejez, no es inocua. Pensar que al llegar al climaterio la vida sexual tiene un retroceso y que se va acabando el placer sexual nos predispone a vivirla de una forma determinada.

Sabemos que las mujeres siguen considerando el sexo como una parte importante de sus vidas aun llegando a la menopausia. La mayoría de las estadísticas nos dicen que la frecuencia sexual disminuye con la edad, y muchos son los estudios que han intentado comprobar si el factor hormonal es decisivo, pero no hay estudios lo bastante extensos para separar la causa hormonal de la edad o de otras variables que concurren en esta época asociadas a la biografía de la persona.

Lo más lógico, si me permitís el atrevimiento, es pensar que el descenso hormonal tenga influencia, pero que no es el único factor y, a veces, ni siquiera se trata del más decisivo.

Tienes un capítulo entero sobre la menopausia, donde retomaremos el tema con más detenimiento.

Lo físico más allá de las hormonas

Hay una serie de factores muy importantes a los que pocas veces ponemos el foco aun siendo una auténtica epidemia en el momento y sociedad actuales, como son los factores de riesgo metabólicos.

Está más que demostrado por la ciencia que el tabaquismo, el consumo de alcohol y el estrés, por ejemplo, son factores de riesgo que inciden directamente en la probabilidad de presentar problemas en la función sexual a largo plazo. Y esto es así en ambos sexos. También sabemos que enfermedades como la diabetes o la hipertensión arterial también repercuten negativamente en ella.

Así que poner el foco en la menopausia o en los trastornos hormonales como los únicos factores que relacionamos con la sexualidad y no atender a otros problemas relacionados con el estilo de vida es un craso error.

Las enfermeras sabemos mucho de esto. Mejorar la calidad del sueño, abandonar el hábito del tabaco y el consumo de alcohol y mejorar la alimentación pueden hacer mucho más por tu deseo sexual de lo que crees. Se ha demostrado que hacer ejercicio físico de forma regular mejora la predisposición al sexo, la excitación y la cantidad de sexo que tenemos. Y sabemos que un sueño prolongado y reparador incide directamente en la mejora del deseo y la excitabilidad. Un estudio en 2015 demostró que una hora más de sueño equivalía a nada más y nada menos que un 14 por ciento más de probabilidad de tener sexo (sí, te dejo haciendo cuentas de tus horas de sueño).

Además, mejorar el estilo de vida en todos estos ámbitos se va a traducir en una mejora de la sintomatología menopáusica o de los trastornos menstruales, como pueden ser los sangrados abundantes, por ejemplo. De esto sabe mucho Xusa Sanz, enfermera y autora del libro *La revolución de la menstruación*.

En resumen, si no mejoras tu estilo de vida para vivir más años, quizá quieras hacerlo para tener más y mejor sexo.

Y por supuesto, hay quien a pesar de saber que hacer

ejercicio es bueno para la salud, que la alimentación es sumamente importante y que el sexo es fuente de calidad de vida, decide no hacer nada para mejorarlo. *Touchée*.

Podemos no querer hacer nada, pero desde luego no hay razones por las que no poner empeño en mejorar el estilo de vida.

En mi consulta siempre siempre intento ir concienciando en pequeños cambios que pueden ser saludables. Porque la salud sexual no está desligada de la salud general, sino que forma parte de ella. No hay razón para no alentar a eliminar el consumo de tabaco o los refrescos, por ejemplo, sea cual sea el problema sexual que se tenga. Porque todo suma y forma parte de un todo.

Tratamientos para el deseo sexual. ¿No me puede dar ninguna pastilla?

Si hubiera una pastilla que aumentara el deseo sexual, ya lo sabrías, créeme. Habría salido en todos los medios de comunicación y las mujeres hablarían de ella a todas sus amigas. Sería un tema de conversación en comidas familiares y, por supuesto, las redes sociales se habrían hecho eco. Si yo la hubiera descubierto, no estaría escribiendo este libro. Seguro que estaría sentada en mi yate en Saint-Tropez.

Quizá hayas oído hablar de remedios y tratamientos milagrosos que pueden hacer que el deseo aumente, pero me temo que nadie da duros a cuatro pesetas. Y no es oro todo lo que reluce. Hagamos un breve repaso de los tratamientos para el bajo deseo sexual, aunque esto, aviso, es la «crónica de una muerte anunciada».

Alimentos afrodisiacos o estimulantes del deseo

Ni el chocolate ni las fresas ni el jengibre. Ningún alimento ha demostrado estimular el deseo. No, ni las ostras ni el ajo. Más allá de usar los alimentos para seducir, como unos bombones, o que invites a una cena con ostras y cava, lo que más importancia tendrá es el gesto en sí, y no la acción de los propios alimentos.

Fitoterapia

No se ha demostrado que la menta, la canela o el ginseng aumenten el deseo. Se han estudiado la arginina, la trigonella, el tribulus terrestris y la damiana, pero la evidencia es escasa y de poca calidad para apoyar el aumento del deseo. La tan famosa maca tiene escasa evidencia y con trabajos poco consistentes en cuanto al aumento del deseo. A veces se ha confundido el uso de compuestos energizantes con el deseo sexual, dando por supuesto que, si la persona siente más energía, tendrá un mayor deseo. Dicho esto, sí hay evidencias para el *Ginkgo biloba* que sí parece mejorar la excitación, el orgasmo, las fantasías y el deseo sexual. Aunque este grupo de compuestos no son a día de hoy nuestra gallina de los huevos de oro, quizá, como veréis a continuación, suponen ahora mismo un limitado aunque único recurso.

Cremas, aceites e hidratantes

Se han comercializado varios aceites y cremas con la promesa «marketiniana» de aumentar el deseo. Obviamente, se puede aplicar un aceite o un determinado producto que pueda producir calor y sensaciones de excitación en los genitales. Incluso dependiendo de quién y cómo se aplique el aceite, el efecto será más o menos satisfactorio, pero de ningún modo tendrá un efecto sobre el deseo sexual. Y, en cualquier caso, hay que encontrar la motivación y las ganas previas para usar ese aceite o crema y tener relaciones sexuales.

Dicho esto, hay que aclarar que no es lo mismo mejorar la lubricación y las sensaciones genitales que el deseo. Como veremos a continuación, la industria farmacéutica se ha empeñado durante años en probar medicamentos que tienen efecto sobre la erección del clítoris o la lubricación sin que esto, como digo, tenga ningún efecto sobre el deseo sexual.

Fármacos que potencian la excitabilidad

Siguiendo con esta idea de excitación *versus* deseo, hay una serie de medicamentos que se usan para la excitación en el hombre como el sildenafilo, que seguro conoces con su nombre comercial, la famosa Viagra®, y otros parecidos a ella que sabemos que funcionan muy bien para la erección del pene. En numerosos estudios se ha probado el uso de estos fármacos para el deseo sexual femenino con la esperanza de que si estos mejoran la excitabilidad, activarán por ende el deseo. Se ha demostrado que, aun aumentando las sensaciones genitales, como la tumefacción o lubricación vaginal, esto no se traduce en un deseo mayor y ni siquiera en una experiencia sexual más satisfactoria.

Hormonas

Para estimular el deseo se ha probado ampliamente el uso de la testosterona. La industria farmacéutica estaría un poco alelada si no lo hubiera intentado. En España hubo un parche transdérmico de testosterona indicado para el bajo deseo sexual en mujeres posmenopáusicas, pero no generó mucha satisfacción entre la población, ya que no aumentaba de manera significativa el número de relaciones sexuales que se tenían a efectos prácticos. No funcionaba si la relación de pareja era mala o si la falta de deseo ocurría de forma primaria, es decir, de toda la vida. Además, producían algunos efectos secundarios que no eran bien acogidos, como la aparición de vello. En mayo de 2021, varias sociedades internacionales publicaron cierto interés en retomar el uso de la testosterona para el bajo deseo sexual en mujeres en casos concretos, dando pautas para su prescripción, ya que la investigación actual parece que defiende un cierto beneficio terapéutico. En cualquier caso, este parche se dejó de comercializar en su momento, en parte por dudas en cuanto a su seguridad, y ahora mismo no hay ningún medicamento a base de testosterona en España que se pueda usar con este fin.

Tenemos otros fármacos hormonales, como son la terapia hormonal sustitutoria con tibolona, el ospemifeno o la deshidroepiandrosterona, que se aplican de forma vaginal y mejoran la lubricación, la excitación, el orgasmo y también repercuten ligeramente en el deseo. Estos medicamentos debe administrarlos un médico y a menudo se usan cuando el bajo deseo está enmarcado dentro del síndrome genitourinario de la menopausia. Por si no lo habías escuchado antes, esta es la famosa atrofia vulvo-vaginal.

Psicofármacos

Hay una serie de psicofármacos que inciden sobre el deseo siempre que este esté afectado por un estado anímico bajo. No me voy a meter en este tema, ya que entiendo que, en este caso, el bajo deseo no es el único aspecto que estaría afectado y, por tanto, no sería el único problema. Este tipo de tratamientos antidepresivos siempre deben estar guiados por un médico.

Flibanserina

Este es un medicamento dentro del grupo de psicofármacos que merece una mención aparte. Se comercializa en Estados Unidos y Canadá bajo el nombre de Addyi®. La prensa lo anunció como la viagra femenina. Si buscáis noticias sobre el tema, seguro que leeréis la curiosa historia de este medicamento que aumenta la dopamina y la norepinefrina y disminuye la serotonina. La FDA, la agencia que se encarga de gestionar la aprobación y regulación de los medicamentos y alimentos en Estados Unidos, lo aprobó en 2015 no libre de polémica por la gran suma de dinero que pagó por él la empresa comercializadora. Entenderéis que tener un medicamento que aumente el deseo sexual femenino será como tener la gallina de los huevos de oro. En este caso, los estudios que se llevaron a cabo para su aprobación fueron muy discutidos, ya que las diferencias entre el medicamento y el placebo, aunque significativas, fueron muy pequeñas. Además, en 2019 la FDA alentó a la empresa comercializadora del fármaco a revisar la ficha técnica del producto para que advirtiera de algunos efectos secundarios y su interacción con el alcohol.

Con todo esto, no parece que tenga demasiado éxito en Estados Unidos y, en cualquier caso, este fármaco no está autorizado ni se comercializa en Europa.

Bremelanotide

Este es otro medicamento aprobado por la FDA en 2019 en Estados Unidos para el deseo sexual. Se trata es un medicamento inyectable que actúa activando los receptores de la melanocortina en formato inyectable que debe usarse unos treinta minutos antes de tener sexo, y soportar las náuseas que puede producir como efecto secundario. De entrada, no me parece demasiado prometedor, la verdad, y además en Europa aún no está aprobado. En mi opinión, pincharse un fármaco un rato antes de tener sexo para tener ganas de mantener relaciones va en contra de todo razonamiento lógico. Veremos qué pasa con él en Europa.

Tras este breve repaso, te diré que el afán por encontrar una píldora mágica que estimule el deseo es algo anhelado no solo por la industria farmacéutica y el personal sanitario, sino también por las propias mujeres. Vivimos, sin duda, en la cultura de la medicación. Y tomar una pastilla parece despojarnos de la obligación de responsabilizarnos de nuestros problemas. Me gusta decir que el deseo no es un huevo que se eche a freír. No es nada sencillo ni tenemos, por desgracia, fórmulas mágicas para mejorarlo. Ahora mismo, ni la pastilla azul ni la roja van a solucionar tu problema. Lo único que ha demostrado eficacia para aumentar el deseo sexual es trabajar en él. Menos rápido, pero más eficaz y rentable a largo plazo.

6

NACIDAS PARA EL PLACER, PERO ENSEÑADAS A NO DESEAR

Ninfómana: mujer que padece ninfomanía.
Ninfomanía: apetencia sexual insaciable en la mujer.

Según la Real Academia Española (RAE), y así lo entendemos la mayoría de las personas, la ninfomanía es una desgracia que solo padecemos las mujeres. No se contempla el término en masculino y tampoco que pueda ser padecida por un hombre. Muchos criticarían esto diciendo que existe un término equivalente a ninfómana en masculino: *sátiro*.

Si lo buscamos en la RAE, nos encontramos con lo siguiente:

Sátiro:
1. adj. p. us. mordaz (‖ propenso a murmurar). U. t. c. s.
2. m. Ser de la mitología grecorromana, campestre y lascivo, con aspecto de hombre barbado con patas y orejas cabrunas y cola de caballo o de chivo.
3. m. Hombre lascivo.

Perdonen ustedes, pero ni el término define lo mismo ni en la práctica se usa de la misma forma. ¿O acaso han oído alguna vez llamar sátiro a un hombre por tener mucho deseo? ¿Es algo temido que te llamen sátiro? En cambio, ¿a alguna de vosotras le resultaría agradable, gracioso o deseable que la llamen ninfómana?

Las mujeres siempre han tenido un miedo atroz a tener un deseo por encima de lo normal. Porque ser llamada ninfómana no es plato de buen gusto. Tener demasiado deseo no es algo bueno para nosotras. Fíjense que tenemos hasta un nombre socialmente bien conocido para designarlo.

En cambio, ¿un sátiro? Esto no llega a ser ni un insulto. Creo que en el imaginario colectivo ni siquiera es algo que pueda pasar con probabilidad. El miedo de los hombres es más bien no tener deseo, pero ¿tener mucho? Eso nunca supone un problema.

La definición de ninfomanía, además, nos da una idea de que el deseo sexual de este tipo de mujeres no solo es exagerado, sino que no hay nadie que lo pueda calmar. Como si fuera una especie de sarpullido que por más que te rasques nunca es suficiente. Una enfermedad. No hay manera de saciar esa apetencia porque es enfermiza. Una mujer que tiene mucho deseo no se ve normal. Al lado de una mujer ninfómana, siempre se le supone un hombre agotado.

En 1975 se estrenó en España la película *Barbarella*, una producción franco-italiana interpretada por la maravillosa Jane Fonda. Se la considera un clásico del cine erótico, adaptación de un cómic francés del mismo género. Jane Fonda interpreta a Barbarella, una superheroína incapaz de decir «no» a ninguno de sus pretendientes. Aparte de presentarla como una mujer totalmente insaciable en cuanto a deseo sexual, Jane Fonda protagoniza una escena donde la meten en una máquina capaz de darle el placer que busca y necesita. ¿Os podéis imaginar lo que ocurre? Barbarella rompe la máquina a base de orgasmos inagotables.

La película representa muy bien el cambio en la percepción social del rol sexual de la mujer. Recordemos que pasamos de verla como desprovista de capacidad sexual y de deseo propio a un modelo en el que sí tiene deseo. Pero la película muestra cómo una mujer con demasiado deseo y demasiada capacidad para el placer no solo es algo fuera de la norma, sino temida por los hombres, pues de repente ven tambalear su masculinidad. Encontrar a una mujer que desea más que ellos, que siente placer, que domina las circunstancias y las usa a su favor o que es capaz de tener muchos orgasmos (y de romper una máquina) es su peor pesadilla. Porque, recordemos, en ese momento el responsable de llevarla hasta el placer sexual más absoluto es el hombre. Aparece un miedo que no existía hasta entonces. Las «mujeres sexuales y con deseo existen», pero los hombres son los responsables de hacerlas disfrutar. ¿Y si nos topamos con una mujer que es capaz de romper máquinas? ¿Y si tiene demasiado deseo? ¿Y si esto hace parecer al hombre poco capaz de satisfacerla? Una mujer con deseo, sí, pero ¿tanto? No puede ser normal si tiene demasiado, entonces (léase con ironía).

A modo de curiosidad, aunque no sea el caso que nos ocupa, te diré que antes de este cambio de paradigma no existía la eyaculación precoz como disfunción. Es decir, a ningún hombre le generaba ningún malestar en absoluto eyacular rápido. Es más, era un signo de hombría y virilidad. Si las mujeres no tienen capacidad de sentir placer, ¿a quién le importa cuándo eyacule un hombre? Pero con este cambio, a las mujeres se las empieza a ver como sujetos activos y deseosos; seres que necesitan de una buena estimulación para el orgasmo (ahora deseado) si tienen al lado un buen amante, entonces los hombres tendrán la responsabilidad de aguantar hasta que su compañera llegue a él. Retrasar la eyaculación es algo que el hombre debe hacer para ayudarla, pues su placer depende de él. Así que aparece la eyaculación precoz como patología. *Voilá.*

Entonces, está bien, las mujeres tenemos deseo y somos sujetos activos, pero ojo, no se puede tener demasiado deseo. Pero ¿cuánto es demasiado?

Y la pregunta que es sin duda la más interesante: ¿por qué solo las mujeres podemos tener «demasiado» deseo?

Permitidme que siga con la Real Academia Española (no lo puedo evitar, da mucho juego).

<u>Demasiado</u>: En número, cantidad o intensidad excesivos. Demasiados enemigos. Demasiada harina. U. a menudo con un complemento introducido por la preposición para que exprese una base de comparación.

El deseo normativo lo impone la sexualidad masculina. «Demasiado deseo» significa más que los hombres, ya que de alguna manera se compara con el de ellos. Se supone que nuestro deseo siempre tiene que ser menor, poco, apagado y sin exigencias. El de ellos en cambio, nunca es demasiado.

A ninguna mujer la han educado para sentirse cómoda con desear mucho. Ninguna ha querido tener demasiado deseo porque eso se sale de «lo normal». En 2016, Valérie Tasso, publica su novela *Diario de una ninfómana*, un relato clásico erótico y éxito de ventas en el que la protagonista, una mujer con mucha inquietud sexual y con un deseo desmesurado, ejerce la prostitución para saciar su ninfomanía. Si deseas demasiado, solo te queda ser puta. Y eso no es el anhelo de ninguna, ¿verdad?

Conclusión: Todas en algún momento de nuestra vida hemos sentido el miedo a ser ninfómanas. Porque estas no están bien vistas. Ser ninfómana significa buscar sexo sin parar, como una adicción, sin que nada te pueda satisfacer. Las ninfómanas tienen un mal fin. El miedo a desear demasiado lo llevamos grabado a fuego. Ten sexo, no pasa nada, eres una mujer de hoy en día que puede tener relaciones sin problema; pero cuidado, no te pases, no vaya a ser que te vuelvas ninfómana. En esto hay una advertencia inherente. Controla tus impulsos, tus deseos, tus placeres.

Pero espera, sigamos con más nombres para calificar nuestro deseo:

Frígida: Que padece frigidez.
Frigidez: 1. f. Ausencia de deseo o de goce sexual.

Sí, amigas, también tenemos un nombre para la que desea y goza poco. La palabra «frigidez» no se usa en masculino. Solo una mujer puede padecer la desgracia de serlo.

En realidad, todas las personas podemos sentir ausencia de deseo o de disfrute sexual. A veces porque la situación no se presta y otras incluso por ciertas patologías que nos pueden poner en esta tesitura. Pero la realidad es que nosotras incorporamos con asiduidad este concepto para definirnos cuando no sentimos deseo o no disfrutamos. Todo el mundo puede tener dificultades para desear y para sentir placer. ¿Por qué somos las únicas que usamos esa palabra? A mí, desde luego, «frígida» me parece una palabra fea y desagradable que implica menosprecio por un sentir o una dificultad si la hay.

Con todo esto, así nos vemos: en un tira y afloja entre ser sexual, pero no demasiado. Desear, pero lo justo. Ni mucho ni poco ni todo lo contrario (diría yo). Porque esto de encontrar la justa medida para el deseo es más difícil que jugar al «precio justo». Si te pasas por arriba: mal. Si te quedas corta: mal también.

Un sinvivir.

A nosotras, mujeres del siglo XXI, nos han dicho que somos sexuales, claro que sí. Pero, querida, podrás entrever que es muy difícil ser una mujer deseosa hoy en día. Más que nada porque nunca lo hacemos lo suficientemente bien. Siempre habrá a quien le parezca poco o mucho. Vivimos el deseo con un rasero que no es nuestro. Este «mucho» y este «poco» lo marca la sexualidad normativa, que es (para sorpresa de todos) la masculina.

Si deseas menos que un hombre: cuidado, puede que seas frígida.

Si deseas más que un hombre: atenta, no te vuelvas ninfómana.

Nuestra sexualidad se ha construido bajo la mirada masculina imperante que nos dice qué está bien o mal. Las mujeres somos sujetos activos sexualmente, claro. Pero sobre todo si tenemos un maromo al lado que nos coja de la mano y, de algún modo, nos dé permiso para ser.

Porque un hombre tiene ese *nosequé* que le sale natural. Nosotras, deseo sí, pero solo si nos esforzamos. Este es nuestro marco de referencia educacional, amiga. Tener que acoplarnos constantemente a lo que se espera de nosotras. Nadamos entre la frigidez y la ninfomanía. Entre el mucho y el poco. Hemos aprendido a modular nuestro deseo. Nos han educado para controlarlo en todo momento y también cómo lo expresamos. Nos han enseñado a no desear en paz.

Y ojo, que esto no son simples pensamientos inocentes. No. Son ideas que adoptamos como creencias, que marcan nuestra vida sexual.

Porque creer que desear demasiado puede ser un problema, marca nuestra vida sexual.

El mensaje que hemos recibido durante toda la adolescencia es que debemos controlar el deseo. Porque todas sabemos lo que le pasaba a la amiga del instituto que salía con varios chicos y expresaba su sexualidad e incluso era activa en la búsqueda de placer: era la puta de la clase. Una oveja descarriada. Nos han enseñado a frenar constantemente el deseo, las fantasías, la búsqueda de placer, el goce. Es un modo de controlar nuestro comportamiento sexual. Una cultura que reconoce nuestro potencial, pero limita nuestro comportamiento sexual aunque no lo hace con el de la otra mitad de la sociedad, se llama *patriarcado*. La cultura machista en la que vivimos nos permite unos comportamientos y otros no. Lo hace de una forma muy sutil pero eficaz. Una mujer que expresa el deseo con facilidad y busca placer está mal vista. Somos nosotras mismas las que modulamos el comportamiento para adaptarnos a lo que se espera de nosotras. Un plan sin fisuras.

Fijaos además en un ligero pero no despreciable matiz.

Se espera que el comportamiento sexual de las mujeres sea diferente en función de cada etapa. Las cosas cambian cuando encontramos pareja estable. Entonces, ahora sí, lo que nos toca es corresponder y sentir mucho deseo para disfrutar al lado de nuestra pareja y corresponder al deseo masculino. Si llegado el momento no eres capaz, quizá seas una frígida. Está claro que tienes un problema (¿quizá estoy haciendo uso excesivo de la ironía en este capítulo?). Ninfómanas, putas y frígidas. Entre estos adjetivos, entre estos miedos transcurre nuestra vida, amiga.

Decidme: ¿cómo lo hacemos?, ¿cómo deseamos si no hemos aprendido?, ¿cómo desear si nos han enseñado a frenarlo constantemente? Cuando queremos, no sabemos cómo hacerlo. ¿Alguien espera de un animal domesticado que alguna vez vuelva a ser salvaje?

Debemos cambiar esto, amiga. Cambiar el modo con el que nos relacionamos con el deseo para las próximas generaciones. Desear gozar, desear tener relaciones sexuales, disfrutar y buscar placer sexual no es nada malo. No lo es para ellos, así que tampoco lo es para nadie. Debemos huir de la idea de que desear está mal en nosotras, pero bien en ellos. El lastre de la doble moral. Luchemos por sentirnos libres. Hagamos respetar nuestro deseo. Aquel que no se debe a nadie, que no le da explicaciones a nadie, que no es por nadie. Busquemos un deseo que pueda existir (o no) sin miedo en cualquiera de sus formas, en cualquier momento.

7

TEN CUIDADO

«Ten cuidado». Creo que puede ser la frase que más se repite en mi mente si pienso en todos los intentos de educación sexual que tuve en mi adolescencia.

Permíteme que diga «intentos», porque realmente lo único que recibí fueron un par de clases en el instituto donde se nos explicaba el riesgo de embarazo y de contraer infecciones de transmisión sexual (ITS), que en ese momento se centraban, sobre todo, en el VIH. Era mediados de los noventa, cuando las campañas de concienciación sobre el virus del SIDA eran muy potentes. Seguramente incluso tuviera suerte para la época. Quizá la mayoría recibiera menos y no creo que a muchas os contaran más de esto.

Si te estás preguntando si en mi casa las cosas fueron mejor, no te sorprenderá que te diga que no. En mi familia el sexo fue, como en casi todas las de la época, un tema tabú que simplemente se obvió. Ni me extraña ni les culpo. No tenían formación ni información para abordar el tema de ninguna manera. Me imagino que, si estás leyendo esto y eres mayor que yo, lo tuyo todavía fue peor. Y ahora, bastantes años después, no creo que las cosas sean muy diferentes.

Tradicionalmente hemos llamado educación sexual al modelo biomédico en el que explicamos a la juventud que las chicas se pueden quedar embarazadas en la adolescencia y que en el sexo sin protección se pueden contraer infecciones. Poco más.

Por lo tanto, el mensaje principal es siempre el «ten cuidado». El sexo se les presenta como algo de lo que hay que protegerse y a lo que tener miedo porque existen muchos peligros.

Siempre se nos olvida algo importantísimo. El sexo es divertido, es placentero. Debe serlo. Lo es para la gente adulta y también para la juventud. Pero nunca hablamos del placer, de la diversión y el goce porque pensamos que va a abocar a los jóvenes a las relaciones sexuales de forma temprana. Está demostrado que no enseñar educación sexual o abogar por modelos donde se promulga la abstención es inmensamente más dañino, pues conducen al sexo en un escenario de incultura y falta de recursos total. Estados Unidos es uno de los países desarrollados que opta por esta estrategia y tienen aún una alta tasa de embarazos no deseados.

El «ten cuidado» cobra mucha más importancia cuando hablamos de sexualidad femenina. Nosotras, al fin y al cabo, somos las que padecemos un embarazo y cuando este no es deseado, la responsabilidad masculina se ha excusado siempre. Nosotras somos las que sufrimos agresiones sexuales y violaciones. El mensaje ha sido siempre que estemos alerta, porque esto nos puede pasar a cualquiera de nosotras solo por el hecho de andar por la calle, salir de fiesta, ir borracha o llevar una falda corta.

A raíz de todo el movimiento feminista de los últimos tiempos, se está poniendo el foco en la responsabilidad masculina tanto en embarazos no deseados como, por supuesto, en las violaciones. El violador es quien viola y la culpa es solo suya. No es justo que esa responsabilidad caiga sobre nosotras.

Así que el temor a la sexualidad ha estado presente en todas nosotras como algo inculcado y grabado a fuego. Hay que tener cuidado con el sexo y con los comportamientos que puedan despertar tu deseo y el ajeno. Por tanto, como contaba en el capítulo anterior, nos han enseñado a modular la expresión de nuestra sexualidad y nuestro deseo.

El miedo. Enemigo del placer

Te voy a contar una historia. Algo que ocurre en nuestro cuerpo durante las relaciones sexuales y que es imprescindible conocer:

Tenemos dos sistemas de regulación nerviosa, llamados sistema nervioso simpático y sistema nervioso parasimpático. Lo sé, tienen unos nombres curiosos. Estos sistemas son complementarios y a la vez antagónicos. Es decir, se activan y desactivan de forma contraria.

El sistema simpático es el encargado de regular las respuestas corporales de activación. Se pone en marcha cuando algo en nuestro cerebro se interpreta como una alerta, cuando necesitamos acción. Por ejemplo, si me asomo a un precipicio y siento que me voy a caer, mi cuerpo activará este sistema. Mi corazón empezará a latir fuerte y rápido, seguramente el sudor me cubrirá la frente, se me secará la garganta y toda la sangre fluirá a mis extremidades para que me permitan agarrarme fuerte o salir corriendo. Es un sistema que se activa ante el estrés, el miedo o la ansiedad. Un mecanismo de protección y huida.

En cambio, el sistema parasimpático es el encargado de regular la calma, el equilibrio y las funciones de conservación y relajación. Imagina que te tumbas sobre un prado verde después de haber escapado del precipicio y que el sol calienta tu cara; tu respiración se vuelve calmada, tu corazón vuelve a latir lento y tus piernas se vuelven flojas y pesadas. En tu cuerpo habrá, entonces, un predominio parasimpático.

No podemos tener los dos sistemas funcionando a la vez. Uno se activa cuando se desactiva el otro y a la inversa.

Te preguntarás ¿por qué te cuento todo esto? A menudo pensamos que el sexo es algo que debe ocurrir estando activos y alerta porque lo identificamos con algo pasional, rápido, intenso, sudoroso y con un latir del corazón rápido. Pero en realidad no es así. La respuesta sexual se podrá dar cuando haya una activación del sistema nervioso parasimpático. Es decir, para excitarnos, lubricar, tener una erección y sentir placer sexual necesitamos relajación. Curioso, ¿verdad? Esto es bien sencillo, pero a veces puede ser muy complicado de llevar a cabo. Si mi mente cree que tengo un peligro del que huir y protegerme, la función sexual va a quedar en un segundo lugar. ¿Alguien se pondría a tener relaciones en un momento en el que le persigue un león o se cae de un precipicio?

El cuerpo no es capaz de distinguir si el miedo o la ansiedad los produce un precipicio, tu temor a quedarte embarazada o cualquier otra causa. El miedo, sea cual sea su naturaleza, libera los mismos neurotransmisores en el cerebro y pone en marcha los mismos mecanismos.

¿Me vas pillando? Los miedos son capaces de frenar tu respuesta sexual.

Y como hemos dicho, vivimos la sexualidad desde el miedo, porque así nos lo han enseñado.

«Ten cuidado».

Nos hemos vinculado al miedo sobremanera desde las primeras experiencias sexuales y también en general. Miedo a ser demasiado sexuales, miedo a desear poco, miedo a ser frígidas, miedo a tener demasiadas parejas sexuales, miedo a que duela, miedo a quedarme embarazada, miedo a enfermar, etc.

Me encuentro a menudo con mujeres que tienen infinidad de pensamientos que, durante la actividad sexual, las asoman a precipicios constantemente. O incluso anticipándose a la propia actividad. Si quieres los analizamos juntas. Quizá te suenen algunos de estos.

- «Mis piernas tienen celulitis, a lo mejor no las debería enseñar».
- «Quizá no debería moverme así».
- «Mis tetas están caídas».
- «No soy una mujer sexual».
- «Quizá estoy siendo demasiado sexual».
- «Va a notar que yo no tengo experiencia».«No estamos usando preservativo, ¿y si me pega una ITS?».
- «No estamos usando un preservativo, ¿y si me quedo embarazada?».
- «Me va a doler».
- «No llego al orgasmo».
- «Estoy haciendo esto, pero en realidad no me apetece».

Estos son solo algunos de los ejemplos de pensamientos que puede que aparezcan durante las relaciones sexuales o antes de iniciarlas y que, por tanto, actúan en tu cerebro como un freno. Te mantienen alerta.

Dime: ¿te asomas a un miniprecipicio cada vez que tienes relaciones? Pues este es el primer paso que dar, ya que el sexo nunca puede fluir bien ni ser placentero si no es una situación que parta de la relajación y la calma.

Hablar de la sexualidad humana desde el miedo es un craso error porque desde ahí no se puede concebir el placer. Son dos conceptos totalmente antagónicos. ¿Cómo vivir el sexo con tranquilidad y disfrute? ¿Cómo vas a sentir deseo de hacer algo de lo que has aprendido a defenderte?

La virginidad

Todas sabemos lo que significa y lo que implica esta palabra. La virginidad es el estado de la persona que no ha tenido relaciones sexuales. Si buscamos el origen de esta palabra, vemos que proviene del latín *virginis* que significa «doncella», o lo que sería una joven sexualmente intacta o inexperta. Se puede usar esta palabra para designar a una persona que se inicia en algo, por ejemplo: «esta persona es virgen en el arte de la pintura».

Obviamente, según lo que aquí nos atañe, nos referimos a esta palabra en relación con la sexualidad, que es su forma más habitual. Estaremos todas de acuerdo en que, aunque no aparezca en ninguna definición formal, ser virgen significica no haber tenido nunca relaciones con penetración.

Ante esto, se me ocurren varias incógnitas: una persona

que ha practicado sexo oral, por ejemplo, ¿sigue siendo virgen? O alguien que ha practicado el sexo anal, ¿será todavía virgen? Esta palabra ¿se usa solo en el contexto de las relaciones heterosexuales? Una mujer que es lesbiana y que nunca va a tener una penetración vaginal con un pene ¿será, entonces, virgen para siempre? Si una mujer ha introducido un tampón o un dildo en su vagina, pero no un pene, ¿sigue siendo virgen?

Son muchas las lagunas alrededor de este concepto. Pero, aunque en la definición formal puede no quedar claro, todas sabemos que esto se refiere a la primera vez que un pene entra en una vagina porque es un concepto cultural. Es cierto que quedan muchos supuestos sin explicar, pero a esto precisamente nos referimos cuando decimos que la visión de la sexualidad es heterosexual y coitocentrista y que depende en gran medida del entorno social.

Estaréis de acuerdo conmigo, entonces, en que es un concepto ligado a la penetración pene-vagina y que cobra mayor importancia (o más bien, toda la importancia) para las mujeres.

La virginidad tiene mucha importancia para nosotras y muy poca en la vida de los hombres. Es algo que se ha construido y definido bajo la mirada patriarcal donde la doble moral vive su máxima expresión.

El concepto es el mismo tanto para hombres como para mujeres: la «primera vez» es aquella en la que se tienen relaciones sexuales con penetración. A partir de ese momento, se deja de ser virgen. Pero la importancia de este instante para la vida de unos y otras no es la misma. En absoluto.

Si nos ponemos a mirar con detenimiento los mensajes que usaron para hablarte de sexualidad y de la penetración, nos daremos cuenta de cómo giran en torno a la importancia que se le da a «la primera vez» para las mujeres, y observaremos qué poca se le da al mismo momento para los hombres.

- «La primera vez debe ser especial».
- «No lo hagas por primera vez con cualquiera».
- «Tienes que estar muy segura».
- «Es un momento importante para la vida de una mujer».
- «Es algo que vas a recordar toda la vida...».
- «Es un tesoro el que vas a entregar. Elige a quién se lo das».
- «Resérvate».

Todas estas cosas las aprendimos nosotras. Ellos no. Toda esta presión en torno a la primera vez y a la pérdida de la virginidad solo la sufrimos nosotras. Este no es un momento que marca la vida de los hombres. En cambio, sí lo es para nosotras. Nosotras tenemos un ideario colectivo construido alrededor de este concepto.

La virginidad es un concepto cultural que no está solo sometido a los mandatos del género, sino mediado por las sociedades y religiones. Todas las sociedades controlan la virginidad de las mujeres porque con ello gobiernan sus actos y su comportamiento sexual. Educar a las mujeres en todas estas ideas sobre «la primera vez» hace que se comporten distinto y que adquieran unos miedos diferentes que no tendrían si no se los hubiesen inculcado. Unas les tienen miedo, otros les tienen ganas.

La virginidad no solo se usa en nuestra cultura, sino en muchas otras y no en todas tiene la misma repercusión. Para muchas (ojo, y en la nuestra hace no tantos años) mantener la virginidad dentro de los supuestos que se consideran correctos es sumamente importante, porque salirse de la norma supone, por ejemplo, no solo una deshonra personal, sino familiar. Que una mujer pierda la virginidad fuera de lo establecido, es decir, fuera del matrimonio, supone un riesgo para su vida, ya que será repudiada no solo por la sociedad, sino por su propia familia. Hay países donde perder la virginidad, incluso por una violación y no por voluntad propia, supone un riesgo de exclusión social muy importante. En nuestro país, sin ir más lejos, para ciertos colectivos mantenerse virgen hasta el matrimonio es importante en la medida en que lo contrario supone una deshonra.

«La primera vez» supone para muchas mujeres del mundo un MIEDO terrible.

En este concepto cultural androcéntrico, patriarcal y doblegado por la doble moral, el himen juega un papel importante. Se trata de una pequeña membrana de tejido muy elástico que cubre parcialmente la entrada de la vagina. El himen, al igual que el resto del cuerpo, va a cambiar a lo largo de la vida de una mujer. No solo el cuerpo cambia con el paso de la niñez a la vida adulta, sino también los genitales. Los labios internos se desarrollan, las mamas crecen, el clítoris se hace más visible y el himen también va a cambiar. Con los juegos infantiles, el uso de tampones, la autoexploración y, evidentemente, los juegos sexuales, el himen cambia de aspecto. De hecho, puede sangrar, o no, en cualquiera de estos momentos, aunque esto carece de importancia para la salud. Es imposible saber si una mujer ha tenido sus primeras relaciones sexuales con penetración solo con mirar el himen. Esta es una idea muy extendida que refuerza el miedo, puesto que perder la virginidad en un contexto «no deseado» podría ser algo que solo la interesada supiera, pero si pensamos en la idea ampliamente asimilada de que esto tiene una prueba visual irrefutable, estaremos infundiendo aún más miedo.

La virginidad supone el control de la vida de las mujeres con mecanismos no solo psicológicos, morales o educativos, sino que a esto le añadimos algo que es comprobable físicamente. La dignidad de una mujer va ligada al himen y, además, hemos construido la idea de que hay una prueba física de su «deshonra». La medicina ha tenido un papel importante en esto, ya que la virginidad se ha afianzado con un concepto médico que no tiene sustento alguno. No solo es inmoral y reprochable intentar controlar cuándo has tenido relaciones sexuales, sino que es médicamente imposible.

El himen es para el patriarcado como un lacito puesto en el cuerpo de las mujeres. Alguien va a llegar y va a desenvolver su regalo. Nuestro cuerpo se ofrece a los hombres para que lo abran, lo desenvuelvan, le quiten el lazo, lo estrenen. Una mujer que no tiene su «lazo» es un paquete que alguien ya ha abierto antes y entonces carece de valor.

Es una visión de la sexualidad femenina, más o menos acentuada en función de la época y de la sociedad, que nos transforma en sumisas y pasivas ante la mirada patriarcal.

De todo ello derivan las famosas pruebas de virginidad realizadas con asiduidad y consentimiento social en muchos países del mundo. Son frecuentes en Afganistán, Bangladesh, Egipto, la India, Palestina, Sudáfrica, Sri Lanka e incluso en España entre la etnia gitana. Someten a las niñas a exámenes ginecológicos realizados bajo la creencia de que permiten determinar si una mujer ha tenido o no relaciones sexuales. Los organismos internacionales como la ONU (Organismo de Naciones Unidas) o la OMS (Organización Mundial de Salud) consideran las pruebas de virginidad como violencia contra las mujeres. Es una práctica humillante, traumática y muchas veces dolorosa que no tiene justificación ni médica ni moral. Y desde hace años se lucha para que ni la sociedad exija estas pruebas ni la comunidad médica participe en ellas.

La virginidad es un concepto horrible, indeseado y denigrante que sigue perpetuando el control sobre el comportamiento sexual de las mujeres. Educar a las niñas alrededor de este mito las sitúa en el miedo.

Miedo a tener relaciones cuando no se espera de ellas que las tengan, miedo a no ser consideradas honorables, a ser repudiadas por la sociedad o sus familias en muchos países.

En el día a día veo cómo el miedo se liga al dolor y a lo físico. La idea de virginidad vinculada al himen como algo que sangra, duele y se desgarra en el primer coito es una idea que persigue con espanto, aprensión y alarma a las niñas y mujeres de todo el mundo.

Miedo al dolor, miedo a sangrar, miedo a desgarrarse por dentro, miedo a que la vagina cambie, miedo a que se note que he hecho algo que «no debería». MIEDO.

Si alguien piensa por un momento que esto que estoy contando es arcaico y que solo ocurre en otros países y contextos, os animo a *googlear* «reconstruir el himen», o «reconstruir la virginidad». Estos dos términos se usan como sinónimos y te llevarán a varias clínicas ginecológicas que ofrecen en nuestro país una reconstrucción quirúrgica de esta membrana. Se llama himenoplastia y significa que, por un módico precio, te volverán a colocar un lacito para que alguien pueda volver a estrenarte. Como si fueras nueva de nuevo. Te devolverán tu honorabilidad (léase con ironía).

Te estarás preguntando qué tiene que ver la virginidad con el deseo y por qué te lo cuento aquí. Tan solo te invito a una reflexión: ¿cómo puede una persona desear hacer algo que te han enseñado que duele, sangra, te cambia, te rompe, te agrieta y te deshonra?

Si quieres saber más, aquí te dejo un webinar sobre la virginnidad.

Miedo y desconocimiento del propio cuerpo

Nuestro cuerpo es un gran desconocido para nosotras. Lo digo en general, pero la parte genital en particular. Para una buena vivencia de la sexualidad, debemos saber, por un lado, que todo el cuerpo es importante, siente y nos puede conectar con la erótica y el placer, y no debemos confundir sexualidad con «genitalidad». Desde luego, si reducimos el placer sexual a los genitales, nos estaremos perdiendo una gran parte del potencial erótico que tiene el cuerpo. Todo esto es cierto, pero, por otro lado, los genitales juegan una parte importante en todo esto y debemos darles la importancia que merecen.

La mayoría de las mujeres viven sin conocer en profundidad sus genitales. Es más, muchas jamás los han visto. Quizá seas una de ellas. Puede que hayas visto dibujos, sí. O ligeras explicaciones en la escuela a través de dibujos asépticos pero que nada tienen que ver con la realidad. Dibujos sin precisiones anatómicas, sin carne, sin pliegues, sin textura.

Aprenderse a través de dibujos en los que, incluso a menudo, existen imprecisiones, no es suficiente.

¿Puede que hayamos visto vulvas reales en el cine porno? Puede, sí. Pero esas son una realidad escasa de la variabilidad genital que hay. Desde luego no todas las vulvas venden en la industria pornográfica. Quizá las que hayas visto en el cine porno nada tienen que ver con la tuya, ni siquiera con la realidad. La cirugía genital estética es frecuente entre las actrices porno, ya que las vulvas tienen un ideal de belleza que nos marca (sorpresa...) esta industria. No es casual el cambio estético de las actrices y actores porno de los años setenta a los actuales. Nos marcan el ritmo, querida. Una pena.

Muchas de las que estáis leyendo esto ahora mismo jamás os habéis visto en detalle vuestros propios genitales. Quizá le hayas enseñado tu vulva a alguien o incluso a varias personas a lo largo de tu vida, pero nunca has visto la tuya propia.

Esto no es culpa tuya. Apuesto a que tampoco nadie te ha incitado a ello nunca. A conocerte por conocerte. A mirarte por el gusto de saber cómo eres. Desde luego, te animo a ello. Démonos cuenta de que el mensaje que más hemos recibido durante nuestra infancia en relación con nuestros genitales es «no te toques», «tocarse está mal», «los genitales están sucios», «ay, qué asco».

Alguien puede pensar que esto es así en general en hombres y mujeres, pero no. Los hombres están constantemente en contacto con sus genitales y nunca pasa nada. Se los miran y tocan cada vez que van a orinar, por ejemplo. Es un contacto que surge no solo de manera natural, sino incluso con un cierto permiso social.

Para verse la vulva no vale con mirarse de frente en el

espejo. Ni con echar la vista hacia abajo. Para verse la vulva hay que coger un espejo y ponerlo entre las piernas. Para ver la vagina hay que tocar y abrir los labios y para saber cómo está, hay que tocarla. Algo, sin duda que no hacemos a diario ni nos han animado a hacer. No sé si os habéis fijado la de veces que un hombre se rasca los genitales en público. Es un acto que hacen sin pudor. ¿Serías capaz de rascarte la vulva en público? Tocarse el pene se acepta y se ve normal. Que te toques la vulva, no.

Nombrarnos y reconocernos: vulva, clítoris y vagina

No saber cómo nombrar algo significa no ser capaz de expresarse en relación con ese algo. Y muchas mujeres no saben nombrar las partes de su cuerpo.

A menudo atiendo a pacientes que no son capaces de llamar a los genitales por su nombre cuando les molesta: «Me pica ahí», «me duelen mis partes». Lo que deberían poder decir sin ruborizarse (y más en un contexto sanitario) es: «me duele la vagina», «me pica la vulva».

Estas palabras no forman parte de nuestro léxico, de nuestro vocabulario. Lo que no nombramos, no lo imaginamos. Lo que no nombramos, no existe.

Para mí hay tres partes anatómicas que, sí o sí, debemos conocer e incorporar a nuestro vocabulario y nuestro imaginario individual y colectivo relacionadas con la sexualidad.

La vulva

Llamada comúnmente de un sinfín de maneras: toto, chocho, concha, coño, pepita... y un largo etcétera. Evidentemente podemos usar todas estas formas de nombrar los genitales externos femeninos en multitud de contextos coloquiales. Sin embargo, debemos conocer su nombre real y correcto porque os aseguro que hay gente que acude a los servicios sanitarios y dice «me duele el chocho». Os podéis imaginar que a mí se me cae el alma a los pies.

La vulva es la parte externa de los genitales. Todo aquello que vemos por fuera. Desde el monte de Venus, el capuchón y el glande del clítoris, los labios externos, cubiertos de vello, y los labios internos hasta la entrada de la vagina.

Empieza por buscar imágenes de vulvas reales. Te animo a investigar en internet el proyecto *The vulva gallery* donde verás miles de ellas diferentes. Verás que son diversas y que nada tienen que ver con los dibujos de los libros de texto.

Puedes visitar este vídeo de mi cuenta de Instagram del 9 de agosto de 2022, en el que te muestro la anatomía de la vulva.

La vagina

Es un canal fibromuscular recubierto de mucosa que comunica la vulva con el útero. Es la parte que recorre el feto para nacer y que puede acoger al pene durante una penetración vaginal. La vagina es muy desconocida y a menudo nos la imaginamos como un tubo largo, estrecho y frágil. Es decir, que se lesiona con facilidad. Las ideas que tenemos sobre el sangrado del himen o de los desgarros vaginales durante el parto hacen que conformemos una idea de la vagina que nada tiene que ver con la realidad. Se trata de un órgano impresionante. Es capaz de expandirse mucho, tanto que puede dejar pasar un bebé con una cabeza de diez centímetros de diámetro. Y en contra de lo que mucha gente cree, el cuerpo es capaz de hacer esto sin causar heridas. La naturaleza no nos ha dotado de una vagina frágil. Esto sería muy absurdo, pues no podría cumplir su función. No es un órgano endeble, sino todo lo contrario. La vagina se humedece y se expande durante la excitación. Se pueden introducir dedos, tampones, juguetes sexuales o el pene sin que sufra lo más mínimo. No por ello debe faltar la delicadeza, claro. Un miedo frecuente es que algo entre en la vagina y no pueda salir. De nuevo, esto se debe al desconocimiento de la anatomía. La vagina mide unos doce o trece centímetros y tiene un fondo, un tope. Nada se queda dentro irremediablemente. También es frecuente el caso contrario: el miedo a que nada pueda entrar dentro de la vagina, tal y como se espera de ella. Creer que al hacerlo la vagina va a sangrar o se va a lastimar, o simplemente tener la idea de que es tan pequeña que nada va a poder introducirse dentro. Todo ello limita enormemente el disfrute de la sexualidad.

Puedes ver este vídeo de mi cuenta de Instagram del 14 de enero de 2022, en el que te cuento por qué no debes tenerle miedo a la vagina y qué hacer si te parece que algo se ha quedado dentro.

El clítoris

Es una parte fundamental de la sexualidad femenina, pues es la máxima expresión del placer genital femenino. Poco voy a decir yo que no se haya dicho ya sobre él, aunque toda la información que tenemos es de hace escasos años. Yo cursé mis estudios de enfermería sin saber absolutamente nada sobre el clítoris y no fue hasta mis estudios de postgrado, cuando ya tenía más de veinticinco años, que aprendí exactamente cómo era su anatomía. Si estáis interesadas en saber más sobre este órgano maravilloso y gustoso, podéis consultar un libro electrónico gratuito escrito por María Lameiras, doctorada en Psicología y profesora de la Universidad de Vigo, llamado *El clítoris y sus secretos*, que encontraréis en internet. En él hallaréis descripciones anatómicas, así como referencias históricas a por qué el clítoris ha sido un gran desconocido hasta ahora. Podríamos escribir un libro entero sobre la ignorancia en cuanto a este órgano y cómo esto afecta al placer de las mujeres. Hemos sufrido una ablación cultural durante siglos y generaciones enteras de mujeres han crecido, y lo hacen aún, sin saber cómo es el órgano que tienen entre las piernas, responsable del placer genital. Esta ignorancia sobre algo tan elemental marca las experiencias individuales del placer y traza las vivencias colectivas de las mujeres en general.

A menudo, suelo hacer un símil que creo que se entiende bastante bien:

Imagina que no sabes que tienes pies. Nunca los has visto y nunca los has usado. Alguna vez los has apoyado en el suelo, pero como no sabes lo que son ni cómo funcionan, no les has prestado ninguna atención. Has visto a otras personas desplazándose de una forma extraña, pero no sabes exactamente cómo lo hacen porque no conoces los pies. Podemos intuir que la experiencia de andar sería francamente difícil sin este conocimiento, ¿verdad? Imagina que de repente alguien te dice que andes. «Levántate y anda». ¿Cómo?, dirías tú. Si no sabes que tienes pies, cómo son ni cómo se usan, pues no puedes usarlos. Tan simple como esto.

Las experiencias sexuales de las mujeres han estado marcadas durante generaciones por el desconocimiento de una parte del cuerpo que las puede catapultar al placer: el clítoris. Esto es terriblemente injusto y catastrófico para la sexualidad femenina.

No solo las propias mujeres han estado ciegas ante esto, sino también los hombres y demás personas en general, incluida la comunidad sanitaria. La ignorancia anatómica también se ha transmitido a generaciones de profesionales de la medicina.

EJEMPLO

Un día vino un residente de medicina de familia a mi consulta. Estos médicos especialistas no pueden permitirse el lujo de saber solo de ojos o de corazón, sino que tienen el enorme reto de conocer todas las patologías para poder hacer su trabajo.

Los residentes de medicina de familia están durante unos meses en el servicio de ginecología y obstetricia y, entre muchas de las cosas que hacen, están unos días conmigo en la consulta de salud sexual.

Me puse a hablar con él precisamente del clítoris. Le expliqué cómo era en realidad. Le dije: «¿Tú conoces la anatomía del clítoris?». «Yo es que soy gay», me contestó. No pude evitar reírme y contestar: «Eso no tiene importancia. Tú serás gay, pero eres médico. No conocer el clítoris es como si me dijeras que no conoces los ovarios porque eres hombre». Prestó mucha atención a mis explicaciones, he de decir. Y se quedó anonadado. Un médico en 2021, que os aseguro que ha estudiado mucho muchísimo, no conoce la anatomía del clítoris. No por falta de interés personal, sino por falta de interés de la medicina en general.

Es muy grave pensar que generaciones y generaciones de personal sanitario se hayan formado sin conocer la anatomía y funcionamiento de un órgano tan importante. Si el clítoris, órgano imprescindible para el placer femenino, no lo conocen las personas que estudian medicina, ni la comunidad educativa, ni nosotras mismas, quiere decir que nadie enseña y promulga ese conocimiento. ¿Cómo podemos vivir, entonces, el sexo con placer?

Este desconocimiento de la vulva y la vagina a menudo va ligado a sentimientos como el asco a tocar esta parte del cuerpo. Me encuentro casi a diario con mujeres que sienten una enorme repulsión, grima y desagrado con su vulva y vagina. Siempre me sorprende la cantidad de mujeres que sienten eso, y por tanto, no los tocan nunca. No sé si alcanzamos a ver la gravedad de estos hechos. Pregúntate si podríamos vivir con asco a tocar nuestro pelo, nuestras manos o nuestras piernas. Desde luego, estoy segura de que debemos trabajar en llevarnos mejor con nuestros cuerpos en general. Este sería un debate extenso. Pero sentir asco por la vulva y la vagina tiene repercusiones importantes para nuestra vida sexual. No se puede disfrutar de algo que te da asco. No se puede mostrar los genitales a alguien con goce si te repugnan.

Miedo y asco. Un cóctel explosivo que hace que difícilmente podamos disfrutar. Nos encontramos en una tesitura tan inverosímil como cierta. Por un lado, debemos insistir en que no podemos centrar la relación sexual en los genitales, pero, por otro lado, somos grandes desconocedoras de la zona genital.

Si acabas de leer estas líneas y no sabes cómo es realmente el clítoris o piensas que es un botón, te animo a ver este pequeño vídeo de mi cuenta de Instagram del 28 de septiembre de 2022. Quizá descubras hoy algo de tu cuerpo que no sabías.

EJEMPLO

Se me ocurren cientos de ejemplos. He tenido muchas pacientes, muchas, con miedo y asco a sus genitales. Esto tiene en ellas mayor o menor implicación y repercusión. Quizá tú misma seas una de ellas y reconozcas este sentimiento en ti. He aprendido de cada una y cuanto más me enfrento al reto de ayudarlas, más herramientas adquiero para ayudar a las demás. Así que les debo mucho. Muchas se leerán en este ejemplo pensando que son ellas. Son una y todas a la vez.

M. es una chica de casi treinta años. Nunca ha tenido relaciones sexuales con penetración. Lo ha intentado varias veces, pero nunca lo ha conseguido. Expresa que siente como si algo estuviera mal en ella. Como si su cuerpo estuviera, literalmente, cerrado a esa posibilidad.

Este es un inicio realmente frecuente en mi consulta. En este caso, empiezo a realizar preguntas imprescindibles para construir una historia sexual que me oriente a comprender bien el caso, pero siempre llega el momento de explorar con ellas su vulva y su vagina.

Al ir hacia la camilla, M. estaba muy nerviosa. La tranquilicé y le aseguré que nada malo iba a pasar y que lo haríamos juntas muy poco a poco. Nunca se había puesto un espejo. Era la primera vez que se encontraba cara a cara con su vulva y tenía la tentación de cerrar las piernas todo el rato. Esto me pasa mucho en consulta. Soy testigo de esta primera vez en muchas ocasiones. Llegó el momento de tocar la vulva, explorarla y de intentar ver la entrada de la vagina. M. empezó a sudar, se notaba la taquicardia de lejos. Era una situación muy incómoda para ella. Lo estaba pasando realmente mal. Lo que sentía era una mezcla de aprensión, asco, angustia y miedo. La comprendo. Comprendo que, ante estas emociones, su vulva y vagina se cierren. Su deseo, su excitación y su placer se ven influenciados por estos sentimientos. Toda la respuesta sexual se verá influenciada ante la idea de introducir algo en la vagina. ¿Quién puede estar tranquila y dejar que su sistema parasimpático se ponga en marcha cuando lo que tienes es ganas de salir corriendo? Hacemos rápidamente la asociación del sexo con la penetración, la penetración con la vagina y la vagina con el miedo. Una cascada de bloqueos se pone en marcha.

Ahí no hay peligro ninguno. Yo lo sé, pero ella no. Para ella, eso es peligroso y malo y, por tanto, pone en marcha su sistema simpático, que activa el sudor, la taquicardia y su respiración se vuelve más intensa. La mente no cuestiona si lo que tienes en frente es un miedo real o no. ¿Tú lo interpretas como un miedo? Pues a efectos prácticos, lo es.

Tengo que deciros que he trabajado con éxito con M. y muchas otras mujeres como ella. Para mí es realmente reconfortante ayudarlas. Solo hay una manera de quitarse el miedo y es enfrentarse a él. En este caso, y esto es lo mejor, no lo hacen solas. Yo las acompaño y les enseño cómo es realmente su vagina. Cuando conoces tu cuerpo, lo increíble que es y todo lo bueno que te puede dar, el miedo se va. Poco a poco, pero se va.

De este capítulo me gustaría que nos quedaran algunas cosas muy claras:

Vivir la sexualidad con miedo está mal. Debemos hacer lo posible por vivir con tranquilidad todo lo que se refiere al sexo. Es muy difícil desear cuando el sexo nos enfrenta directamente a nuestros miedos.

El miedo no es un miedo personal, sino social. Vivimos la sexualidad con miedo porque así nos lo han enseñado. No todas las mujeres van a tener la misma expresión del miedo, ni este va a tener la misma repercusión en ellas. Pero todas, en mayor o menor medida, albergamos resquicios de él.

Intentemos hablar del sexo como algo positivo. Intentemos educar a las nuevas generaciones sin todo este lastre, por favor. Ellas tampoco van a tener la culpa de sus dificultades si no tienen una mejor educación sexual.

Nos llevaremos mejor con el sexo y seremos capaces de desear más cuando el miedo no sea el que nos marque el ritmo. Busquemos otro faro que nos guíe en este camino.

Me gustaría animarte a que te llevaras mejor con esta parte de tu cuerpo. Te animo a que el espejo sea tu compañero de viaje. Mira, toca y siente tu vulva como una parte importante de tu cuerpo. Dale representación en tu cerebro.

Dale presencia. Si hacer esto es realmente difícil para ti, no lo hagas sola, busca ayuda. Un poco más adelante profundizaremos en un ejercicio muy interesante que tiene que ver con esto.

Si me estás leyendo y eres madre, tía, abuela o educadora y tienes la oportunidad de explicarle esto a alguna niña o a otras mujeres, hazlo. Construyamos un futuro sexual femenino sin miedo.

8

OBJETOS DE DESEO

No es lo mismo desear que sentirse deseada o despertar deseo ajeno. Todas estas expresiones forman parte de nuestra relación con él, pero no todas en la misma medida ni acogidas de la misma forma.

Las mujeres hemos sido vistas primero como seres capaces de despertar las pasiones y pensamientos más profundos, pero sin capacidad propia para desear. Después, como capaces de sentir deseo y placer, pero siempre mediado por otra persona. Pero pocas veces nos han considerado (cada vez más, por suerte) personas con capacidad para desear por y para nosotras mismas. A pesar de esto, lo que creo que todas tenemos muy claro es que despertamos deseo. Avivamos el ajeno con el simple hecho de existir. Ya hemos hablado de esto, que, junto con la idea del sexo como una necesidad, es el cóctel perfecto y la excusa de las violaciones y demás comportamientos de abusos injustificables.

Si buscas información sobre la publicidad y el sexismo, verás cómo se usa a la mujer y a su cuerpo como objeto que adorna el anuncio de una forma nada sutil, aunque no tenga nada que ver con el servicio o producto que se está vendiendo.

Anunciar, por ejemplo, productos de limpieza con una mujer que dice que le resuelven la vida y así tiene más tiempo para cuidar de sus hijos es machista. En 2016 nominaron un anuncio así al peor del año. La publicidad usa estereotipos sexistas para vender productos.

Seguro que recordarás un famoso anuncio de desodorantes para hombres que en su mensaje publicitario daba a entender que, si lo usaban, las mujeres caerían rendidas a sus pies, víctimas del deseo irrefrenable. Todas las mujeres quedarían embriagadas, hipnotizadas y totalmente entregadas a ese hombre. ¿Puede haber algo más sexista?

Hace unos años, un gimnasio anunciaba en una valla gigante una tarifa de socio realmente buena junto a la imagen del culo de una chica con unas mallas muy muy cortas. El eslogan era: «Todo incluido». En ese caso, el cuerpo de la mujer se usaba como reclamo sin que tuviera nada que ver con los servicios incluidos en el gimnasio. Quizá, si este mensaje se lee entre líneas, se podría entender que, si te apuntas al gimnasio, además tendrás vistas a un montón de cuerpos. El de las mujeres adorna la publicidad y se utiliza para llamar la atención como si sus cuerpos se incluyeran en el servicio que se está vendiendo. Con esto claramente se potencia y se justifica el deseo masculino a través del cuerpo de la mujer.

En otra ocasión, vi un anuncio de una aerolínea que mostraba un avión enorme aterrizando sobre una gran explanada de tierra que, con un sutil trozo triangular de césped, representaba un pubis femenino. La imagen daba a entender claramente un avión aterrizando sobre unos genitales femeninos. En fin, hay que ser rebuscado, pensé yo. ¿Qué tendrá que ver una cosa con la otra? Pero la metáfora de un avión grande, largo y fálico activo aterrizando sobre un pubis femenino, un cuerpo inerte, quieto y receptivo, denota por lo menos poder y falocentrismo. De nuevo, el deseo masculino se alimenta y se fomenta a costa del cuerpo de las mujeres.

Uno de los ejemplos de publicidad sexista más utilizados es de una famosa firma de ropa de lujo, Dolce and Gabbana. Si buscas «publicidad sexista Dolce and Gabbana», lo encontrarás fácilmente. Fue un anuncio del año 2007 en el que aparece la imagen de una mujer tumbada en el suelo, boca arriba y poco vestida, con el cuerpo sudoroso y brillante y, junto a ella, cuatro hombres de pie. Algunos iban vestidos y otros, con el torso al aire. Uno de ellos está tumbado encima de la chica, agarrándola por los brazos en una actitud violenta y que simula una agresión sexual. Los demás están de pie, junto a él, observando. Quien ve esta imagen piensa y reconoce, sin duda, una violación grupal, algo que en 2007 no teníamos tan en mente, pero que hoy en día supone un tema de actualidad por el número de violaciones en grupo acontecidas en los últimos años. La publicidad pone en nuestro imaginario que una mujer puede ser agredida por un hombre mientras otros miran (o colaboran, según se quiera decir).

Somos el blanco para el hombre heterosexual y hay quien puede no sentirse cómoda recibiendo un deseo que no ha pedido. No es raro que nos incomode ser un objeto de deseo a ojos de quien no nos interesa. Todas nos reconocemos víctimas de esas miradas aun sin quererlo y, ante esto, nos encontramos indefensas porque hasta ahora nada nos ha salvado de este tipo de situaciones. Además, rechazar el deseo ajeno y a veces de un desconocido, como por ejemplo un piropo, está mal visto porque parece ser de desagradecida rechazarlo. ¿Acaso no es halagador sentirse deseada? En mi opinión, esto se responde fácilmente bajo la mirada sexualizadora masculina, pero no desde la nuestra. Para nosotras recibir esa mirada, piropos o insinuaciones es incómodo y a veces incluso roza el acoso. Esto puede chocar expresamente con lo que hemos aprendido, ya que nos han educado para agradar y para no rechazar los cumplidos ni a ser desagradecidas. Más, si cabe, con el deseo ajeno, porque se ve que tenemos que estar agradecidas de que alguien «aprecie nuestro potencial sexual». Si se fijan en ti, es que eres deseable. Y esto es una cualidad ligada a la feminidad, que está muy valorada en nuestra sociedad.

Este deseo sexual socialmente establecido como masculino cae como una auténtica lacra sobre nosotras. Porque, amiga, nuestro *affaire* con el deseo es todavía más complejo: aparte de despertarlo de forma indiscriminada y que a veces crea rechazo, se supone que debemos sentirlo. Qué difícil lo tenemos. Aparte de ser objetos de deseo, se supone debemos tener deseo. Pero desear es, desde luego, un ejercicio subversivo en nuestra cultura porque nos deja en una posición compleja y desafía todo lo que hemos aprendido. Desear en primera persona no es lo preestablecido para nosotras. ¿Cómo ser dueñas de nuestro deseo cuando la relación que tenemos con él es solo a través de la mirada de otros? ¿Cómo hacerlo cuando, además, a menudo vivimos violentadas por el deseo ajeno?

Saberse deseada puede ser un freno y no un estímulo cuando esto va unido a algo que vivimos como una agresión. Porque el deseo masculino es soberano y hace y deshace a voluntad. Nuestro deseo va en muletas y el masculino tiene derecho a ser y, además, hacer. Que nosotras seamos un blanco para el deseo ajeno no debería ser un problema si este deseo no nos mercantilizara, nos cosificara ni estuviera unido a comportamientos de agresión o violación de la intimidad. Ser el blanco del deseo nos coloca en este lugar tan incómodo e injusto para nosotras. Y esto forma parte de nuestra relación con el deseo sexual: lo sufrimos, pero no lo vivimos en primera persona. La subasta que se hace con nuestros cuerpos y deseos es inadmisible. Como si cualquier deseo ajeno nos tuviera que contentar y conformar. Como si estos fueran limosnas que debemos recoger agradecidas.

Por suerte, sentirse deseada no siempre será algo que vivamos con desagrado. Esto es la percepción personal de despertar deseo. Saberse deseada puede ser un estímulo erótico en sí mismo. Saber que despiertas este sentimiento, pensamientos y anhelos eróticos en la otra persona o personas puede ser, a su vez, un estímulo para el tuyo. Alguien puede vivir con tremendo gozo sentirse deseada por una persona a quien a su vez desea. O incluso vivir con morbo sentirse deseada por personas desconocidas. ¿Por qué no?

A pesar de vernos como objetos de deseo ajeno, ¿qué sabemos sobre el nuestro? El mío, el tuyo, el suyo..., el de cada una de nosotras. Nos puede costar y mucho responder a preguntas como: «¿qué deseas?», «¿a quién deseas?» o «¿qué pensamientos activan tu deseo?». La respuesta de muchas de nosotras después de lo que llevamos reflexionando podría ser tristemente: «Me cuesta desear aun sabiendo que existo para el desco de los demás».

Pasar de ser objetos a sujetos no es una labor sencilla.

Muchas que me estaréis leyendo os habréis dado cuenta de que sí sois o habéis sido capaces de desear en muchos momentos. En contra de todo pronóstico, porque no nos lo ponen fácil, habéis conseguido SER (así, en mayúsculas) sujetos activos del deseo sexual. Sí, a pesar de todo, el deseo habita en ti. ¡Bien! Enhorabuena.

¿Cuál es la clave, entonces? Sentir deseo es algo que parte de ti. Qué o quién lo despierta forma parte de nosotras. Está relacionado con nuestras creencias, vivencias, pero también con los estímulos externos y, en gran medida, de nuestras fantasías. No seamos simples objetos pasivos de deseo. El deseo no está fuera de nosotras, sino dentro. El deseo no tiene por qué ser pasivo, sino que puede ser el protagonista.

Esta idea de que la sexualidad de las mujeres bajo el paraguas de lo femenino es pasiva y que espera siempre al deseo ajeno nos pone en un lugar difícil. Porque si el deseo no es nuestro, solo nos queda consentir o no. Y esto es demasiado reduccionista. No es suficiente.

En mi opinión, deberíamos ser capaces de transgredir los mandatos sociales. Deberíamos ser conscientes de que una cosa es lo que se nos impone socialmente y otra lo que hacemos. Deberíamos poder construir nuestra propia narrativa de deseo: saber expresar dónde se encuentra, qué nos mueve y cómo revelarlo. Por supuesto, esto siempre enmarcado en el sentirnos libres y no juzgadas por ello. Y siempre desde el placer porque, como dice Ana Requena en su libro *Feminismo vibrante*, sin placer no hay revolución. Construyamos un deseo a lo largo de nuestra vida que no esté supeditado a prescripciones. Un deseo cambiante que reta a la socialización de género. Un deseo libre en cuanto al contenido y forma. Libres de poder expresarlo o callarlo. Libres de poder construir y deconstruir. Un deseo libre de la pasividad con el que podamos ser no solo responsivas y objetos de deseo, sino activas. Y, sobre todo, un deseo libre de juicios y de cargas ajenas, que no solo se proteja y se quede en la retaguardia, sino que vaya de abanderado. En primera fila. Tuyo y propio.

9

PORNOGRAFÍA Y DESEO

El uso de material erótico se remonta a tiempos casi tan antiguos como las propias civilizaciones. Hay representaciones eróticas en forma de pinturas, esculturas e incluso literarias en casi todas las civilizaciones antiguas y modernas. Para muchas religiones, como el hinduismo o el budismo, el acto sexual tenía cierto carácter místico, por lo que hay referencias en la narrativa espiritual. Las civilizaciones griega y romana fueron grandes productoras del arte erótico. Podemos encontrar desde cuadros a vasijas con motivos que muestran claramente escenas de sexo explícito, falos y prácticas sexuales variadas. E incluso anteriores a ellos, ya que se han encontrado papiros egipcios con escenas eróticas que datan de cientos de años antes de Cristo.

Se han hallado ilustraciones en libros escritos a mano en la Edad Media, pero no fue hasta la aparición de la imprenta cuando las imágenes eróticas se pusieron en circulación de forma algo «más extensiva». Hay referencias de literatura erótica en el siglo XVII y la primera película de este género se rueda casi a la vez que la primera película de ficción a finales del siglo XIX. Así que podemos afirmar que las películas eróticas son tan antiguas como el propio cine.

Parece que la necesidad o el gusto de ver contenido erótico y sugerente no es nada nuevo. Pero cierto es que lejos han quedado las revistas eróticas que se escondían bajo el colchón. O los viernes de cine X en el *Canal+*. Ahora ver tetas, culos, penes y toda clase de prácticas sexuales está al alcance de un solo clic. Y no tiene ningún misterio. Desde luego se ha producido un cambio en el consumo con la llegada de internet, y es que la pornografía deja de tener ese matiz transgresor, oculto y elitista que tenía hasta hace bien poco. La industria del cine pornográfico como hoy la conocemos es accesible y gratuita, mueve miles de millones de dólares, no carente de una discutida reputación por falta de transparencia y ética.

Este no pretende ser un tratado sobre pornografía. Yo no soy una experta en el tema, pero he aprendido muchas cosas que no sabía con el libro de Isabel Duque (persona a la que admiro, psicóloga y sexóloga, gran divulgadora y la que mejor trabaja la sexualidad en la adolescencia) en su libro *Acercarse a la generación Z*, el cual os recomiendo. En él, Isabel hace un repaso no solo de los tipos de porno que hay, sino de los hábitos de consumo de la juventud en un capítulo dedicado exclusivamente a ello. A pesar de que sabemos que no solo los jóvenes lo consumen, ni mucho menos. Sería bastante injusto y poco veraz considerar esto último. También he aprendido enormemente con María Rodríguez, sexóloga y doctorada en género y diversidad, autora de la guía *Construcción del imaginario sexual en las personas jóvenes: la pornografía como escuela*, que os recomiendo encarecidamente, y que podéis encontrar de acceso libre. El consumo de porno empieza a edades muy tempranas, ya sea porque nos hemos encontrado con él por casualidad o porque se busca intencionadamente. Según el informe de Save the children de 2020 sobre pornografía y adolescencia, el 30 por ciento de las chicas y casi el 90 por ciento de los chicos adolescentes han visto porno alguna vez. A mí este dato me parece escalofriante, pero más aún si sabemos que la edad media del primer contacto con este es antes de los doce años para uno de cada cuatro jóvenes, como nos cuentan en «Nueva pornografía y cambios en las relaciones interpersonales» de la red Jóvenes e inclusión social.

A falta de una buena educación sexual, junto con un acceso tan fácil a la información, muchos jóvenes buscan en internet qué es el sexo y cómo se practica. Según el mismo informe, el 54,1 por ciento de las personas encuestadas cree que el porno les da ideas para sus propias experiencias sexuales. Y al 54 por ciento le gustaría poner en práctica lo que ha visto. Desde mi opinión, no hay duda de que el porno está enseñando qué es el sexo y cómo se practica. Esto no deja de ser terrorífico, porque lo que se ve en él poco tiene que ver con la realidad. Sentimos un escalofrío cuando pensamos que el porno está ejerciendo de herramienta educadora. Pero recordemos, como bien dice María Rodríguez, que el porno no está diseñado para educar y, por tanto, no tiene por qué hacerlo. ¿Es quizá la falta de educación sexual junto con la democratización de este tipo de contenido, sin ninguna consciencia crítica, lo que nos está complicando las cosas?

En este momento, la pornografía está incidiendo más que nunca en la erótica, las fantasías y el modo en el que se practica sexo. Y lo está haciendo de una forma masiva, porque nunca ha habido un acceso tan fácil. Desde luego, si lo pensamos bien, el acceso universal a los recursos eróticos no debería suponer un problema, pues ¿qué motivo habría para mantener la pornografía como un recurso elitista? La democratización de la pornografía debe hacer que nos preguntemos si las prácticas sexuales están cambiando o es el porno lo que cambia la forma de tener sexo. ¿Es el porno un reflejo del sexo que se practica o se trata de copiar el sexo que el porno nos enseña?

El acceso a páginas de internet de contenido gratuito y masivo se llama porno *mainstream*. Es muy difícil controlar del todo este tipo de contenido, pero se calcula que mueve miles de millones de euros al año. Según nos cuentan en «Los costes sociales de la pornografía», el porno recibe más visitas que Twitter, Amazon y Netflix juntos. España se sitúa en el número once de consumidores a nivel mundial. Aproximadamente un 68 por ciento del público son hombres y un 30 por ciento, mujeres. Aunque en los últimos años el acceso por parte de las mujeres ha aumentado, sigue siendo minoritario.

Como muy bien cuenta Isabel Duque, que hace un escrutinio de la industria que no tiene desperdicio, el porno que nos llega de forma masiva no es nada ético en muchos sentidos y está cargado de violencia. Las prácticas cada vez son más extremas, a menudo violentas para las mujeres. No se representan diálogos ni se muestra ningún tipo de emoción relacionada con el sexo. Se enseñan unos genitales muy estereotipados de vulvas aniñadas y sin vello y penes grandes, algo que poco representa a la población general y que es fuente de grandes frustraciones. Nunca se usan métodos anticonceptivos ni barreras de protección contra infecciones de transmisión sexual. Los actores muestran una sexualidad activa, a menudo agresiva y centrada en el pene. Las actrices son meros objetos e instrumentos para el disfrute masculino, se muestran excitadas, dispuestas y gozando de prácticas que son vejatorias y violentas, por supuesto todo magnificado con gemidos y gritos de placer continuos y exagerados.

Podemos encontrar una gran cantidad de escenas que favorecen la cultura de la violación. Reflexionemos sobre cómo hemos normalizado y erotizado conductas que fuera de la cama serían consideradas agresiones. Azotes, tirones de pelo, cachetes que te ponen el culo como un tomate o escupitajos en la cara. Dobles penetraciones en posturas imposibles que ni la mejor actriz del planeta es capaz de aguantar sin poner cara de espanto. Y lo que me parece todavía peor es que esto no genera ni un ápice de compasión por quien la está penetrando ni por quien se está excitando con ello. Se pasa por alto el consentimiento y se normalizan los encuentros sexuales no deseados. Existen varias categorías y clasificaciones de porno. Isabel Duque hace un repaso sencillamente brillante y exhaustivo del tema. Según ellas: gordas, flacas, chinas, negras, culonas, etc. Para ellos, solo una: penes grandes. Una clara mercantilización de los cuerpos.

No me quiero extender más, pero podría seguir con una crítica casi infinita tanto al contenido como a la forma en que se rueda, acuerda y comercializa este tipo de cine pornográfico.

¿Cuál es la gravedad de todo esto? En primer lugar, estamos aprendiendo lo que es normal a través de un cine de ficción, pero no somos conscientes de ello. Me gusta explicar que vemos muy claro que el cine de ciencia ficción no es real y que, aunque esté totalmente conseguido, sabes que lo que ocurre en la pantalla no es real. Sabes que no podemos viajar a Marte, aunque en la película parezca real, ¿verdad? En cambio, nos creemos que el sexo es así, debe ser así y se disfruta así. La falta de crítica es apabullante. No somos capaces de ver que es un cine que nada tiene que ver con la realidad. Algunas voces discuten esto, alegando que la gente que ve porno sabe diferenciar entre realidad y ficción. Me toca recordar el dato que he citado hace unas líneas: al 54 por ciento de los encuestados le gustaría llevar a cabo lo que ve en el porno. Sin educación sexual ni, por tanto, visión crítica, ¿cómo afirmamos tan rotundamente que sabemos diferenciar ficción de realidad?

El cine porno produce una excitación rápida y fácil y crea un circuito de fantasía-excitación-placer en nuestro cerebro que se fija como mecanismo que pone en marcha nuestra respuesta sexual. Usar este tipo de imágenes y contenidos hace que tu imaginario sexual contenga todos esos contras de los que estamos hablando. Estas imágenes van conformando el imaginario sexual, tu erótica y fantasías. La hipersexualización y deshumanización de las mujeres y hegemonía sexual masculina forma nuestro universo sexual. Según Isabel Duque, el 52 por ciento de los jóvenes consumidores de porno reconocen que este ha influenciado mucho o bastante en sus relaciones sexuales, frente al 21 por ciento de quienes no lo consumen frecuentemente. A su vez, parece que las mujeres tienen más claras las consecuencias de ver porno en sus relaciones sexuales y son más conscientes de su influencia en la relación con sus propios cuerpos. Naomi Wolf, en su libro *Vagina*, nos cuenta que la pornografía desensibiliza a los hombres con respecto a la vagina. Y añade que estudios más recientes cuentan que la masturbación femenina frente a imágenes pornográficas puede desensibilizar también a las mujeres respecto de su propia vagina. Afirma: «La respuesta sexual femenina se está adaptando al ritmo del porno para hombres, con los consiguientes problemas para su libido y para su capacidad de excitación con estímulos sexuales de menor intensidad».

La mayoría de las mujeres que atiendo afirman no sentirse bien al ver porno. Y quizá podría decirse que es un pensamiento social generalizado que a las mujeres no les gusta el porno. La mayoría de las pacientes de mi consulta han visto alguna vez en su vida escenas pornográficas, pero no se sienten cómodas con ellas y, por tanto, no las consumen habitualmente. No sé si la muestra de mujeres que trato refleja el parecer de la población general. En mi opinión, no creo que las mujeres tengan problema con las escenas de sexo explícito, sino más bien con el tipo de sexo que muestran.

Un estudio publicado en 2020 en la revista *Journal Sexual of Medicine*, en el que se encuestaba a más de doscientas cuarenta parejas heterosexuales sobre el consumo de pornografía y la dinámica sexual en la pareja, puso de manifiesto que el consumo de pornografía *mainstream* hace que haya un mayor deseo en ellos, pero menor en ellas. Y no solo esto, sino que el uso de este tipo de contenido se asoció a una menor satisfacción tanto en ellas como en ellos. No sé tú, pero no le veo ventajas.

La ciencia ve en el porno una gran controversia, ya que, por un lado, puede contribuir a facilitar mayor variabilidad en los comportamientos sexuales, cosa que al parecer tiene un impacto positivo en la satisfacción sexual. Pero por otro, los estereotipos que en ella se muestran pueden ejercer presión por cumplir unos roles determinados y generar una gran frustración.

Merece la pena reflexionar y aclarar que a menudo hablamos del porno como instrumento de educación sexual en la juventud como si solo se consumiera en esta franja de edad. Está claro que el acceso a edades cada vez más tempranas es algo alarmante y son datos que no podemos pasar por alto. Aunque siempre me sorprende la poca crítica hacia el consumo adulto de porno y la pasividad y superioridad con la que criticamos esta práctica en la juventud. Recordemos que el 20 por ciento del contenido pornográfico en internet es pornografía infantil que consumen personas adultas. No se puede cargar en los jóvenes la responsabilidad de educarse en el porno. No son quienes la crean, quienes la difunden ni quienes se lucran con ella.

Ya en los años ochenta surgía un gran debate entre el feminismo, que ponía su mirada sobre el porno. Por un lado, el feminismo antiporno y, por otro, el feminismo prosex. Este debate, aunque evolucionado, perdura aún hoy en día. El conflicto no está solo en las imágenes y el contenido delante de la cámara, sino también detrás. No solo hay una crítica de lo que se muestra, sino que también se pone el foco en las condiciones laborales de los actores y actrices, la comercialización del material o la posproducción, por ejemplo.

Por un lado, el feminismo a favor del porno, que aboga por la liberación de la mujer a través del placer en cualquiera de sus formas, se ampara en la diferenciación entre la ficción y la realidad. Es decir, consumir porno sabiendo que no es verídico y no llevar esto a las prácticas reales si así lo preferimos. Pero ¿qué pasa cuando son las propias mujeres las que fantasean con este tipo de prácticas que poco parecen beneficiarlas? En varios tratados y estudios que investigan sobre fantasías sexuales en mujeres, como en *Mente y deseo en la mujer*, de Georgina Burgos, se pone de manifiesto cómo un porcentaje elevado de ellas fantasea con violaciones o sexo humillante y agresivo que típicamente también se representan en el porno. Debemos pensárnoslo dos veces antes de cuestionar o tachar de raras las fantasías ajenas, ya que parece que lo raro no es tan raro al fin y al cabo. Como esta misma autora nos aporta, cuando la experiencia global no es negativa ni hay un sentimiento de que esto daña a nuestra autoestima o al concepto que tenemos de nosotras mismas, no tiene que suponer ningún problema.

Por contra, el movimiento antiporno critica cómo la pornografía modela los deseos sexuales de la población al establecer un concepto de mujer pasiva y dispuesta que, al igual que en la publicidad sexista, está al servicio del placer masculino. Este movimiento reivindica la necesidad de controlar de algún modo lo que se graba y difunde, porque todo ello conforma nuestro imaginario sexual. Excitarse viendo prácticas violentas genera una necesidad de violencia para el placer sexual. Al igual que mostrar una mujer servil en la publicidad genera ese estereotipo como ideal en la sociedad.

Con todo esto, surge el llamado *porno feminista* o *posporno*. Nos referimos a este término cuando hablamos de porno ético y es una alternativa al porno comercial o *mainstream*. Se llama feminista porque prioriza a minorías como las mujeres, cuerpos no blancos, con diversidad funcional u otras orientaciones que no son la heterosexual. Además, pone en jaque mitos, estereotipos y tabúes que legitiman el porno convencional. Representa una diversidad de cuerpos, prácticas, relaciones, fantasías y deseos, así como formas de vivir la sexualidad. Se define como porno ético porque le da importancia, no solo al contenido, sino a la producción. Espacios consensuados, seguros y dignos para los actores y actrices. Este movimiento rechaza que el feminismo tenga que renunciar a una herramienta tan potente para la fantasía y la erótica y que puede ayudar a estimular el deseo. ¿Debe el feminismo renunciar a la pornografía como herramienta lúdica de diversión y entretenimiento?

Este tipo de porno cada vez es mayor y se contrapone al tradicional, pero es todavía minoritario. David contra Goliat, diría yo. Y si tu pregunta es cómo puedes diferenciar uno del otro, te diré que no encontrarás posporno de manera gratuita. ¿Quieres otro tipo? Debes pagar.

A veces me doy cuenta de que tengo más preguntas que respuestas sobre esto. Si yo, y según mi opinión, tuviera que elegir entre una u otra postura, admito estar en contra del porno *mainstream* por lo que enseña, cómo nos muestra y nos violenta. Creo que el posporno es sumamente mejor (aunque no perfecto) en la forma en que se produce y se comercializa. Mejor en lo que muestra y porque lo hace de una forma más inclusiva. Además, personalmente, siempre me genera dudas la posibilidad de comprobar si de verdad «es oro todo lo que reluce» y si, en efecto, está hecho de una manera ciertamente más ética. Es por ello por lo que no me muestro partidaria de la censura del porno, porque estaríamos renunciando a una gran herramienta para el deseo, pero sí que creo que debemos hacernos preguntas sobre lo que vemos. No tengo respuestas a todo, pero opino que no podemos ser insensibles a la violencia que a menudo muestra.

¿Qué tiene que ver el porno con nuestro deseo?

El uso de material erótico tiene un gran impacto en nuestro deseo. Fantasear y poner imágenes que conectan directamente con nuestra erótica lo estimula. Ya sean imágenes, fantasías propias o inspiradas (copiadas) del cine erótico o el porno. Cultivar el deseo y la fantasía a través de imágenes sugerentes puede ser una herramienta maravillosa para estimular el deseo. Visualizar imágenes eróticas o pornográficas se cuela de forma rápida en nuestros cerebros, produciendo una excitación casi inmediata.

A veces, ver porno puede hacerte sentir mal porque sientes que no es moral o que representa unos valores que poco tienen que ver contigo y puede hacerse cuesta arriba. Podemos incurrir en una excitación fácil a través de imágenes y conceptos de una sexualidad con la que no queremos tener nada que ver. Debido a un aumento de la consciencia feminista y del papel de los roles de género y la sexualización de la mujer a través del porno, a menudo me encuentro a muchas mujeres que no se sienten cómodas con él, ya que choca de pleno con sus valores. Es difícil encontrar material pornográfico que no esté diseñado para el deseo masculino y que nada tiene que ver con el nuestro. Creo que no tiene tanto que ver con la idea de que «a las mujeres no les gusta el porno», sino con el tipo de escenas y de sexo que se muestra.

¿Qué podemos hacer entonces?

Realmente creo que nadie se debe sentir obligado a ver pornografía si no se siente a gusto con ello. Siempre podemos optar por no ver este tipo de contenido y trabajar la fantasía y el deseo de otra forma. No te preocupes, que tenemos un capítulo entero sobre el tema un poco más adelante. Si ver porno te violenta, te incomoda y te hace sentir mal, no lo veas. Si tu pareja ve este tipo de porno y esto te hace sentir mal, exprésale tu malestar y comentad qué tipo de escenas o contenidos no te gustan. Puede ser una magnífica oportunidad para rechazar aquello que no te pone, pero hablar de aquello que sí lo hace. Podemos encontrarnos dificultades al consumir este tipo de contenido, pero también en cumplir las expectativas de quien ve porno y pretende llevarlo a cabo.

Por otro lado, debemos repetir algo muy importante y de lo que hablaremos más adelante. El terreno de la fantasía no es el mismo que el de la acción. Una cosa es pensar y otra, hacer. No queremos hacer todo aquello que somos capaces de imaginar. Si ver imágenes pornográficas es para ti un buen recurso para tu deseo, intenta buscar porno que te complazca en todos los sentidos. Busca un contenido que te permita vivirlo con tranquilidad. Parece que es más sensato poner el foco en cómo se viven y el efecto que tienen las fantasías más que el contenido en sí mismo.

Para mí es importante saber que el porno es un recurso para la fantasía y la excitación, pero debe serlo usado a medida de quien lo consume y que no pese en la conciencia. Más adelante veremos cómo, para estimular la fantasía, el cine erótico y pornográfico puede ser un ingrediente más.

10

FEMINISMO Y DESEO SEXUAL

Si has llegado hasta aquí, te habrás dado cuenta de que llevamos hablando de feminismo y de perspectiva de género durante todo el libro. Como creo que es realmente importante, le he dedicado un pequeño capítulo.

No hay otra manera de hablar de sexualidad femenina y, en concreto, de deseo sexual femenino que no sea desde una mirada feminista. Lo que hemos construido está atravesado sin remedio por la cultura patriarcal y, por tanto, ser consciente de ello y querer desenmarañarlo implica adoptar una perspectiva de género, o lo que es lo mismo, una perspectiva feminista.

Como dice Ana Requena en su libro *Feminismo vibrante*, «el patriarcado se ha metido en la cama contigo, y no sabes bien ni dónde está tu deseo, ni qué lugar ocupa ni qué derecho tienes tú de ejercerlo».

Quizá todavía te preguntes qué tiene que ver el feminismo y el deseo o el placer sexual. El feminismo es el contexto, el sustento que permitió y sigue permitiendo a las mujeres acceder al conocimiento sexual. Creó la base para que la ciencia pudiera hacerse preguntas en relación con la sexualidad femenina. Gracias él, la sexualidad femenina se normaliza, se despatologiza y se entiende cada día más. Gracias al feminismo, puedes leer este libro, que yo he podido escribir sin que me encarcelen por ello ni me quemen en la hoguera.

El feminismo está intrínsecamente ligado a los derechos sexuales y reproductivos de las mujeres. En España, la píldora anticonceptiva llegó en los años sesenta, al igual que a otros países de Europa y Estados Unidos. Sin embargo, en nuestro país la venta, exposición pública y divulgación sobre la píldora anticonceptiva fue delito hasta 1978. El feminismo impuso el debate público del derecho de las mujeres a decidir sobre su futuro reproductivo. No hay duda de que la despenalización de la píldora se produjo gracias a un *lobby* feminista muy potente apoyado a nivel internacional.

Según Teresa Ortiz Gómez, médica e historiadora de la ciencia y catedrática de la Universidad de Granada, en los años sesenta el movimiento a favor de la legalización de la píldora era social y no médico, ya que, aunque algunos profesionales se posicionaban a favor, la comunidad médica no lo consideraba de su incumbencia. Dentro de la Iglesia católica hubo un gran revuelo, ya que se vieron obligados a posicionarse en este tema; no era partidaria, dado que seguía apostando por la abstinencia, aunque hubo un fuerte debate social y surgieron muchas voces críticas dentro de la institución. En los años setenta, en los hospitales se crearon las primeras consultas de planificación familiar, aunque no bajo este nombre, sino con eufemismos como «consulta de puerperio». En Madrid en 1976 inauguran el primer Centro de Planificación Familiar liderado por activistas feministas de toda España. Tras él vendrían muchos más. Después de esta batalla, llegaría otra: la despenalización del aborto en 1985.

Si estamos un poco pendientes de las noticias de actualidad, parecería que, tras tantos años, el feminismo es un movimiento obsoleto e innecesario que no tiene ya nada que hacer, pero por desgracia todavía no es así. Hoy, mientras escribo estas palabras, día 25 de junio de 2022, Estados Unidos da un paso atrás en materia de derechos sexuales y reproductivos, el Tribunal Supremo de Estados Unidos deroga el aborto como un derecho constitucional, que había sido establecido en 1973, dejando en manos de cada estado su protección y pudiendo limitarlo como quiera. Esto ocurre en un marco de polémica social en el que el 70 por ciento de la población estadounidense se manifiesta en contra de la derogación de esta ley. Esto significa un atraso enorme y un peligro para miles de mujeres en uno de los países que se supone que lideran el mundo. Desde luego, no lo está haciendo en derechos sexuales de las mujeres. La Organización Mundial de la Salud ha dejado bien claro que restringir el acceso al aborto no limita su uso, pero sí incrementa los riesgos, ya que las mujeres necesitarán llevarlo a cabo sin las suficientes medidas de seguridad.

El feminismo nunca puede dejar de estar presente, de ser como un faro que guía nuestra vida, que obliga a debatir y cuestionar aspectos fundamentales que nos quedan todavía por alcanzar y de señalar aquellos en los que, por desgracia, estamos volviendo atrás. La igualdad todavía no es real.

En todos los países del mundo se opina y legisla sobre diferentes aspectos de la salud sexual. Ya sea el aborto, el acceso a los métodos anticonceptivos, la mutilación genital, el matrimonio, o incluso sobre cuándo y con quién puede o no tener relaciones sexuales una mujer. Para ponerte un ejemplo, en Reino Unido los antecedentes sexuales de una mujer, es decir, con cuántas personas ha tenido relaciones o cómo, cuándo y de qué manera había expresado deseo con anterioridad se consideraban un antecedente a la hora de que la mujer denunciase una violación. Es decir, si eras una mujer con deseo y que quizá hubiera tenido varias parejas, tu credibilidad quedaba en entredicho no solo socialmente sino también ante la ley. Esto no se limitó hasta 1999. Ya no lo contempla la ley, pero la forma de vestir, actuar o la apariencia física pueden ser todavía atenuantes de su credibilidad a ojos de la sociedad.

Las leyes de salud sexual y reproductiva no legislan directamente sobre cómo debe ser tu deseo, pero en el marco de una sociedad patriarcal se decide tu educación sexual y se limitan así tus opciones de pensamiento. Como hemos visto, la educación que recibimos directa o indirectamente sobre cómo las mujeres deben expresar su deseo recae en nuestra forma de verlo, sentirlo y expresarlo. Tu deseo no lo eliges por ti misma hoy, sino que se ha construido durante siglos definido entre dos ideas muy influyentes: «ten sexo, que tienes derecho a ello, pero sin pasarte. No seas la protagonista». El deseo normativo tiene su justa medida. Aquella en que lo decide el patriarcado, no tú.

La socialización de género contra la que lucha el feminismo nos dice que tú, por ser mujer, debes tener una sexualidad concreta porque es la que se espera de ti. Y que esta sexualidad está supeditada a la opinión y antojos de su «antónima»: la masculina. Nos falta un aprendizaje que no esté manchado por el machismo. Seremos capaces de desaprender para volver a aprender, pero desde luego es un proceso mucho más costoso y no tan intuitivo. Tú, que estás leyendo este libro, yo, y todas lo necesitamos. Menuda jodienda, ¿verdad? Pues sí, y cuanto antes lo hagamos, mejor.

Es frecuente pensar que la juventud tiene las cosas más claras. Yo veo en consulta a mujeres de todas las edades, pero, como ya hemos visto, una de sesenta y una de veinte tienen aún más en común de lo que podemos imaginar. Y qué bueno sería que creáramos espacios intergeneracionales donde compartir y aprender, ¿verdad? Cuánto podemos aprender de las jóvenes que están incorporando otros modelos de sexualidad y, a su vez, de mujeres con un largo bagaje y experiencia de vida.

Creo que ahora, con las nuevas tecnologías y el alcance de las redes sociales, estamos creando un discurso nuevo más rápido, pero la historia de la sexualidad femenina ha evolucionado muy lentamente. Digamos que todavía nos falta darle un par de vueltas de tuerca. Como dice Katherine Angel, «todo deseo sexual aflora en la cultura que a su vez lo configura». Y la nuestra es aún la que es. Y rezuma machismo.

Empezar por entender que vivimos en desigualdad sexual es el primer paso. Espero haber conseguido explicarlo hasta aquí. Tú, por ser mujer, juegas en desventaja. Tu deseo está no solo más oprimido, sino también más cuestionado. Posiblemente tener poco deseo conlleve más quebraderos de cabeza en tu vida. Sobre todo en tu vida de pareja, quiero decir. Tener un buen deseo sexual es algo difícil de alcanzar en un contexto cultural como el nuestro. Con esto último no me refiero en cantidad, sino a un deseo en el que te sientas en paz y sin malestar.

Siempre que te sientas mal con tu deseo, siempre que

sientas que tienes más o menos del que se esperaría de ti, hazte una pregunta: ¿por qué es mi deseo el que está mal?, ¿por qué me siento mal ahora mismo y cuál es el origen de este malestar?, ¿podría sentir o desear de otra manera en este momento?

EJEMPLO

E. es una mujer que ha pasado por un cáncer de cérvix. Es muy joven, tiene pareja y dos niños muy pequeños. La enfermedad coincidió con la pandemia de la COVID-19 durante el primer semestre de 2020. En ese momento de caos en el que todo estaba patas arriba, tuvo que hacer frente a la enfermedad y al tratamiento sola. Estuvo sola durante la quimioterapia, la radioterapia y cuando recibía noticias sobre el cáncer. Lo pasó mal. Después de dos años, está curada físicamente, pero no a nivel emocional. Vivir un cáncer no es un camino de rosas. Es duro, mucho. Los tratamientos le han dejado secuelas físicas que afectan directamente a su sexualidad y, con todo esto, su deseo se ha visto afectado: no tiene deseo sexual. Sinceramente, conociendo su historia, veo normal que no tenga deseo. ¿Por qué debería tenerlo en un momento como este? El deseo no es una prioridad para ella y ahora mismo necesita sanar emocionalmente lo que le ha pasado. En cambio, se siente terriblemente mal por no tenerlo. Su pareja da gracias cada día porque ella está viva. No le preocupa, no la presiona. La entiende. Pero ella se siente mal porque siente «que no está cumpliendo con el deseo que se le presupone». Nadie le exige tenerlo más que ella misma. ¿Por qué será?

Por definición, tener poco deseo pero no sufrir o angustiarse por ello no supone una disfunción. Es decir, puede vivirse con malestar o no. A veces, el deseo en sí no es el problema, sino cómo nos sentimos con él.

Con qué poca compasión miramos nuestro deseo. Aun cuando estamos dañadas, rotas y destrozadas, intentando salir a flote, nos infligimos latigazos sin piedad.

VISTO EN MI INSTAGRAM

En el *reel* en el que hablo de la ninfomanía y, por tanto, de deseo sexual, una chica respondió con un comentario que creo que expresa bien lo que quiero decir: «Mi ex sigue diciéndomelo —se refiere a *ninfómana*— con tono despreciativo. Bien que, cuando mi deseo se direccionaba hacia él, no se quejaba».

Necesitamos un enfoque feminista y de género para entender el deseo en su contexto y desatarlo del mandato de género. Como dijo Amelia Valcárcel, una de las pensadoras feministas más importantes de nuestro país: «El feminismo es probablemente uno de los motores de cambio más importantes». Una sexología desde esta mirada es necesaria, porque es abierta, inclusiva y cuestiona los roles de género y los aprendizajes. Y lo más importante, no cuestiona a las mujeres por sus pensamientos, dificultades o incluso sus actos, sino lo que las ha llevado hasta ellos.

Una mirada no feminista de la sexualidad patologiza el deseo de las mujeres por no adaptarse al guion. Ser mujer y querer vivir una sexualidad en plenitud supone un sobrecoste continuo.

La mirada feminista pretende, ante todo, no juzgarte a ti, sino a lo que te ha llevado a tener la sexualidad que tienes. No pretende juzgar tu deseo, sino entender que es el resultado de lo que te han enseñado. Hoy el feminismo nos entiende al mirar nuestro pasado. No pretende que te sientas enferma, sino comprendida. Tampoco pretende juzgar a los hombres, sino al sistema patriarcal que sustenta sus privilegios. Nos daremos cuenta de que aquí todos somos víctimas.

El feminismo aboga por la igualdad real entre hombres y mujeres. La sexología feminista defiende una sexualidad igualitaria entre hombres y mujeres, en la que la de unos y otros tenga la misma importancia, que se respete y fomente de la misma forma. Una sexualidad donde todas las personas estemos representadas y se nos respete. Una sexualidad en la que tu deseo no esté siempre cuestionado por encasillarlo en lo femenino y, por ende, considerado inferior. Donde se te permita desarrollarlo en la medida en la que te sientas cómoda y sin culpa. Una sexualidad no como «relativa a», sino de forma absoluta.

Dijo Simone de Beauvoir: «El día que una mujer pueda no amar con su debilidad, sino con su fuerza, no escapar de sí misma, sino encontrarse, ese día el amor será para ella fuente de vida y no un peligro mortal».

VIVENCIAS Y APRENDIZAJE DEL DESEO

*Al deseo, acompañado de la idea de satisfacerse,
se le denomina esperanza;
despojado de tal idea, desesperación.*

Leviatán, Thomas Hobbes

Hasta ahora hemos hecho un recorrido por el aprendizaje que ha construido tu deseo sexual actual. Hemos intentado responder a la pregunta: ¿cómo has llegado hasta aquí? Es decir, el punto exacto en el que está hoy tu deseo sexual. Este punto cambia cada día y es importante entender que no es inamovible. Los pensamientos sobre tu deseo pueden ir variando por el solo hecho de pensar en él y tus creencias se desmoronan o se afianzan a medida que reflexionas sobre ellas e incorporas nuevas ideas y formas de verlo.

Todas tus experiencias hasta la fecha y las que vivirás a partir de aquí conforman tu bagaje, tu *expertise,* y este es único e intransferible. Y ten por seguro que nada está escrito sobre él. Si no creyera fervientemente en que podemos cambiar el modo en el que nos relacionamos con el deseo, lo expresamos o lo vivimos, no estaría escribiendo estas líneas.

Para poder trabajarlo, no solo es importante lo que has aprendido, sino cómo son hoy tus experiencias sexuales y cómo es tu relación actual con el deseo sexual. Quiero mostrarte algunos de los elementos más importantes que influyen en él. Quizá no te verás identificada en todos, pero es importante que los conozcas porque son situaciones que puede que te hayan ocurrido u ocurran alguna vez en tu vida.

Como ya sabes, basaré mis ejemplos en mujeres que tienen sexo con hombres porque son el grueso de las que atiendo y con las que me encuentro. Soy consciente de que hay una gran variedad de parejas y también soy consciente de que no por ello estas situaciones pueden dejar de darse en mujeres que tienen sexo con otras personas.

11

INSATISFACCIÓN SEXUAL

A principios del siglo XX, que las mujeres disfrutaran de una vida sexual satisfactoria, como sabemos, importaba más bien poco. Ni siquiera era algo buscado dentro del matrimonio, ya que cualquier ápice de placer se consideraba que podía perturbar a una «mujer de bien» y alejarla de sus tareas de cuidado. Cuenta Eleonor Cleghorn en su libro *Enfermas*, que en 1917 se publicó, tras varias negativas de editoriales, un manuscrito llamado *Married Love, or Love in Marriage*. Yo no lo he leído, pero parece que se explicaba cómo disfrutar del sexo en el matrimonio. Muchas editoriales lo rechazaron por ser un tema que no creían de interés y ser demasiado atrevido. Curiosamente, quince días después *Married Love* iba por la sexta edición. Así que el disfrute tenía más interés del que parecía.

Disfrutar en el sexo es importante porque el sexo, ante todo, es lúdico y disfrutón. O por lo menos debería serlo. Esto se nos olvida en muchas ocasiones, por ejemplo, cuando intentamos inculcar una educación sexual basada en el miedo, de la que ya hemos hablado, o intentamos que la gente joven no tenga relaciones sexuales al no hablar del placer.

Las relaciones sexuales y el placer siempre van unidos. Solo hacen falta pequeños instantes, ligeras sensaciones o un leve acercamiento para que uno se dé cuenta de que el sexo es divertido y de que genera un placer intenso en las personas.

Para muchos, el sexo no es placentero. Para las mujeres, por desgracia, esto ocurre con frecuencia: es totalmente insatisfactorio, baladí o insustancial. Esto tampoco es casual, amiga. La concepción de que el sexo es un derecho para ellos y para nosotras, un privilegio, nos cala tan hondo que a veces se nos olvida que este placer debe estar ahí como parte inherente. El placer y la motivación para el sexo van unidos inevitablemente al deseo. Si una actividad me resulta placentera, la motivación para repetirla será mayor.

Una vez me subí a una atracción de esas que te suben a metros y metros de altura. ¿Por qué? No lo sé, pero ahí que me vi con el corazón a mil de repente y con media crisis de ansiedad. Cuando ese horror acabó, sentí que había sido la experiencia más horrible de mi vida. No me he vuelto a subir en una, ni creo que lo haga nunca más. No tengo ninguna necesidad de volver a pasar por ese mal rato. En cambio, hubo quien encontró placer en ello porque se bajó y se volvió a poner a la cola, oye. No solo encontró placentera la experiencia, sino que la motivación para repetirla fue intensa, ya que la cola no era precisamente corta.

El placer es necesario en nuestra vida porque guía nuestra conducta a través de la motivación. En necesidades homeostáticas como la sed, el hecho de beber va a estar mediado por el placer, que controlará la cantidad de agua que bebemos. Que beber sea placentero cuando tenemos sed es un mecanismo que asegura que no muramos deshidratados. Pero en otras situaciones de la vida diaria no tan vitales, como puede ser aprobar un examen y descansar todo el verano, puede provocar tal placer que incita la motivación suficiente para estudiar.

Según Ignacio Morgado en su ya citado libro *Deseo y placer*, es el cerebro el que guía y dirige la motivación y la conducta sexual. Sentir que el sexo que tenemos es placentero motivará y guiará nuestra conducta sexual, el deseo y la búsqueda de un nuevo placer. También la ya citada investigadora Basson nos propone claramente en su modelo de respuesta sexual que el sexo debe ser satisfactorio, y Brotto nos recuerda que esta experiencia debe tener un resultado positivo para que haya motivación en futuros encuentros sexuales.

Definir la satisfacción sexual no es una tarea fácil. Ya en 1998, Byers y Demmons la definieron como una respuesta afectiva que surge de evaluar subjetivamente los aspectos positivos y negativos de las relaciones sexuales. Basson nos habla de la satisfacción sexual como una parte, o una entidad propia, dentro de la respuesta sexual. Incluso la Organización Mundial de la Salud empieza a elaborar definiciones de salud sexual que se publican en 2006 y se actualizan en 2010 por las que el placer y la satisfacción sexual se consideran un aspecto fundamental de la sexualidad de las personas y los relaciona con la calidad de vida. La OMS, además, dictaminó el placer como un derecho sexual en el informe citado.

La satisfacción sexual no tiene que ver con aspectos como la frecuencia o el tipo de actividades sexuales, sino que en ella influyen múltiples factores. Sabemos, por ejemplo, que el estado de salud, bienestar y calidad de vida se relacionan con una mayor satisfacción. Hay investigaciones que concluyen que la satisfacción sexual está relacionada con aspectos como la calidad de la relación y la comunicación con la pareja, o incluso con el nivel socioeconómico. Algunos estudios han demostrado que las creencias religiosas también influyen, de manera que, a mayor creencia religiosa, menor satisfacción sexual. También sabemos que un adecuado funcionamiento sexual, es decir, que todas las fases de la respuesta sexual fluyan sin problemas, incide en ella.

Por tanto, podemos decir con rotundidad que la satisfacción sexual es un concepto complejo que se ve influenciado por múltiples factores y variables.

A nivel práctico, hay muchos motivos por los que una persona puede considerar placentera una actividad sexual, y esto es algo muy personal: si me lo paso bien, si me aporta cosas positivas, si siento placer físico, si llego al orgasmo, si me siento bien con mis fantasías, si complazco a mi pareja, si aumenta mi autoestima y un largo etcétera de condiciones. Desde luego, cuantos más ítems de satisfacción podamos chequear, mayor va a ser la motivación para iniciar actividad sexual de nuevo. Por el contrario, no encontrar satisfactorio el sexo hará que perdamos toda motivación para ello.

Cuando hablamos de placer no solo nos referimos al orgasmo, ya que cualquier persona experta en sexualidad nos diría que este no es el único fin para una relación sexual. Obviamente, no solo tenemos sexo para conseguir un orgasmo y creo que hasta aquí estaremos todas de acuerdo. Esto sería simplificar mucho la experiencia sexual y la multitud de cosas buenas que nos puede aportar. Pero como hemos visto, la buena ejecución de toda la respuesta sexual influye en esta satisfacción. A pesar de no ser la única variable a tener en cuenta, obtener un orgasmo cuando una desea tenerlo es importante. Porque, como se suele decir, «una cosa no quita la otra». Quizá no sea lo principal, pero sí valioso.

El placer se desarrolla a partir de las endorfinas, que son los neurotransmisores encargados de que interpretes una actividad como placentera. No solo es placentero algo físico, sino que sumamos a la experiencia un sinfín de matices que hacen que eso se transforme en placer.

Porque en todo este discurso hemos obviado algo muy importante y es que las mujeres suelen tener mayores dificultades para el orgasmo.

Un estudio publicado en la revista *Archives of Sexual Behavior* en 2018, que se ha popularizado gracias a un documental de la plataforma Netflix, *Los principios del placer*, el cual os recomiendo encarecidamente, constata que una mujer que tiene sexo con hombres tiene una probabilidad mucho menor de llegar al orgasmo en sus relaciones de pareja que aquellas que tienen sexo con otras mujeres. Añade que, a su vez, la probabilidad de llegar al orgasmo es mucho menor que la de sus compañeros sexuales hombres en una relación heterosexual. Esta probabilidad es mucho menor cuando el encuentro sexual es esporádico, donde solo el 40 por ciento de las mujeres llega al orgasmo, frente al 80 por ciento de los hombres en la misma situación. Resumiendo, por si no ha quedado claro: si te acuestas con un hombre, y uno de los dos tiene que quedarse sin orgasmo, con una probabilidad alta esta vas a ser tú.

Este hecho ha popularizado el término «brecha orgásmica» y hace alusión al ya conocido término «brecha salarial».

A través de mi Instagram, aun sin ser fiel a ningún método científico, realicé una encuesta, ante una comunidad de más de cincuenta mil mujeres que me seguía en ese momento. De las más de ocho mil que contestaron, podemos por lo menos comentar los resultados a modo de curiosidad. Después de situar la encuesta en mujeres que tienen sexo con hombres y ante la pregunta de si suelen llegar al orgasmo en sus relaciones, solo la mitad de ellas llega siempre o casi siempre al orgasmo. Un 30 por ciento contestó que llegan al orgasmo menos de la mitad de las veces. Cuando preguntaba si sus parejas llegan al orgasmo, el 83 por ciento contestó que ellos lo alcanzan siempre. Unos resultados un poco exasperantes, más si tenemos en cuenta que las mujeres que me siguen pueden ser algo más aventajadas que la población general, que al final una intenta hacer una divulgación sexual de calidad.

Los expertos y expertas en la materia coinciden en que reproducir un modelo de relaciones sexuales coitalizadas, centradas en prácticas que benefician a los hombres pero muy poco al placer femenino, hace que las mujeres estén más insatisfechas y, por consiguiente, alcancen muchos menos orgasmos. Algunas publicaciones de hace más de veinte años ya constataban que del cincuenta al 75 por ciento de las mujeres no tiene orgasmos durante el coito, pero sí bajo otras circunstancias. El orgasmo a través de la estimulación coital se convierte en una presión añadida en el marco las relaciones coitales hegemónicas.

Las mujeres, además, viven esto bajo una culpa terrible y la sensación de un «mal funcionamiento» cuando en realidad es lo más habitual. Y no solo es frecuente, sino que no supone ninguna patología. Tener orgasmos con un tipo de estimulación y no otro no supone un problema en sí mismo, aunque a menudo es fuente de muchas frustraciones. Por si no ha quedado claro, no tener orgasmos con la penetración (el mete-saca al uso) pero sí con otras prácticas es habitual y no representa ningún problema.

Además de esto, la resignación a no conseguir orgasmos es algo que hemos aprendido. La idea de que no es lo importante cala mucho más en nosotras, que tenemos una tendencia mucho mayor a valorar otros aspectos de la relación sexual. «¿Quién necesita un orgasmo cuando, en general, el sexo ha estado bien?». Esta idea está genial. Lo que no está bien es que esta idea nos empape solo a nosotras. Por lo tanto, nuestro orgasmo queda siempre en desventaja. ¿El orgasmo es el único factor que determina la satisfacción en una relación sexual? No. A pesar de esto, ¿el orgasmo es importante? Rotundamente, sí.

Para rizar el rizo, nuestro orgasmo es menos importante para nosotras mismas que para ellos. Para ellos lo es tanto que a veces tenemos orgasmos para regalárselos porque sentimos que merecen un premio al esfuerzo empleado. No sé si tenemos suficientes pruebas, pero no creo que haya dudas de que fingir orgasmos es algo que ocurre. No es para nosotras y por nosotras, sino por y para ellos. Si no los tenemos, los fingimos. ¿En qué momento pensamos que era mejor fingir un orgasmo que exigirlo?

De nuevo, nos topamos con esta idea de que el placer para ellos es necesario, inherente y constitutivo del acto sexual. El nuestro es condicional, eventual y supeditado al «ya veremos», «no es tan importante».

Quizá debemos plantearnos cómo de importante es basar nuestras experiencias sexuales en un sexo que nos sea placentero porque si no, el deseo y la motivación son muy difíciles de encontrar. No solo en el placer físico y el orgasmo, sino también en todo aquello menos tangible. Debemos normalizar que tener unas malas experiencias sexuales, insatisfactorias y frustradas va a disminuir el deseo, por lo que trabajar en mejorar el placer es un modo de estimularlo y motivarlo.

EJERCICIO

Un ejercicio interesante que podemos hacer sería analizar y reflexionar sobre qué aporta ahora mismo el sexo a tu vida. Podemos hacer una lista de «cosas buenas que obtengo de mis relaciones sexuales». Es decir, aquellos elementos que nos devuelven un *feedback* positivo de la experiencia sexual, que generan placer en ti. Será algo así como aquellas cosas que hacen que durante o tras la actividad sexual, la conclusión sea: «¡Mmm..., qué gusto!». Aquellas cosas que harán que el resultado del sexo sea gozoso y en las que se apoyará la motivación y el deseo. Tras esta lista, podemos hacer otra paralela sobre qué cosas nos aportan un *feedback* negativo; es decir, no solo no nos dan placer, sino que no nos motivan y nos alejan de la experiencia placentera del sexo.

A continuación, os pongo dos listas de dos pacientes por si os sirve de inspiración. No son ni mejores ni peores que la tuya. Son solo ideas para reflexionar.

Ejemplo 1
Cosas positivas y placenteras del sexo:
- *Siento relajación.*
- *Mi cuerpo siente mucho gustito.*
- *La relación de pareja va mejor cuando tenemos sexo.*
- *Me lo paso bien durante el sexo.*
- *Siento que estamos más unidos y conectados.*

- Me hace sentirme como cuando era joven.
- Cuando tengo un orgasmo me siento bien y relajada.
- Físicamente me gustan las caricias, los besos, el sexo oral.

Cosas no tan buenas que me hace sentir el sexo:
- A veces me cuesta concentrarme.
- Las veces que no llego al orgasmo.
- Cuando siento que solo tengo sexo por cumplir.
- Cuando el sexo dura mucho rato, tengo la sensación de «pérdida de tiempo».
- Cuando acabamos siento que mi pareja se aleja emocionalmente hasta que volvemos a tener sexo.
- Me gustaría tener un sexo con más besos, abrazos y cariño.

Ejemplo 2
Cosas buenas que obtengo del sexo:
- Me gusta este rato con mi pareja.
- Físicamente siento mucho placer.
- El contacto con su cuerpo me excita mucho y eso me gusta.
- Siempre hemos disfrutado del sexo. Es algo nuestro.
- Me siento muy deseada.
- Siento que se preocupa por mí en todos los sentidos.
- Cuando nos atrevemos a probar cosas diferentes es muy estimulante.
- El orgasmo me aporta relajación.
- Nos sentimos cómplices.
- Afianza nuestra relación.

Cosas no tan buenas que me hace sentir el sexo:
- Por mi enfermedad, ahora las cosas no van como antes y siento culpa por ello.

- Me recuerda que después del cáncer, aún no estoy bien físicamente.
- Tengo miedo de que el sexo empeore por mi enfermedad.
- Tengo miedo de no poder darle placer a mi pareja.

Es un trabajo interesante ver qué cosas de las que consideramos placenteras tenemos durante la actividad sexual. Si, por ejemplo, a ti te resultan muy placenteras las caricias en el pecho, pero de eso obtienes poco; si te gusta que el sexo sea innovador y estimulante, pero nunca pruebas cosas nuevas; si te resulta placentera la cercanía emocional, pero no la obtienes..., el sexo resultará más insatisfactorio de lo que debería. Procurar que el sexo sea gozoso es importante.

Tener un mal amante

Una parte importante de experimentar placer con otra persona dependerá de nuestra propia experiencia y de la valoración personal que hacemos del sexo. Como ya hemos dicho, la sexualidad es un proceso en continua evolución. Tenemos tendencia a pensar que es algo que surge innato y, como hemos visto, no es así. Es lógico pensar que la primera vez que realizamos algo, probablemente no sea en la que mejores resultados obtengamos. A medida que se practica cualquier actividad, vamos a mejorar y también la facilidad con la que la realizamos.

No parece lógico no aplicar el mismo principio en el sexo. Las primeras relaciones sexuales muy probablemente serán un desastre comparadas con la habilidad adquirida tras años de práctica.

No tengo pruebas, pero tampoco dudas de que no todos adquirimos las mismas destrezas y, por supuesto, tampoco a la misma velocidad. Cuando explico esto, lo hago siempre con el mismo ejemplo: bailar.

Bailar ha sido siempre algo que me ha hecho muy feliz. Aunque tengo que confesarte con pena que hoy en día bailo menos de lo que me gustaría. De pequeña me gustaba muchísimo y bailaba a todas horas. Seguramente nunca tuve unas cualidades extraordinarias, pero no se me daba nada mal. A lo largo de mi vida he observado a la gente bailar. Siempre me ha parecido curioso que parece una habilidad innata y cómo alguien puede embelesar con el movimiento de su cuerpo. Podríamos decir que hay a quien le «sale natural», ¿verdad? Cuando vemos bailar a una persona, hay una parte que parece que surge sin más y que va más allá de seguir unos pasos. *Uno, dos, tres, cuatro...* Hay quien los sigue sin más, y hay quien además se le da bien. Cierto es que otros no son capaces de seguirlos.

Las personas de origen latino, por ejemplo, bailan salsa, merengue, bachata... y parece que tienen un gen especial para ello: el gen salsero. Seguramente, una persona del norte de Europa no baile salsa con la misma habilidad.

¿Puede un nórdico bailar como un puertorriqueño? ¿Qué pensáis? Yo creo que sí. Seguramente le costará más porque no ha escuchado esa música desde la cuna, no ha visto mover el cuerpo y la cintura de esa forma en todas las fiestas familiares y populares. Tal vez no tenga integrado el ritmo como lo tiene un puertorriqueño, pero puede aprender. Estoy convencida de ello.

Me quedé alucinada la primera vez que vi un vídeo de Yoko Komatsubara, una bailaora flamenca japonesa (de cuna, nacida en Japón). Os animo a buscarla y comprobar cómo, más que japonesa, diríais que es del barrio de Triana de toda la vida. Baila flamenco que te quedas fascinada.

El aprendizaje se produce de una forma fácil y sencilla cuando estamos inmersos en él, y resulta más tedioso y requiere mayor esfuerzo cuando no lo hemos mamado. Sin embargo, se puede aprender siempre.

Convertirse en un buen o buena amante requiere aprendizaje. Eso sí, es necesario poner interés, atención e intención.

Con esto quiero decir que ser un buen amante no depende de algo técnico, sino de escuchar, atender, querer aprender y estar presente en lo que hacemos. Aprender a ser un buen amante significa escuchar y estar dispuesto a cambiar y a reconocer que siempre se puede mejorar.

La sexualidad masculina forjada bajo el patriarcado es una mala alumna. Esta no escucha, no aprende ni quiere aprender. Es más, la sexualidad masculina se cree «la reina». No se ve ni con la necesidad. «¿Aprender, yo?».

A menudo me encuentro con mujeres terriblemente insatisfechas. Uno de los motivos por los que se tienen unas relaciones pésimas e insatisfactorias es porque tienen compañeros sexuales con poco interés, que escuchan poco o nada y que no atienden a las necesidades de sus compañeras. Ojo, que son malos amantes no por falta de técnica, sino de escucha y empatía.

Claro, esto lo sé yo porque me lo cuentan las pacientes, y lo saben ellas, que son las principales interesadas. Pero a menudo, ellos lo desconocen porque hacerle ver a un hombre que no lo está haciendo bien es como clavarle un puñal. Como soplar un castillo de naipes. La sexualidad masculina es hegemónica, pero es frágil. Terriblemente frágil. Y nosotras, a su vez, nos hemos elegido como «salvadoras». Y, por no hacerles sentir mal..., callamos y aguantamos. La comunicación en este tema brilla por su ausencia. A menudo es realmente difícil expresar la insatisfacción, lo cual es terrible. La misma ciencia nos corrobora que la satisfacción sexual se ve beneficiada por la percepción de que los sentimientos y las preocupaciones pueden ser compartidas en el seno de la pareja. Esto no es así demasiadas veces.

Últimamente se habla mucho del autoconocimiento, del cual hablamos en el capítulo siguiente. No nos lo han puesto fácil para desarrollar esta faceta, como hemos descrito anteriormente, y se trata de un pilar fundamental. Hemos puesto el foco en que las mujeres pidan lo que necesitan, pero no estamos en que ellos tienen que escuchar y querer atender. Esto es válido para cualquier persona, pero hay que dejar de forjar la sexualidad masculina con la idea de que son responsables de nuestro placer y que tienen que saber cómo complacernos de forma innata. Porque eso es falso y además imposible. Cada nuevo encuentro, cada pareja que se forma, cada experiencia sexual, aunque sea esporádica, es un capítulo nuevo. Estar dispuesto a disfrutar y a complacer es algo que toda persona debería tomar como premisa.

Hace pocos días vi el documental sobre Jennifer López, la superestrella mundial, en el que muestra y reflexiona sobre su carrera. En un momento explica a sus bailarines que no solo deben saberse los pasos, sino sentir al de al lado. Deben notar su presencia y saber lo que va a hacer, acompañarlo y acompasarse con el otro. De algún modo pensé: «Igual que en el sexo».

Cuando dos personas tienen sexo deben sentirse, comprenderse y escucharse. Comunicarse y acompasarse. Si uno u el otro va por libre..., mal. Tú te crees buen bailarín, pero dejas atrás a tu pareja de baile, así que tendrás que buscarte otra forma de bailar porque en pareja, pues no puedes. Hay una gran cantidad de gente aficionada a los bailes en línea, en el que no se necesita pareja. Si te gusta bailar pero no encuentras pareja para hacerlo, pues bailas sola, así de sencillo.

Quizá, tú que me estás leyendo, tienes compañeros que van por libre. Reproducen un patrón aprendido en un momento determinado y que obviamente les viene bien a ellos. Es un sexo basado en el placer del pene a través del sexo coital vaginal como práctica estrella. A menudo lo utilizan a modo de «descarga» para «aliviar» sus pulsiones. Poco espacio queda para otras prácticas más diversas, centrar el placer en otras partes del cuerpo o tomar un papel menos activo para que ellas tomen las riendas. Y con frecuencia esto se acompaña de poca voluntad de escucha, cambio y también de una sobreprotección por nuestra parte para no lastimar ese orgullo sexual masculino. Todos los días me encuentro con mujeres con una sexualidad sin placer o por lo menos no con todo el que podrían obtener. Y, además, muchas son completamente conscientes de ello.

En el libro *Sexo sabio,* Antoni Bolinches explica muy bien que nosotras deberíamos ser más asertivas y ellos, un poco más tolerantes a la frustración. Hay una parte que depende de ti; la otra no es responsabilidad tuya. Añado yo: lo que tú necesitas no es un ataque a la otra persona, y esta no debería verlo así. Nosotras a menudo practicamos más la empatía que la asertividad y nos ponemos en el lugar de la pareja, de la que conocemos, en el fondo, esta vulnerabilidad. Una persona y profesional a quien admiro en lo más profundo y a la que considero mi ejemplo a seguir es Carmen Jurado Luque, enfermera y sexóloga responsable de la unidad de salud sexual del hospital Reina Sofía de Córdoba. Ella me dijo un día: «La consulta no debería llamarse "salud sexual", sino "el pobre"». Se refería a que muchas mujeres utilizan esta frase para definir sus dificultades sexuales. Por ejemplo: «Para mí no es tan importante, pero para mi pareja, el pobre...». No hay realidad más aplastante: a menudo vivimos la sexualidad por y para el orgullo masculino.

Ante todo esto, lo mejor es una buena prevención. Si estás leyendo esto y no tienes pareja pero la quieres tener, ten en cuenta lo que voy a decir aunque parezca duro: elige bien. Esto es siempre tener algo ganado. No elijas destreza, sino actitud. No elijas habilidad, sino empatía. No confundas pasión con egoísmo. No elijas a quien reproduce patrones que no te benefician. Elige a quien se permita aprender pasos de baile y no te marque el ritmo.

Ojito con que el enamoramiento te nuble el juicio. Probablemente si estás enamorada, le encuentres pocas pegas. El sexo durante el enamoramiento es facilón porque genera endorfinas y oxitocina de una forma bastante sencilla. Pero esta fase pasa (siento ser yo quien te lo diga).

Una amiga me contaba que cuando conoció a su expareja y se enamoró, todo le indicaba que era un ser maravilloso. Le pareció una persona diferente, extravagante y con un punto excéntrico que le resultó de lo más cautivador. Una vez separada, se refería a él simplemente como un tipo «demasiado raro».

R. es una paciente que acude a la consulta de salud sexual aquejándose de falta de deseo. En realidad, poco me hizo falta preguntar para que ella, que es una mujer muy lista, se diera cuenta de lo que le pasaba, puesto que había reflexionado sobre ello. Os cuento:

R. tiene cincuenta y siete años y llevaba con su pareja más o menos treinta y cinco años. Tienen dos hijos en común y una vida muy normativa en la que los dos trabajan y en general se llevan bien.

Él es la única pareja que ha tenido y, hasta donde ella sabe, cree que ella también lo es para él. No han tenido grandes problemas de pareja, pero llegados a este punto y como los hijos ya no están en casa, su vida se ha vuelto más monótona.

Dice que nunca ha sido «muy sexual» y que el sexo ha sido siempre algo prescindible en su vida, aunque nunca le ha costado tanto como ahora. Cree que es por la menopausia.

Cuando le pregunto si disfruta de las relaciones, me dice que las tienen muy pocas veces. Le repito la pregunta, puesto que no me refería a la frecuencia, sino a la satisfacción. Ahí es cuando me dice que su pareja es muy poco habilidoso. Dice que a ella le gustaría que la acariciase, que la besase y la tocase más. Que le gusta el sexo oral, que disfruta con ello y que es lo que más la excita, pero le cuesta mucho que su pareja se centre en ella y cuando lo hace, no lo hace bien.

Me dice: «Le digo dónde y cómo me gusta que me toque, pero lo hace muy poco rato y para la próxima vez se le ha olvidado. A mí me gusta que me acaricie el pecho y me gustaría que me tocara mucho más y con más ganas, pero no me hace mucho caso. Le explico que me toca muy suave. Tanto, que a veces me quedaría dormida».

Ella le comunica a su pareja lo que necesita, pero cuando le pregunto cómo reacciona, me contesta: «Dice que soy muy trabajosa y que nada me parece bien».

Me cuenta que en realidad le da mucha pereza tener sexo con su marido porque sabe que no va a disfrutar, que cada vez es como empezar de cero porque tiene que decirle lo que quiere. No la toca como a ella le gustaría. Cree que con el tiempo que llevan de pareja, ya es para que él lo supiera y que no tiene ganas de explicar una y otra vez lo mismo. Prefiere leer o ver una serie que tener sexo.

Antes le costaba menos excitarse; se tocaba y usaba la fantasía para lograr un sexo mejor, pero ahora le cuesta más. Se le han quitado las ganas del todo. Me dice de nuevo que cree que es por la menopausia.

Opino que, en este caso, podemos ver claramente cómo el sexo «sin gracia», trabajoso y poco placentero ha dificultado el deseo.

Es extraño que a pesar de explicar lo que ella necesita, no logra obtener resultados. No es una cuestión de autoconocimiento ni de actitudes por su parte. Pero él no parece entender que el modo en el que tienen sexo no es bueno para ella. Es curioso el inmovilismo de la sexualidad masculina. La disonancia cognitiva es un concepto muy utilizado en psicología que nos explica cómo las personas intentan mantener la consistencia de las ideas y creencias que han interiorizado a toda costa. Cuando estas ideas chocan con lo que está pasando, las personas tienden a buscar la manera de seguir manteniéndolas autoengañándose o manipulando la situación.

Sería algo así como ante la idea de que fumar es malo para la salud y que sería mejor dejarlo, puede que prefiramos planteamientos como: «De algo hay que morir» o «fulanito fumó toda la vida y al final murió de un accidente de tráfico».

Desde luego, es mucho más fácil achacarle a ella el problema de la falta de deseo que desmontar todo el sistema de ideas y privilegios en los que se construye la sexualidad masculina. Para nosotras quizá sea también más sencillo atribuirnos esta culpa de la falta de deseo porque vemos razonable, con todo lo que hemos aprendido, que sea solo nuestra. Fijaos cómo por más que R. explica perfectamente sus relaciones como insatisfactorias, sigue pensando que su falta de deseo es por la menopausia. Le parece una explicación más plausible.

 Si te interesa saber más sobre cómo tener unas relaciones más satisfactorias, te recomiendo que le eches un ojo a este taller online donde te explico cómo mejorar la excitación y tener una penetración placentera.

12

LA TRAMPA DEL AUTOCONOCIMIENTO

«Autoconocimiento» es una palabra que hemos oído sobremanera en el contexto de la sexualidad femenina. Autoconocerse o conocerse a una misma significa saber quién eres, reconocerte en tus pensamientos, emociones y acciones. En el terreno de la sexualidad, significa reconocerte en tus deseos, sensaciones, placeres y necesidades. Saber qué quieres y qué necesitas.

Obviamente este es un punto importante en nuestra vida sexual. Hay tantas maneras de vivir la sexualidad que es imposible, y no se debe generalizar cómo hacerlo. Hay tantas formas de vivir y de ser en el sexo como personas en el mundo. Esto implica que no hay un manual de instrucciones. No hay unas normas y teclas que tocar que le sirvan a todo el mundo. Por lo tanto, saber quién eres tú y qué necesitas te sitúa como ser sexual consciente de su sexualidad.

¿Conocemos nuestro cuerpo y sabemos usarlo para el placer? Ya hemos hablado de nuestra educación (o falta de ella) acerca del cuerpo basada en la ignorancia y el miedo.

En cuanto al conocimiento del cuerpo y el placer que de él depende, podemos aproximarnos a un conocimiento de cuerpos que se parecen. Podemos pensar que no nos hace falta este conocimiento de nosotras en particular porque más o menos todas funcionamos igual. Es posible que una mujer con vulva, dígase yo, por ejemplo, tenga una forma de conseguir placer similar a una mujer con vulva en la India. Porque anatómicamente somos parecidas. Aun así, el modo en que lo expresamos y la experiencia subjetiva que se derive de ello pueden ser totalmente diferentes. Aceptar que los cuerpos son distintos unos de otros y que, además, cambian a lo largo de la vida está bien. Yo tengo el mismo cuerpo, con la misma vulva y el mismo clítoris que cuando tenía veinte años y, en cambio, lo que sé de él y las sensaciones y el placer que me proporciona son totalmente diferentes.

Conocer qué necesitas está bien y es un buen comienzo. Porque para saber adónde vas, debes saber dónde estás y qué camino andar. Si quieres obtener placer sexual, debes saber cómo conseguirlo. Esto es una máxima indiscutible. Puedes inspirarte en otras experiencias, leer sobre cuál es la manera más fácil, pero solo explorando los diferentes caminos posibles sabrás cuál es el tuyo. No te queda otra que ponerte manos a la obra.

Todas las que ya me conocéis sabéis que he sido una gran defensora del clítoris. La ignorancia que aún tenemos sobre él nos ha hecho a las mujeres analfabetas del placer. No sabíamos, porque nadie nos lo ha explicado, que este órgano era tan importante. Las mujeres en todo el mundo hemos crecido y nos hemos iniciado en la vida sexual sin conocer el clítoris. Esto es tan grave que sería algo así como querer montar en bici sin bici.

Cada mujer debe aprender la manera de encontrar el placer que mejor se adapte a sus gustos y preferencias, pero desde luego no contar, *a priori*, con el clítoris es grave, gravísimo. Y no hacerlo por desconocimiento es imperdonable. Desde luego, nosotras no hemos tenido culpa de ello. Somos víctimas de la educación patriarcal y sexista en la que estamos.

La mayoría de las mujeres hemos descubierto el clítoris por casualidad. Nadie nos lo ha enseñado, nadie nos ha animado a tocarlo, sentirlo y disfrutarlo. La mayoría de nosotras (espero que no de las generaciones más jóvenes) nos hemos tocado, frotado y acariciado entre las piernas sin querer guiadas por el «me gusta» y de repente «ahhh..., oyeee, ¿este gustito qué ha sido?». Años más tarde te enteras de que se llama orgasmo y que tienes una cosa llamada clítoris. Esto que ha ocurrido «sin querer» toca hacerlo de una manera consciente.

A finales del 2019 se pone de moda un juguete sexual famoso con un nombre muy «marketiniano», llamado *Satisfyer* o succionador de clítoris. No había cena de empresa o comida navideña en la que no se hablara de él. Fue un bombazo ver cómo de repente el clítoris inundaba las conversaciones. No sé si me alegra o me entristece, pero creo que muchas mujeres se enteraron de que tenían clítoris en una conversación con su cuñado en la comida de Navidad. Sí, como lo oyes. Tan triste como real. Quiero pensar que, gracias a esto, la sexualidad femenina se vio reforzada. Se le dio espacio público. ¿Hablar del clítoris y de orgasmos y de la forma en que las mujeres lo conseguimos en la comida de Navidad? ¿Perdona? Me imagino pequeñas bombillas encendiéndose en la mente de cada mujer entre gamba y gamba, entre copa y copa de cava. «Ahhh..., pero ¿esto funciona así? ¿Cómo, cómo...? ¿¿¿El clíto-qué???».

No lo puedo decir más claro: aprende cómo funciona tu clítoris. Nadie puede hacer esto por ti. Este conocimiento tan necesario sobre nosotras mismas no se limita solo a conocer o no el clítoris. En primer lugar, porque no hay una sola forma de tocarlo y estimularlo. De ahí la variabilidad individual de la que te hablaba. En segundo lugar, concentrar tus esfuerzos en el clítoris probablemente sea algo rentable en términos de placer, pero debemos saber que todo el cuerpo es potencialmente placentero. Aunque este órgano suponga la máxima expresión del desconocimiento que tenemos sobre nosotras mismas y hay que prestarle atención, no podemos limitarnos a él. Una cosa no quita la otra. Se pueden explorar y descubrir otras partes del cuerpo. En ellas también recae la variabilidad de la que hablamos. La estimulación del pecho y los pezones puede ser algo muy excitante y placentero para algunas personas y, en cambio, ser totalmente anodino para otras. Además, el autoconocimiento no se debe acotar a aspectos relacionados con el cuerpo, porque solo la unión de cuerpo y mente será la que nos llevará al placer.

Dicho todo esto, a menudo tengo la sensación de que usamos la palabra «autoconocimiento» de una forma baladí y a la ligera y que, en realidad, no ayuda demasiado, sino que puede llegar más bien a frustrarnos. Como dice María Fornet en su libro *Una mansión propia,* «subrayamos con frecuencia la importancia de autoconocerse, de autodescubrirse, sin explicar exactamente cómo funciona el proceso (...) y sin alertar de sus peligros».

María Fornet explica que el autoconocimiento implica aceptar la idea de que este es un proceso en continuo movimiento y evolución. Conocerse no se puede hacer una vez y ya está. Conocerse hoy no basta para conocerse mañana. Tú no eres la misma persona que eras hace veinte años y no serás la misma dentro de veinte más. Además, iniciar un proceso de autoconocimiento, entendiendo esto como una estructura rígida e inamovible, implica muy poca capacidad de mejora y evolución. Cosa que no es verdad.

Pensar en tu «yo sexual» ahora te define, pero no te encasilla. Pensar en que tú eres una persona «poco deseosa» no te define como persona que no desea. Saber que te gusta que te acaricien una parte del cuerpo hoy, no significa que te haya gustado siempre. Sentirte incómoda ahora con algo concreto no significa que te sientas siempre así.

Podríamos poner cientos de ejemplos, tanto de experiencias físicas como de pensamientos y emociones relacionadas con la sexualidad. Por lo tanto, acepta de nuevo que la sexualidad, y con ella tu deseo, cambia y que no es inamovible.

Este conocimiento sexual es personal y parte de ti y lo podemos llevar a cabo a través de la masturbación, como veremos más adelante. Pero también se practica el autoconocimiento en las relaciones sexuales con otras personas. Y esto a menudo va muy ligado a la capacidad que tenemos de expresar y comunicar lo que queremos. También puedes aprender sobre ti y tu placer cuando tienes sexo con otra persona. Porque tú no desapareces en este encuentro. No deberías. Debes seguir siendo el centro, tu centro. Liberarnos de toda carga para tener experiencias sexuales en las que miremos hacia nosotras y no hacia otros es lo único que necesitamos. Pero ya sabemos que vamos cargadas de mochilas de tabúes, miedos y frenos para el disfrute.

A menudo, las experiencias se vuelven distintas cuando estamos solas que cuando compartimos este placer. Hay quien consigue conocer más sobre sí misma en soledad y descubriendo su cuerpo y el erotismo sin nadie más que ella. Y hay quien el contacto con otro cuerpo, con otra persona, le aportará una experiencia más amplificada. Las dos cosas están bien, siempre y cuando tu placer sea el protagonista. Como una mochila de conocimiento que ir llenando a cada paso de tu vida. La mochila del placer. Ya hemos visto en el capítulo anterior que, para ello, nuestro placer no puede quedar en un segundo plano. Conocerse a través de las relaciones que tenemos con los demás pasa obligatoriamente por comunicar de forma asertiva lo que queremos o lo que nos apetece probar.

Al fin y al cabo, autoconocerse es como una buena conversación que te lleva a debatir, a abrir tu mente, a explorar lo que piensas sobre un determinado tema, a incorporar nuevos conceptos, a aceptar otras ideas. Es abrir la posibilidad de hacer un viaje hacia ti misma. Autoconocerse es entablar una conversación contigo misma. Es abrir la mochila y decidir qué te llevas en este viaje, qué necesitas y qué te está pesando demasiado.

Del autoconocimiento a la exigencia

Puede que te sientas angustiada frente a la idea de no conocerte. En los últimos tiempos, he notado un incremento de mujeres preocupadas porque no creen estar conociendo del todo su sexualidad. Quizá el exceso de información, o de «infoxicación», al respecto está creando un cierto malestar.

Para que estés tranquila, te diré que no conocerte es lo

más normal. De hecho, sinceramente creo que el pleno conocimiento es una utopía poco alcanzable en la práctica.

Esta falta de autoconocimiento sexual no responde a una responsabilidad individual, sino social. Las mujeres no conocemos lo que queremos en el sexo. Claro que no. No se nos permite surfear cómodas en él ni a través de la masturbación ni en las relaciones de pareja. Lo hemos argumentado ya de sobra. El sexo está visto como un derecho para ellos y como un privilegio para nosotras. Un privilegio socialmente otorgado para unas pocas, pues se permite indagar en este conocimiento a la mujer blanca que cumple con unos cánones de belleza concretos y que da placer al hombre blanco. Al resto de las mujeres blancas con cuerpos no normativos, mujeres racializadas, con diversidad funcional o que tienen sexo con otras mujeres no se les admite este privilegio. No se permite disfrutar del sexo libremente a quien el patriarcado no sexualiza.

Esta idea constante de que conocernos es un trabajo pendiente es un mensaje sobre todo dirigido a nosotras. Claro que hemos tenido lagunas en el conocimiento de nuestro cuerpo que nos han impedido hacer esto con naturalidad hasta ahora. Pero es necesario asumir que «conocerse» es inexcusable para cualquier persona que quiera disfrutar la sexualidad, no solo nosotras. La idea de que el placer es algo que hay que trabajar solo en nosotras me repele. ¿La sexualidad masculina no tiene nada que aprender? Claro que conocerse está bien y es bueno, pero me chirría sobremanera que no se les mande el mismo mensaje de autoconocimiento ni con el mismo ahínco a ellos. ¿Solo en nosotras recae la responsabilidad de analizarnos, escudriñarnos y fisgar en lo más hondo para luego resurgir y tener una buena vida sexual?

Vivir el sexo de forma libre y sin censuras forma parte de una ensoñación, una fantasía para la mayoría de las mujeres. Esto choca de frente, en cambio, con esta exigencia de autoconocimiento que parece que ejercemos continuamente como premisa a un sexo placentero. «No te conoces lo suficiente; para disfrutar, debes conocerte primero; ¿cómo vas a pedir lo que quieres si no te conoces?». Esto solo atribuye la responsabilidad de no saber, poder hacerlo o conseguirlo a un fracaso individual cuando en realidad es un fracaso social.

Las personas que abogamos por este autoconocimiento debemos hacerlo sabiendo que hay quien tendrá dificultades para lograrlo. Debemos saber que lanzar este mensaje a quien tiene demasiados miedos, tabúes incorporados o simplemente a quien no sabe por dónde empezar puede generar una gran frustración y desengaño. Apelar al autoconocimiento sin acompañar puede ser un error.

Conocerse no puede ser ni un privilegio ni una exigencia. Conocerse es algo que deberíamos hacer simplemente como parte del camino sin agobios ni imposiciones, pero tampoco con frenos. La exigencia no es buena compañera. Ni la autoexigencia, ni la imposición ajena, por supuesto. Esta, en cualquiera de sus formas, es enemiga del placer.

No sé si tengo la solución a este conflicto. Probablemente no. Solo sé que debemos no sentirnos culpables por no conocernos bien. No es culpa nuestra. Solo sé que exponernos sin exigencias a prácticas placenteras puede ser una manera de empezar a hacerlo. Solo si te apetece, en algún momento, o en muchos diferentes de tu vida, puedes indagar no solo en qué te produce placer en el terreno corporal, sino en el placer emocional. Escarbar en lo que es para ti erótico, curiosear sin más, como quien descubre un juego por primera vez. Como una niña que experimenta sin miedo y sin pudor, pero también sin límites. Precisamente esto es lo que se nos ha prohibido y debería ser algo natural. Descubrir el placer sin miedo, ¡qué fantasía, chicas! Sin autoobservación hacia lo que está ocurriendo ni exigencia, porque el conocimiento es bonito en sí mismo y no tiene una meta concreta, un final ni tiempo que se agote. Sin pensar si queda mucho o poco, sin ver el vaso medio vacío porque no hay uno que llenar. El autoconocimiento nunca va a acabar, siempre habrá algo nuevo que aprender, algo bueno que descubrir, alguna cosa que cambiar. Solo disfruta y suelta lastre. Considera tu placer una fuente de la que brota agua sin cesar. Como un huerto en el que plantar y recolectar, que nunca se agota y siempre da fruto. Practica, ámate y cuídate en todas sus formas. Busca lo bueno para ti, lo que te conecta con el sexo, tu placer y tu erótica. Sin exigencias, sin guiones y sin complacencia para nadie. A ratos sola, a ratos acompañada. En todo caso, comparte con quien te acompañe como un socio de juego al que le enseñas cómo se juega a tu juego.

Por dónde empezar

Si no sabes por dónde empezar con esto del autoconocimiento, piensa que esto es como el comer. Yo he aprendido a lo largo de la vida que hay ciertos alimentos que no me sientan bien. Antes los comía porque todo el mundo lo hacía y bueno..., no pensaba que fuera tan importante. Pero ya no. Ya no como lo que sé que no me sienta bien. En cambio, me encanta prepararme comidas que sé que voy a disfrutar, no solo porque están buenas y me gustan, sino porque mi cuerpo las va a agradecer. Adapto mi alimentación a aquello que mi cuerpo acoge y que me hace sentir bien. Pues esto es más o menos igual. Esto no lo he hecho en un día ni en dos. Es la experiencia y la conciencia de que debía mejorar mi alimentación lo que me ha llevado a ello. También sé que aún no ha acabado. Si el mes o el año que viene debo cambiar algo más, lo haré. Me quedan muchos años por delante y las cosas pueden variar. Es más, lo harán.

Te propongo un pequeño ejercicio para empezar: responde a estas preguntas. Puedes pensarlas simplemente, anotarlas en un papel o en una libreta. Lo que respondas no es inamovible. Puedes completarlas más adelante o cambiar la respuesta. Al hacer esto, estarás conociéndote cada vez más.

EJERCICIO

¿Qué partes de tu cuerpo son eróticas para ti? Imagina tu cuerpo pintado en un papel. Una silueta por delante y por detrás. Pinta de verde aquellas zonas que son para ti muy eróticas. Observa cuáles son. ¿Las utilizas en el juego erótico? Las partes que quedan en blanco, ¿por qué las has dejado así? ¿Puedes potenciar el placer en algunas zonas más que no has tenido en cuenta hasta ahora? Completa el mapa erótico de tu cuerpo. No es un ejercicio que debas hacer en un día, sino que debe acompañarte siempre. No como algo estático, sino como algo cambiante. Ten en mente siempre tu mapa para usarlo a tu favor, para descubrir qué partes has tenido olvidadas hasta ahora. Pinta y despinta el mapa a medida que vayas completándolo.

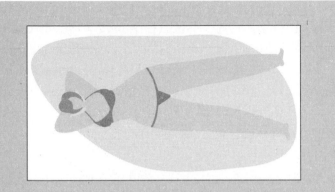

Otros conocimientos también te serán útiles. Sigue, por ejemplo, pensando en qué cosas crearían una atmosfera sexual o erótica. Qué elementos añadirías si quisieras de repente llenar tu alrededor de erotismo. Pregúntate, por ejemplo:

- ¿Qué estímulos son eróticos para ti?
- ¿Qué olores te gustan y te resultan eróticos?
- ¿Qué tipo de caricias te gustan (suaves, intensas, etc.)?
- Si tuvieras que poner una música que te evocara al sexo, ¿cuál sería?
- Si tuvieras que elegir una ropa para seducir a alguien, ¿cuál te pondrías?
- Si tuvieras que elegir unas palabras, un tono de voz, un mensaje, ¿cuál sería?

Así, puedes completar poco a poco todo aquello que te seduce; y, por el contrario, dejar fuera aquellas cosas que no lo hacen. Enriquece tu lista de elementos eróticos. Recuerda que esta es tu lista. Tuya y de nadie más. No es inamovible ni fija. La lista cambiará y crecerá contigo.

Al responder a todas estas preguntas, estás conformando tu ideal erótico. Le estás dando presencia a aquello que necesitas y que para ti (ojo, esto es tuyo y de nadie más) es placentero, aquello que te conecta directamente con el placer. Al hacerlo, no solo lo estás evocando, sino que estás siendo consciente de ello. Estas creando conocimiento. Estás llenando tu mochila.

13

DESEO SEXUAL Y CONSENTIMIENTO. OBLIGACIÓN, DEBER Y VIOLENCIA SEXUAL

Todas las relaciones sexuales deben ser consentidas, por supuesto. No hay discusión alguna en que toda aquella en la que no hay un consentimiento expreso es un acto de violencia contra quien no ha consentido.

Para hablar de este tema, debemos hablar de abuso, acoso y agresiones sexuales. Cualquiera de estas formas supone un delito contra la libertad sexual.

Según la OMS (Organización Mundial de la Salud),

> la violencia sexual es todo acto sexual, la tentativa de consumar un acto sexual, los comentarios o las insinuaciones sexuales no deseados, o las acciones para comercializar o utilizar de cualquier otro modo la sexualidad de una persona mediante coacción por otra persona, independientemente de la relación con la víctima, en cualquier ámbito, incluidos el hogar y el lugar de trabajo.

La coacción puede abarcar el uso de grados variables de fuerza, intimidación psicológica, extorsión o amenazas.

También puede haber violencia sexual si la persona no está en condiciones de dar su consentimiento, por ejemplo, cuando está bajo los efectos del alcohol u otras drogas, dormida o mentalmente incapacitada.

Cuando hablamos de este tema, no puedo evitar preguntarme qué clase de degenerado quiere tener sexo con alguien que está inconsciente. Efectivamente, es lo que cualquier persona en su sano juicio pensaría, pero parece más bien que nos encontramos frente a una película de Tarantino. Sin embargo, mientras escribo estas líneas (verano de 2022), estamos en pleno movimiento social debido a la gran cantidad de denuncias de sumisión química y por más de sesenta acusaciones de pinchazos a mujeres en locales de ocio nocturno. No en vano, el Ministerio de Justicia tiene elaborado un «Informe de buenas prácticas ante la sospecha de sumisión química». Según este documento, se distingue entre: sumisión premeditada o proactiva, que tiene lugar cuando se proporciona a la víctima sin su conocimiento una sustancia incapacitante y desinhibidora; sumisión oportunista, que ocurre cuando el autor del delito se aprovecha de la vulnerabilidad de la víctima, que se halla en estado de inconsciencia a causa de alguna sustancia que ha consumido voluntariamente, y sumisión mixta, en la que confluye la ingesta voluntaria de sustancias con la administración encubierta.

En el ámbito anglosajón se usa específicamente el término *Drug-Facilitated Sexual Assault* (DFSA), refiriéndose a las relaciones sexuales no consentidas llevadas a cabo mientras la víctima se encuentra incapacitada o inconsciente bajo los efectos de sustancias psicoactivas como alcohol, drogas ilícitas o psicofármacos.

Según los datos del Ministerio de Interior recogidos por

las Fuerzas y Cuerpos de Seguridad del Estado, se cifran en más de ciento sesenta las agresiones sexuales producidas por sumisión química en los últimos tres años. De momento, en febrero de 2022, el Ministerio de Igualdad y el Ministerio de Sanidad están colaborando en la elaboración del primer Protocolo de Actuación Común Sanitario en Violencia Sexual, que debería estar listo este mismo año.

Según el registro de la misma fuente, en 2020 se denunciaron algo más de 11.000 casos de delitos contra la libertad sexual. De ellos, el 85 por ciento fueron denunciados por mujeres. Es decir, casi 9.500 casos. Esta cifra supone un ligero descenso comparado con el 2019, aunque la tendencia general ha sido al alza desde 2011, fecha en la que se presentan estos datos. Ese año se denunciaron 7.400 casos y 10.700 en 2019. ¿Quizá el 2020 fue un año especial debido a la pandemia? Esto explicaría el descenso de los casos.

Frente a esta realidad, ahora mismo confluyen los mensajes de rechazo total y absoluto a estos delitos con mensajes arcaicos del tipo: «Ten cuidado al salir de fiesta». Yo me encuentro entre las indignadas por estas frases, pues esto parece el cuento de nunca acabar. Siguen las agresiones a mujeres y parece que no nos terminamos de dar cuenta de que tenemos un grave problema social de violencia contra ellas. Pero el mensaje no puede dirigirse nunca hacia nosotras. El «ten cuidado» solo tiene un efecto represor, de miedo y de falta de libertad hacia las mujeres que, desde mi punto de vista, es ya intolerable. Creo fervientemente que las campañas, mensajes y la educación tiene que recaer contra quien comete estos actos de violencia, que sin duda no solo deberían ser punibles, sino moralmente reprobables por toda la sociedad.

Llevo tiempo leyendo e investigando sobre el tema del

consentimiento. Y cierto es que cuanto más intento esclarecer sobre este tema, más dudas se me presentan. Además, es un tema de actualidad candente desde que el Gobierno de España aprobara recientemente la llamada «Ley de sí es sí», donde se recoge que todo acto que atente contra la libertad sexual de otra persona sin su consentimiento es una agresión sexual que será castigada con la pena consiguiente.

Esta ley supone grandes avances totalmente necesarios, pero también es verdad que el consentimiento ha sido el foco de toda la polémica. En efecto, como decía, toda relación sexual debe ser consentida y de esto no cabe la menor duda. Pero la idea de que las mujeres deben simplemente consentir una relación sexual es, en sí misma, inquietante, pues esto pone de manifiesto una sexualidad, de la que ya hemos estado hablando, en la que se presupone al hombre como parte activa del proceso y a la mujer como parte pasiva o responsiva. El hombre dispone y la mujer accede o rehúsa. Esta idea constante de actitud pasiva, sobre todo en el marco de las relaciones heterosexuales, es, para mí, desesperante.

Son varias las teorías que proponen no hablar de consentimiento, sino de deseo en las experiencias sexuales. Hay muchas voces opuestas a esta cultura consensuada. ¿Consentir y desear son sinónimos? No, no lo son. La propia Katherine Angel en su ya citado *El buen sexo mañana*, reflexiona sobre que no solo queremos que la mujer consienta las relaciones propuestas por los hombres, sino que, además, pretendemos convencerla de que aun siendo mero consentimiento y no deseo, la situación la debe excitar y satisfacer.

Hemos hablado ampliamente de la respuesta sexual y el deseo. Hemos visto que, a menudo, el deseo no surge de una forma espontánea, sino que es responsivo. Es decir, depende del contexto, que no es más que estas circunstancias externas que junto al análisis interno hacen que una persona diga: «Mmm..., esto me seduce..., me interesa... Quizá no esté mal un poco de sexo».

Hemos visto que, por norma general, las mujeres son más dependientes de este contexto y, por tanto, suelen tener con mucha más frecuencia un deseo responsivo. Debemos preguntarnos si esto es algo biológico o simplemente una adaptación a esta sexualidad pasiva que se ha acostumbrado a simplemente «responder».

Hay una gran diferencia entre consentir y desear. Piensa un momento en dos situaciones que solo son iguales en apariencia.

Imagina no haber pensado en sexo pero que el contexto te seduzca y, por tanto, la idea de tener sexo te parezca atractiva, que el deseo surja y te recorra de los pies a la cabeza. Supón ahora que no hayas pensado tener sexo y que el contexto te «obligue» a ello porque tras poner en una balanza consentir o no, creas que es mejor decir que sí. Que ante una situación aparentemente excitante tu decisión sea esta porque «te compensa». Dices que sí, porque negarte te pone en una situación peor. Hay consentimiento, pero ¿dónde está el deseo?

Hay multitud de mujeres que tienen sexo consentido, pero no deseado. Todos los días miles de mujeres tienen sexo no deseado porque necesitan dinero, porque reciben coacciones, presiones familiares o de su propia pareja. Esto puede ser explícito o bien sutil, tremendamente sutil, incluso dentro de la pareja. Tener que sopesar tener sexo, sin pensar en el placer y en el disfrute, sino en otras muchas cosas que nada tienen que ver con ello, cruza muy tímidamente la frontera de la violencia sexual. Entonces ¿debemos poner el foco en el consentimiento? Sí, es lo mínimo que se exige, pero no es suficiente.

EJEMPLO

M. aparece un día en mi consulta de salud sexual. Ha venido a su revisión ginecológica y en la sala de espera ve el cartel que hay en la puerta de la consulta: CONSULTA DE SALUD SEXUAL.

Se asoma porque mi puerta siempre está abierta cuando no estoy atendiendo a nadie, precisamente, para que ocurra lo que ocurrió.

M. me preguntó para qué era. Le contesté que era una consulta donde podíamos hablar de si tenía alguna dificultad en sus relaciones sexuales, que podía decírselo a la ginecóloga y que ella le daría una cita.

Así fue. Unas semanas más tarde, M. vino a su cita.

Empieza diciéndome que no sabe lo que le pasa, pero que no puede tener relaciones sexuales. Que nunca tiene ganas. M. tiene sesenta años y me cuenta que está casada desde hace más de treinta y cinco. Su marido ha sido su única pareja. Tienen dos hijos que ya no viven con ellos. Él está jubilado, ella trabaja de limpiadora.

Me explica que no tiene deseo, que no se excita y que sus relaciones son totalmente insatisfactorias. Para ella, son un trámite. M. tenía guardado dentro todo lo que vais a leer a continuación. Solo la dejé hablar. La interrumpí mínimamente para animarla a seguir su relato:

«Lo hago porque tengo que hacerlo. Lo evito todo lo que puedo, pero a veces no puedo porque ya han pasado muchos días y..., claro, mi marido es un hombre, y ya sabe cómo son los hombres.

»Evito irme a la cama a la misma hora que él. Me acuesto antes y cuando él sube, ya estoy dormida. Y si no lo estoy, me hago la dormida. Me pongo nerviosa de pensar que me vaya a pedir tener sexo.

»Cuando llevamos muchos días sin hacerlo, se pone de mal humor. Deja de hablarme y me pone caras largas. Cuando le digo de ir a tomar algo o salir a dar un paseo, no quiere. Se pasa días casi sin hablarme. De alguna forma me castiga porque le falta sexo».

Le pregunto, entonces, si se pone agresivo con ella.

«No, no se pone agresivo, pero es que es todo tan difícil cuando está así. Yo sé lo que le pasa, porque si tenemos sexo todo vuelve a estar bien. Entonces, de vez en cuando, prefiero acceder. Pero no porque tenga ganas. Para mí el sexo no es agradable. No hay besos, ni caricias, ni cariño. Solo "se va" y ya está. Después me siento mal. A veces pienso que soy como una puta. Me dan ganas de llorar. Él me echa en cara mi falta de ganas y dice que no pongo de mi parte. Cuando acabamos, me dice: "Hala, hasta dentro de un mes"».

No creo que haga falta añadir mucho más en esta historia. M. está viviendo una situación de violencia sexual y coacción dentro de su matrimonio. A través del chantaje emocional, de los silencios, de hacer que la vida sea insoportable, se consigue que muchas mujeres acepten. ¿Son relaciones consentidas? Sí. ¿Son deseadas? Desde luego que no. Lo cierto es que miles de mujeres en el mundo acceden voluntariamente a tener relaciones por miedo a las consecuencias si no las tienen y, por ello, las acompaña un sentimiento enorme de maltrato. Pero se supone que todo está bien. Consintió, al fin y al cabo. Un modelo de sexualidad donde el valor recaiga solo en el consentimiento y menosprecie el deseo no es, para nada, suficiente. Para nosotras, no lo es.

No deberíamos estar hablando de deber conyugal a estas alturas del 2022, pero tengo que hacerlo. El deber conyugal es la «obligación de los cónyuges de prestarse mutuamente los actos *per se* aptos para la generación de la prole», recogido en el Código de Derecho Canónico de 1917. Esto, que tiene sus reminiscencias en el ordenamiento jurídico de la Iglesia católica, tiene sus consecuencias en la sociedad actual. Y es que este deber de corresponder a la pareja como parte de un pacto establecido entre ellos sigue pesando hoy en día, aun cuando esta pareja no se ampara bajo el matrimonio católico o incluso cuando no se es consciente de ello. Este código católico ha impregnado nuestra sociedad hasta el día de hoy.

Es frecuente ver que el sentimiento de deber está incorporado en la trama de una pareja estable y monógama en pleno siglo XXI. Es la sensación de que le debemos sexo a la otra persona por el solo hecho de ser nuestra pareja y se impone, a menudo como una obligación o tarea: el deber de cumplir y satisfacer al otro.

Esto puede no ser una exigencia expresa de la pareja, pero sentir el sexo como una tarea que cumplir o chequear es un gran impedimento para el placer. Siento deciros que tener sexo «porque toca» es a menudo una exigencia autoimpuesta (de nuevo, el patriarcado al habla) que nada tiene que ver con el deseo. Sigue siendo consentir sin desear. Puede que este «porque toca» sea con la mejor de las intenciones y desde el sentimiento de hacer algo por la persona que quiero, lo sé. Pero hacer un favor sexual, sin ganas y porque sientes el deber de hacerlo, es el principio del fin del deseo. Como

Antoni Bolinches explica en su libro *El sexo sabio*: «En el amor, las atenciones son imprescindibles y siempre benefician tanto al propio amor como al sexo, pero hacer favores sexuales sin deseo nunca beneficia ni al sexo, ni mucho menos al amor».

Tener sexo porque toca no se debe ni hacer, ni pedir.

Hablemos un momento del contexto. Sabemos que este hace que una mujer pueda iniciar una relación sexual y no solo consentir, sino desearla.

El caso que acabamos de leer puede parecer extremo. Yo creo que no lo es, porque se repite una y otra vez en mi día a día en la consulta y, por tanto, por experiencia, sé que esto les ocurre a muchas mujeres, aunque lo lleven en silencio. Habrá quien reciba una coacción mayor, incluso con amenazas o el uso de la fuerza física. Habrá quien, de una forma mucho menos hiriente y agresiva, simplemente recibe (digamos) insistencias.

Antoni Bolinches nos explica muy bien cómo algunos errores muy comunes, lejos de activar el deseo, cavan su propia tumba.

Uno de ellos es el apremio, que no es más que insistir en hacer algo o tomar una iniciativa que la otra persona no está preparada para aceptar.

A menudo veo esta insistencia en muchas parejas. Ante la no predisposición al sexo, se insiste de una forma muy poco ética, en mi opinión, pero además ineficaz. Insistir alegando cuestiones como «ya hace muchos días que no lo hacemos», «no es normal que lo hagamos tan poco», «algo te pasa», «no entiendo que nunca tengas ganas», «eso es que ya no te gusto», etc.

Siempre que se quiere expresar deseo y crear contexto,

hay que asegurarse de que las formas no van a ser recibidas por la otra persona como un apremio o una insistencia. Lo que comúnmente sería «achuchar» a una persona para tener sexo, no solo no sirve para nada, sino que nos alejará totalmente de un entorno favorable para el sexo y el placer, porque lo pone automáticamente en el saco de una «tarea que cumplir».

Esta falta de habilidad en expresar interés o deseo para un encuentro es muy frecuente, y es algo que a menudo se debe cambiar y entrenar desde la terapia sexual. A menudo, en la pareja heterosexual, el exceso de educación sexual masculina enmarcada en el privilegio hace que a menudo los hombres no se den cuenta de que están ejerciendo presión aun sin querer y que esto no debería ocurrir.

Cambiar estas frases que acabamos de leer por una buena comunicación es fundamental. Es decir, transmitir deseo de sexo debe implicar siempre que no es una exigencia, sino simplemente una ofrenda, una posibilidad, una opción. Cambiar el contexto a uno que no sea imperativo es absolutamente necesario.

Y, por supuesto, la respuesta puede ser sí, o puede ser no. O puede ser quizá. O puede ser solo un poco. O puede ser ahora sí y después, no.

Otra de las cuestiones que va ligada al consentimiento es que parece que este se da solo una vez y ya no se puede cambiar de opinión. Una de las cosas que estoy segura de que influyen en el deseo de las mujeres es esta especie de viaje de no retorno que es decir que sí.

Puede que este deseo no parta de ti y que necesites sopesar si realmente te atrae esta idea. Sin embargo, a menudo nos encontramos con que la respuesta no es fácil. Hacemos un escrutinio rápido de si me apetece o no, valoramos lo que realmente nos conecta con el sí y lo que nos conecta con el no. A veces es una decisión que no puede tomarse tan deprisa. A menudo necesitamos que el contexto incline la balanza. Y, a veces, este contexto la inclina hacia el no porque cometemos varios errores en el proceso de valoración de la situación.

Es importante que nos paremos en esto un momento. El primer error que cometemos es considerar el sexo como algo genital, coital, etc., que va a ocurrir en último lugar de este proceso. La intimidad que se produce entre dos personas ya es sexo, aunque no nos lo parezca y no lo veamos así habitualmente. Por supuesto, esto se debe a esta consideración del sexo genital y, sobre todo, la penetración, como el único que vale. El de verdad, el final, el que cuenta.

Tener relaciones sexuales implica mucho más y empieza mucho antes de ni siquiera quitarse la ropa. Comienza con las miradas, las caricias, las palabras, la fantasía, puede seguir con la piel, los genitales y acabar con penetración o no. Puede ser un proceso que dure unos minutos o que dure días. Porque cada encuentro se cultiva, se siembra, se riega y se recogerá cuando sea el momento oportuno. Esta intimidad que erróneamente no consideramos sexual es la que de verdad va a tener calidad suficiente como para crear un contexto adecuado. Esto ocurre siempre en cualquier relación, ya sea esporádica o de pareja de larga duración: el juego de miradas en una discoteca, las conversaciones en un chat, los mensajes picantes de WhatsApp con tu pareja durante el día, los toqueteos mientras preparáis la cena y los niños se duchan. Todo ello, todo, son cortejos, intimidad y crean el contexto necesario. Y todos y ninguno pueden conducir o no finalmente a una relación sexual genital o con penetración.

Una pareja funciona sexualmente bien cuando es capaz de manejar bien la intimidad que precede a la genitalidad y generar deseo a partir del contexto adecuado.

A menudo pasa que pretendemos valorar rápidamente si quiero o no tener relaciones. Miras dentro de ti y no hay ni un poco de deseo, ni siquiera responsivo. Si tienes que responder rápidamente a esto, muy probablemente la respuesta sea NO. Si, además, crees que, si empiezas con caricias, besos o incluso te desnudas, estás diciendo que sí a un viaje sin retorno donde ya no puedes cambiar de opinión, y sabes que inevitablemente acabará en un coito (que ahora mismo no sabes si te apetece), seguramente la respuesta sea NO. Ante la duda, muchas personas preferirán contestar con un NO.

En cambio, si tengo tiempo para valorar si me seduce la idea, de sopesar lo que me frena, pero dejo espacio para que aparezcan cosas que me erotizan y me estimulan, si no tengo que decidirlo ahora como algo categórico y, por supuesto, si puedo decidir tomar esta decisión a medida que avancemos, la respuesta seguramente sea: «Mmm... Bueno... Quizá... Déjame que pruebe... Voy a probar un poco...».

Por supuesto, aunque iniciemos una intimidad sexual, esto no asegura nada. Es un viaje que se transita con la posibilidad de bajarte del tren en cualquier momento de manera que este contexto, poco a poco, nos permita tomar la decisión y dejar que el deseo aparezca. Desde luego, nunca es un viaje impuesto ni tampoco de no retorno.

Hay unas ideas que deben quedar claras y de las que nos tenemos que empapar:

Ver el sexo como una experiencia en la que es difícil acotar el inicio y el fin y no enmarcarlo a la genitalidad ni al coito.

No sentirlo como un deber, obligación, tarea ni imposición. El sexo es un camino que hay que recorrer con libertad.

Es imprescindible tolerar el NO. Porque de cualquier otra forma no estamos tendiendo la mano al sexo, la estaremos imponiendo. Nadie debe sentirse obligado a tener sexo, en cualquiera de las formas de obligación que existen, y que ya hemos comentado. Aceptar que existe la posibilidad del NO en cualquier momento. Si no existe la posibilidad del NO, ¿qué sentido tiene decir que SÍ?

Hay un vídeo en YouTube muy ilustrativo para este tema en el que se explica el consentimiento equiparándolo a una taza de té. Lo puedes ver aquí.

Quizá estas ideas sean de las más importantes que vayas a leer en este libro. Espero conseguir que el mensaje llegue bien. Para ello, habitualmente uso un símil que creo que ayuda a entender la situación.

Imaginemos que el sexo es como un baño en una piscina. El chapuzón sería el equivalente a follar. Creo que en nuestra cabeza cada una tiene claro lo que significa esa palabra.

Imagina que tú hoy no has pensado bañarte. Ni te acordabas de que tienes una maravillosa piscina en casa. Al llegar, tu pareja te dice: «¿Quieres darte un baño?». «Uff, la verdad es que creo que no». La idea de darte un chapuzón no te seduce en absoluto. Estás cansada y, la verdad, no venías con esa idea.

OK, no pasa nada. Esto solo es una opción.

Pero decides asomarte por el cristal de la terraza. Hace un día estupendo y la piscina tiene un color azul claro precioso. Pero realmente sigues sin querer bañarte.

Estáis hablando de cómo ha ido el día y estás tan a gusto que decides salir a echarte en una de esas tumbonas que parece que son cómodas para seguir charlando. Pero sigues sin tener ganas de un baño.

Estás bajo una sombrilla que da una sombra agradable, te acaricia la brisa suave y decides quitarte los zapatos y la ropa y sentirla en todo el cuerpo. Qué a gusto estáis. Te encanta estar aquí tumbada sintiendo la brisa. El agua está preciosa y puede que esté buena.

Decides levantarte, sentarte en el bordillo de la piscina y meter los pies en el agua. Ains, está fría, pero es agradable. Te quedas así durante un rato, el sol te calienta la piel. ¡Estás tan relajada! ¡Qué placer!

Después de todo, bañarte no es mala idea. Piensas que te apetece sumergirte en el agua, nadar un poco y relajarte. Finalmente, te das un chapuzón.

Por supuesto, en la historia de la piscina, la trama puede ser otra. Puede que hoy no tengas tiempo ni de asomarte a la terraza; puede que después de estar tumbada en la hamaca un rato, decidas entrar en casa y no bañarte. Quizá es algo que dejarás para más tarde. Puede que incluso hayas metido los pies en el agua, pero finalmente no te sumerjas entera. Pero lo que no puede pasar bajo ningún concepto es que te sientas obligada a bañarte por mucho que tengas una piscina en casa. O por mucho que te hayas asomado a la terraza. Nadie te puede coger a la fuerza y tirarte al agua. Pero tampoco debes bañarte por complacer a nadie, si no te apetece.

Y, sobre todo, si por alguna razón crees que al asomarte a la terraza vas a terminar en el agua y ahora mismo esto es algo que no quieres, estoy segura de que por nada del mundo vas a salir a ella. Si crees que esto es un camino de no retorno en el que no puedes cambiar de opinión, la respuesta va a ser NO. Ante la duda, también va a ser que NO.

El sexo nunca debe ser un camino de una sola dirección.

Cuando falta el deseo y sentimos obligación y sentimiento de tarea, cuando se tolera mal el recibir un no, etc., es frecuente dejar de tener intimidad. Porque pensamos que esta (o sea, asomarse a la piscina) llevará obligatoriamente al sexo. Y no es así. No debería ser así. Eliminar conductas de intimidad como los besos, hablarnos bien, cuidarnos, acariciarnos, vernos y tocarnos la piel no tiene que llevar al sexo. Puede hacerlo, y desde luego la libertad de tener intimidad sin obligación es un escenario que va a favorecer el deseo y el sexo, pero debemos entender que cuidar el contexto íntimo de una pareja es fundamental para que el deseo aparezca.

Cuando explico esto, a menudo surge la duda frecuente de qué pasaría si hay caricias y besos o incluso si nos vemos desnudos y alguno de los dos se excita, por ejemplo, si él tiene una erección. Parece que sentimos la responsabilidad de que, como la otra persona se ha excitado y «la has producido tú», ¿cómo no vas a «terminar»? Esto es un error frecuente. La excitación ocurre por un conjunto de circunstancias externas e internas en la persona. Esa erección se da porque esta persona se sumerge en lo que está pasando y porque su mente conecta con el entorno y se excita. Tú formas parte del contexto, pero no eres responsable de la excitación de otra persona, y mucho menos de qué hacer con ella. Aun habiendo erección y sensaciones genitales, no estamos obligadas a seguir con una relación sexual. Puede que esto sea una creencia muy arraigada en tu interior porque, recuerda, nos han enseñado a responder a las demandas sexuales. Nos han educado no solo para complacer, sino para sentir la obligación de hacerlo. Para que de verdad surja el deseo y el placer, repito, debemos librarnos de la obligación, el deber y la tarea, así como incorporar en la relación de pareja el uso y la aceptación del NO, cuyo uso normalizado es completamente necesario.

Si una persona no quiere bañarse, la otra se puede bañar sola. Creo que con esto se entiende que hay que normalizar que una pareja no es un clínex en el que vaciar un impulso, no es una persona a la que quieras usar ni la necesitas para tener un orgasmo. La excitación puede empezar en un contexto y terminar en otro. Se puede empezar solo, en pareja y terminar igualmente solo o en pareja. Todas las posibilidades valen si con ello no obligamos a nadie a complacer a otro.

En el capítulo anterior hemos hablado del autoconocimiento como fuente de placer y de experiencias sexuales gozosas. Este puede suponer un conflicto si asumimos que, si sabes lo que quieres y lo que te gusta, tienes que ser una persona que responda siempre con un sí. El autoconocimiento no implica saber qué quieres en cada momento. No implica no dudar. No implica no poder decir que no. Tampoco supone que, si deseaste un día y lo gozaste, vas a querer de nuevo. Conocerse bien y ser una persona que disfruta del sexo tampoco te obliga a nada.

Es frecuente la idea de que, si una mujer ha tenido varias parejas sexuales y disfruta del sexo, va a desearlo siempre y en cualquier escenario. Despojémonos de esa idea, por favor. Incluso del «si otras veces lo he querido, ¿por qué no voy a querer ahora?». Hay millones de razones por las que la misma cosa te pudo apetecer mucho ayer, y hoy, absolutamente nada. Así que no, conocerse y disfrutar del sexo no implica tener un deseo indiscriminado. Para nada.

El autoconocimiento, o ser una persona que sabe disfrutar, no implica estar siempre dispuesta a todo o a cualquier cosa. No caigamos en el error de hacer del autoconocimiento una imposición ni una razón para solo consentir sin desear.

Una mejor comunicación es posible

A menudo debemos trabajar mucho en estas cuestiones que acabamos de hablar. Y casi siempre hay que hacerlo junto a una comunicación eficaz.

Expresar deseo a nuestra pareja está bien, pero ¿cómo hacerlo sin que esto sea una imposición?

Desde luego, hay que trabajar en la idea de que todo acercamiento íntimo forma parte de la esfera sexual. Y hay que entender que una mejor intimidad será un buen punto de partida imprescindible. Preguntar y hablar con buen trato es la única manera de hacerlo.

Tolerar el no y aceptarlo como respuesta posible es algo necesario.

Para ello, es importante preguntarnos: ¿qué sientes cuando expresas deseo y este no es correspondido?

Encontrar otras formas de expresarlo y que no se entiendan como una obligación es interesante. Huir de la idea de «es ahora o nunca» o «la respuesta debe ser sí o no»".

Abrir la posibilidad a:

- «Mmm..., quizá».
- «Puede».
- «Lo vamos viendo».
- «Seguimos en otro momento».
- «Ven abrázame, y ya si eso vamos viendo».
- «Ahora mismo me apetece que me abraces, y sentir tu cuerpo. Después veremos...».

Las siguientes pueden ser ideas para una mejor manera de seducir o inducir al deseo:

- «Me encantaría tener sexo contigo, ¿te apetecería?».
- «¿Hay algo que te gustaría que hiciéramos?».
- «Me gusta estar contigo y que nos excitemos. ¿Te seduce la idea?».
- «¿Hay algo que pueda hacer para que te sientas bien?».
- «No tenemos que hacer nada que no te apetezca».
- «¿Quieres que probemos algo y si no, lo dejamos?».
- «¿Nos damos una ducha y ya vemos si nos apetece?».

Seducir es, al fin y al cabo, hacer sentir bien a la otra persona. Transmitirle tus ganas, tu deseo y que sienta que es completamente libre de hacer o no lo que quiera. Desear es dejar surgir esas ideas, seguir con esa intimidad, seguir seduciéndonos, seguir compartiendo, sintiendo la libertad de dejar de hacerlo si no queremos.

14

LA FRECUENCIA COMO MEDIDA DEL DESEO SEXUAL

Ya sabemos que la calidad no tiene que ver con la cantidad y, aunque en cuestión de sexo ya vimos que la calidad es importante porque tener un buen sexo va a aumentar nuestro interés por esta actividad, la cantidad a menudo acapara la atención. Quien se preocupa por esto último lo hace a menudo por saber si se está adaptando a la frecuencia que se considera normal. Ya vimos que eso es muy relativo y con esto puedes intuir que querer ligar frecuencia y normalidad puede ser una ardua tarea.

La frecuencia no es una buena medida del deseo sexual. Catalogar si tienes o no un deseo bueno y saludable en función de ella no es útil. En primer lugar, ¿la frecuencia de qué? Cuando nos preguntamos cuántas veces *lo hacemos,* deberíamos preguntarnos: «¿Hacemos qué?».

Imaginemos que anotas palitos a las veces que tienes sexo como un náufrago contando los días que pasa en una isla desierta: ¿los señalas solo cuando tienes coito? ¿También cuando practicas sexo oral? O ¿quizá cuando te masturbas?

Catalogar tu deseo en función de la frecuencia sexual no

sería adecuado, pues este existe sin necesidad de materializarse obligatoriamente. Puedes tener deseo y estar sumergida en una fantasía erótica, pero en cambio que esto no se traduzca en un contacto sexual, ni siquiera en una masturbación, porque no es el momento o no tienes tiempo en ese instante. ¿Anotarías el palito, en este caso?

La frecuencia sexual no es un parámetro para medir tu salud sexual ni tu deseo. Tener sexo una vez a la semana está bien. Tener sexo una vez al mes está bien. Tener sexo todos los días está bien. Siempre que sea deseado. Y está bien tener deseo y finalmente no tener sexo. De hecho, lo saludable debería ser tener mucho más deseo que sexo. El deseo es una cosa y las veces que tienes «sexo» es otra. Lo saludable sería tener el deseo presente en tu vida como parte de tu día a día. Pero seamos realistas, no siempre vamos a poder materializar este deseo en algo más «palpable» como una erección, excitación, lubricación u orgasmo. Y mucho menos en una relación sexual de dos. Ya sea en solitario o en pareja, a veces el deseo, por una cosa o por otra, se quedará ahí, en deseo. La vida a veces no nos da para más. Y no hay una frecuencia sexual ideal, ni una mejor que otra. ¿Quién soy yo para decirte cuántas veces deberías tener sexo?

En este caso, el orden de los factores altera el resultado. Tener deseo sin sexo está bien y no supone ningún problema. Hay muchas cosas que pueden influir en la cantidad de veces que podemos materializar este deseo. Sin embargo, tener sexo sin deseo nunca va a dar buen resultado. Ya sabes que no debes ser una persona con más frecuencia sexual que deseo.

Según una encuesta realizada en 2020 a través de la plataforma YouGov, solo un 3 por ciento de los entrevistados en

España tenía sexo una vez al día y un 20 por ciento, una vez a la semana. En las encuestas y trabajos sobre frecuencia sexual se suele contabilizar el sexo en pareja como el único que nos hace marcar un palito en la pared.

Si realizáramos encuestas sobre cuál es la frecuencia sexual, ¿supondría un fiel reflejo del deseo? En un supuesto ideal, sí, pero ya sabemos que, por desgracia, hay muchas mujeres que consienten relaciones sin deseo. Quizá preguntar cuál es la preferencia de frecuencia sexual ideal sea un concepto más fiel al deseo. Preguntar simplemente la frecuencia e interpretar, sin más, que es una frecuencia con la que la gente se siente cómoda, es mucho suponer.

Si miramos la literatura científica al respecto, nos damos cuenta de que la frecuencia sexual se mide más a menudo para valorar el comportamiento sexual que el deseo en sí o los pensamientos vinculados al sexo. No negaremos que es más fácil contar palitos que indagar en los pensamientos, inquietudes y otros aspectos como el deseo para valorar la sexualidad de las personas.

Varios estudios ponen de manifiesto cómo aspectos como la frecuencia o la obtención de orgasmos durante la actividad sexual se asocian positivamente al deseo y a la satisfacción. Algunos autores, además, nos dicen que la variedad de prácticas puede contrarrestar el efecto negativo de tener cada vez menos encuentros íntimos. Y esto puede explicar por qué parejas de larga duración que informan de tener relaciones con menos frecuencia sienten, en cambio, una buena satisfacción sexual. La ciencia nos corrobora que para muchas de ellas prima la calidad a la cantidad. En principio parece que esto puede ser exclusivo de parejas de mediana edad, pero algunas investigaciones han constatado que la variedad de comportamientos sexuales, entre ellos prácticas como abrazos, besos o tocamientos, tienen un gran peso en parejas jóvenes. Parece que las personas están más preocupadas por el tipo de actividades que por la cantidad de veces que las practican, al fin y al cabo.

Aunque parece que la frecuencia sexual no tiene tanto peso como la comunicación en pareja, su relevancia, además, parece que se reduce con la edad. Según un informe presentado en la *Revista Española de Sexología* en 2005, cuando se preguntaba a mujeres posmenopáusicas sobre la frecuencia ideal en el sexo, el 58 por ciento consideraba el sexo importante en sus vidas, pero el 44 por ciento pensaba que hacerlo una vez al mes era una frecuencia ideal.

EJEMPLO

I. es una mujer de cuarenta y nueve años que viene a la consulta por falta de deseo. Su pareja es un hombre algo mayor que ella. Al recabar los datos de la historia clínica, nos cuenta que arrastra la falta de deseo desde hace muchos años. Dice aburrirse mucho con el sexo y aunque «se monta la película» durante la actividad sexual y llega al orgasmo, considera el sexo totalmente anodino. Dice que su pareja es muy sexual y que para él tiene mucha importancia. Ella dice ser «nada sexual». Me dice textualmente que en algún momento de su relación se ha olvidado de ella. Está perdida. Para su pareja el sexo es muy importante, y para ella simplemente, no. Ahora mismo siente que el sexo le pesa como una terrible losa que la tiene «anulada». Me comenta que ya hace años, debido a sus pocas ganas, tuvieron un bache en la relación y acudieron a un terapeuta de pareja. Tras analizar la situación, les propuso establecer una frecuencia sexual con la que cumplir para que se apaciguaran las cosas. En ese momento a ella le pareció bien y desde entonces la cumple a rajatabla. Tienen sexo una vez a la semana desde hace siete años, aunque a ella nunca le apetece y no siente placer. Ahora mismo siente rechazo total hacia el sexo. Acude a mi consulta para que la ayude a generar más deseo. Necesita que el encuentro que tienen pactado no le pese tanto.

Hablamos largo y tendido sobre cómo tener sexo sin deseo estaba afectando a su vida tanto general como sexual. Cumplir con una frecuencia con la que no te sientes bien y forzar el sexo sin sentir deseo nunca es buena idea. Nunca se deben imponer las relaciones porque, como veis, terminará creando una situación de rechazo.

¿Problema de deseo o discrepancias entre frecuencias?

La frecuencia o, más bien, la discrepancia entre las frecuencias ideales en una pareja es lo que a menudo causa malestar y muy a menudo problemas en la relación y no tanto el deseo en sí. Cuando la frecuencia sexual que consideramos adecuada no concuerda con la de la pareja, tienden a surgir los problemas.

Empecemos por retomar un tema que sigue girando en torno a la diferencia entre el sexo consentido y el deseado. Tu deseo o interés no tiene por qué coincidir con el de tu pareja. Esto es algo muy personal que va a depender de muchos factores tanto individuales como del momento de vida que estamos atravesando y la relación de pareja.

No se puede obligar a nadie a corresponder al deseo de otra persona. No se puede hacer que alguien quiera tener una frecuencia sexual que no quiere tener. Punto. Es así de sencillo.

Para mí es habitual encontrar propuestas como la de I. en la que se establece una frecuencia sexual. Esta se pacta normalmente de forma rígida, sin tener en cuenta cómo y de qué manera se establece. El objetivo de esta medida es no dejar que el sexo caiga en el olvido y mantener una vida sexual activa. Esto en la teoría está muy bien, pero no debemos olvidar que, en caso de usar esta estrategia, la frecuencia ideal la debe marcar la persona que tiene menor deseo o, mejor dicho, una menor frecuencia ideal. De otra manera, estaríamos forzando a esta persona a tener relaciones sin ganas. Y esto no solo es intolerable, sino muy poco eficaz, ya que pronto estaremos delante de un caso de rechazo al sexo. La persona que tiene más deseo podrá suplir la diferencia con masturbación si lo desea. Y no debería haber problema con esto.

EJEMPLO

M. es una mujer de cincuenta años. Tiene una relación con un hombre desde hace treinta. Para ella ha sido su única pareja sexual. Considera que han tenido una buena vida sexual, variada y satisfactoria. Me dice que ha disfrutado mucho del sexo con él. Según me cuenta, lo educaron en un «modelo muy machista» del sexo y para él, su placer es muy importante. Está siempre muy preocupado de que ella disfrute. Desde hace un tiempo empezó a preocuparse por la frecuencia sexual, de manera que lleva doce años registrando todas las veces que tienen sexo. Lo registra en una gráfica. Su media, me cuenta M., es de dos veces y media a la semana y nunca han tenido menos de eso. Ahora mismo esto supone un lastre para ella. Su deseo ha disminuido, sobre todo en los últimos cuatro años. Tanto que realmente le está suponiendo un problema grave para su disfrute y, ahora también, para su relación. La autoestima de él depende de que ella disfrute y llegue al orgasmo. Sin embargo, en este momento ella siente un terrible rechazo y que nunca es suficiente para él. No puede más, me dice. Gracias a toda la información que hay disponible hoy en día, cree que estas actitudes de su pareja están perjudicando la relación y están acabando con su deseo. No puedo más que estar de acuerdo con ella.

Es habitual encontrarnos con una pareja que esté mal por las discrepancias en la frecuencia ideal, pero esto no significa obligatoriamente que esté fallando el deseo. Tener frecuencias ideales distintas puede conllevar un problema cuando no debería serlo. Desear tener sexo una vez a la semana está bien. Desear sexo una vez al día o una vez al mes, también está bien. Ninguna de estas situaciones es mejor que otra. Ninguna de las dos situaciones es más disfuncional que la otra. Siempre, ante un problema de deseo en una persona con pareja, debemos discriminar si esto es así realmente o si hay, en cambio, discrepancias entre la frecuencia que cada miembro de la pareja considera ideal.

En este caso, lo que debemos hacer es, por un lado, trabajar en cuáles son los malestares concretos que se están produciendo en la pareja debido a esta situación, si los hay. Mejorar la comunicación. Potenciar la toma libre de decisiones y abordar el tema del deseo y el consentimiento. Trabajar en la sexualidad individual como punto de partida. Si a nivel individual sientes que el deseo está fallando, trabaja en ti, y en tu deseo. No por nadie. La discrepancia de frecuencias, con un buen deseo individual, no tiene por qué ser un problema.

Planificación *versus* espontaneidad. Rutina *versus* monotonía.

Seamos realistas, a veces el deseo no está mal, pero oportunidad, lo que es oportunidad de sexo, no hay. El mejor ejemplo que se me ocurre es estar metida hasta el cuello en la crianza. Dejaré para más adelante este tema para sumergirnos en él, porque las bondades de la crianza y el sexo merecen un capítulo *ex profeso*. Pero hay muchos momentos en la vida en que otras facetas nos exigen sobremanera y no nos da tiempo para más. Cuando no hay tiempo, no hay tiempo. El día tiene veinticuatro horas y, por más que queramos, no tendrá veinticinco ni veintiséis ni veintiocho. Escucho cientos de veces esto de «es que el sexo no surge». Ni surge ni va a surgir. Cuando no hay ni se le dedica tiempo, el deseo no surge. Eso recae en un concepto importante y que quiero trasladar aquí y es la sobrevaloración que hacemos del sexo espontáneo, «el que surge», que a su vez asociamos a lo pasional. Este sexo asociado a las relaciones típicas en una fase de enamoramiento o, por ejemplo, a un sexo más casual, está enormemente erotizado. De manera que esperamos que el sexo surja como a quien le entra hambre. «Cuando tengamos hambre, ya comeremos». El hambre sí, pero ¿y el deseo?

Hay momentos en la vida en que o lo planificamos o no surge. Planificar es como el patito feo del sexo. Parece que va a ser peor, pero no tiene por qué. Puede darnos unas experiencias maravillosas. Ojo, planificar no es establecer una frecuencia que se marca por imposición. Planificar significa dejar espacio, reservarse tiempo y darle importancia. Pero evidentemente esto siempre está sujeto a una flexibilidad por parte de todos. Por supuesto, espero que a estas alturas sepamos que la planificación está reñida con la obligación. Ninguna planificación exigida tiene cabida aquí.

Usaré de nuevo el símil del deporte. He pasado muchas épocas en mi vida en las que no tenía ni un momento para hacer deporte. No es que no supiera lo bueno que es para mí ni que no fuera consciente de que me muevo menos que una ameba. Simplemente no me daba la vida, como diría Lucía Be. Hay veces que quieres, pero no sabes dónde o cómo encajarlo. Yo misma, tras muchos años de, literal, no hacer nada de ejercicio (durante la crianza, precisamente), por fin he conseguido retomarlo de una forma más o menos regular. Ahora te digo una cosa: que caiga aquí redonda si en ese momento tenía ganas de hacer deporte. Nunca me apetecía. Nunca me levanté de la cama con una sensación de desasosiego pensando: «Voy a correr unos seis kilómetros y ahora vengo, que me han entrado unas ganas que no puedo aguantarme». ¿Perdona? No. Esto no va así. Esto te lo piensas un tiempo; entiendes que es importante, ves la manera de poco a poco ir reservándote tiempo para ti, te lo quitas de otras cosas, te preparas los leggins y las zapatillas para mañana cuando te levantes, planificas dónde dejar a tus criaturas durante una hora y entonces te levantas y te vas a correr. Surgir, no surge. Lo planificas. Y cuando ya parece que vas tomando una rutina, entonces hay un día en que disfrutas levantándote para ir a correr; has conseguido sacar tiempo dentro de tu día a día y, de repente, deseas levantarte para ir al gimnasio.

El sexo es algo parecido. Cuanto menos lo usas, menos lo necesitas y más pereza te da. Y si lo olvidas y dejas de tenerlo presente en tu vida, de repente... ¡No está! No lo encuentras. Estás desentrenada. Cuando surge, lo disfrutas, pero no surge. ¡No surge! Porque repito: hay veces que no te da la vida.

En esos casos, ponerle un poco de empeño al asunto puede estar bien. Planificar un tiempo para el sexo puede ser una solución. Ojo, ya sea sola o en pareja. Porque igual que tengo que planificar mi tiempo para ir al gimnasio porque si no, no encuentro el momento para ir, planificar el sexo no está mal.

Poco a poco, esto se vuelve una costumbre y ya no puedes pasar sin él. Puede que te saltes alguna clase de *spinning*, pero al final te mantienes en forma, que es lo importante. Incluso puede que prefieras dejar de ver Netflix para salir a correr.

Hay quien ahora me recriminará: «Laura, es que esto es muy soso. El buen sexo es el que surge, el pasional, el de aquí pim pam, sin pensarlo». La planificación se asocia al sexo aburrido y rutinario. Pero no es verdad. No hay ningún problema en tener un sexo rutinario. Eso significa que, con una periodicidad, tienes este tiempo para dedicarlo al sexo. Quizá confundimos rutina con monotonía. Se puede reservar un tiempo para el placer y procurar que no sea monótono. Son dos cosas diferentes.

Entonces planificar un encuentro no estará mal. Si pretendemos tener un poco de mambo, ya sea sola o en pareja, quizá añadirlo en el calendario y reservar ese tiempo especial para la gozadera no está de más. Digámoslo sin pesar: el sexo pasional está sobrevalorado. En mi opinión, el sexo disfrutado y deseado es mejor, sea espontáneo o no. Recuerda que es la comunicación, la variedad de prácticas y el placer lo que se asocia a la satisfacción sexual. Y si empezamos a darle más importancia a lo que hacemos, cómo llegamos hasta el sexo y cómo de bien te sientes con ello, en lugar de a la frecuencia o si el sexo cumple con estereotipos como la pasión, seguramente conseguirás mejores resultados y, lo que es mejor, sentirte mejor con todo ello.

Entonces ¿cuál es el truco? Si programas algo para que sea divertido, que te emocione o te ilusione, no va a ser aburrido. Tal y como cuando preparas un viaje, pensar dónde vas a ir, la de cosas que quieres ver, comprar unas entradas para ver tu espectáculo preferido y buscar qué comida típica vas a probar, no hace que sea menos interesante ni divertido. Por ejemplo, puedes quedar todos los viernes con tu grupo de amigas para ir siempre a cenar y a tomar algo; puedes hacer que sea una rutina, costumbre, pero no monótono ni aburrido. Para eso, hay que procurar divertirse y pasarlo bien.

Planificar los encuentros pasa por darle rienda suelta a la fantasía y, por tanto, al deseo. Así que imagina por ejemplo que pretendéis planificar un domingo tarde de sexo y lujuria: deberíamos alimentar el deseo y las ganas hasta que llegue el día. Potencia la buena comunicación, empieza por buscar tiempo y relajarte. Usa la imaginación, prepara el contexto (del que tanto hemos hablado), escribe notas o algún mensaje a tu amado sobre lo que te gustaría hacer, compra un aceite, prepara un baño de espuma, compra lencería o busca una peli erótica sugerente. Tú misma.

Las premisas para que esto funcione están bien claras. Ya las hemos mencionado, pero te las resumo:

1. Dale la importancia que merece. El sexo es calidad de vida. Busca tiempo.
2. Sexo deseado ante todo.
3. Sexo satisfactorio. Te lo tienes que pasar bien.
4. Sexo sin obligación. Nada es imperativo ni obligatorio. Puedes cambiar de opinión en cualquier momento.
5. Potencia la buena comunicación.

Y si creo que es importante quedarse con alguna idea, sería que no tiene mejor deseo aquella persona que tiene sexo con frecuencia, sino aquella que lo tiene siempre que lo desea. No estaremos liberadas de esta carga hasta que entendamos que es mejor no tener sexo cuando no se desea que practicarlo mucho sin verdaderas ganas.

15

DOLOR Y DESEO

Este capítulo se resumiría muy fácilmente en una frase: si hay dolor, no hay deseo. Tan sencillo y complejo al mismo tiempo.

Si tú, que me estás leyendo, sufres de dolor en las relaciones sexuales, sentirás un alivio inmenso recorrer tu cuerpo al entender esto. Como quien se quita una espina clavada y molesta. Como quien apaga el extractor de la cocina, que lleva tiempo molestando, pero que solo cuando lo desconectas te da paz y dices: «Ay, qué descanso».

El sexo es gozoso, placentero y disfrutón. Aparte de muchas otras cosas, tiene que ser divertido. Cuando duele, no es placentero. Tener un sexo anodino, insulso y sin gracia no es la situación ideal, pero cuando hay dolor, es otro cantar. Y esta es una situación con la que me encuentro cada día en mi trabajo y a la que quiero dedicar un capítulo entero, porque con una alta probabilidad, habrá muchas mujeres que me lean que padezcan esta situación.

En las consultas de sexología abundan los trastornos del deseo sexual, pero en mi caso, lo que más atiendo son problemas de dolor que, generalmente, va unido a una falta de deseo. Y en un alto porcentaje de mujeres, aun cuando el motivo de consulta sea la disminución del deseo sexual, hay una historia de dolor subyacente.

Mi intención no es hacer un tratado de las causas y patologías que pueden dar lugar al dolor en las relaciones sexuales. Eso sería muy largo, farragoso y demasiado técnico y no es la intención de este libro. Es difícil establecer una prevalencia o resumir las casuísticas de todas las situaciones por las que se puede padecer dolor. La misma literatura científica no se pone de acuerdo en qué situación medir exactamente. Si hablamos de *dispareunia*, es decir, el dolor en las relaciones sexuales, o de *vaginismo*, es decir, la imposibilidad de penetración. Si intentamos buscar algún dato que nos arroje luz, podemos decir que aproximadamente en torno al 12 o 13 por ciento de las mujeres sufrirá dolor genital al tener relaciones sexuales. Y, por supuesto, las cosas cambian si hablamos de mujeres en edad fértil o bien posmenopáusicas, en las que parece que la incidencia del dolor aumenta.

Pero hay algo que puedo afirmar con rotundidad, y es que, si tienes dolor en las relaciones sexuales, busques ayuda. No hay ni una sola situación en la que debas soportarlo. Porque ese dolor en el sexo nunca es normal.

En cualquier caso, además, hay que tener en cuenta algo importante con el dolor y es que está muy invisibilizado y escondido. Se normaliza tener dolor en muchas situaciones en las que no es normal y se vive en silencio. Yo siempre digo a modo de broma que el 90 por ciento de mi trabajo es ayudar a mujeres que «viven un problema en silencio, y no son las hemorroides». Para mí, cualquier porcentaje que me presenten sobre esto me parecerá poco, puesto que es mi paciente estrella, y creo que es mucho mayor del que en realidad pensamos. En el contexto de la paciente ginecológica el dolor es habitual y son el grueso de las pacientes a las que asesoro en materia de sexualidad. Además, me doy cuenta de que cuanto más se habla del tema, cuanta más importancia se le da, más mujeres con dolor aparecen. Lo que me hace pensar que, efectivamente, es algo que se ha normalizado sobremanera hasta hoy.

El dolor se puede presentar de muchas formas: al contacto con la vulva, en la penetración, durante la excitación, durante o después del orgasmo o que perdura después de la relación sexual, ya sea superficial, profundo o que impide la penetración. No debemos considerar ninguno como normal.

Voy a dejar aparte el BDSM (Bondage, Disciplina y Dominación, Sumisión, Sadismo y Masoquismo), un juego de prácticas eróticas libremente consensuadas y por las que quienes lo practican pueden obtener placer a través del dolor. No estamos aquí para discernir sobre ellas, no soy experta ni es el tema que nos ocupa, pues no es el mismo caso. El dolor del que hablo no es deseado e impide en todos los casos tener una relación sexual satisfactoria.

Un círculo sin fin

Para que la respuesta sexual se dé con normalidad, ya sabemos que necesitamos la tranquilidad suficiente y no tener nada que nos invada de forma intrusiva. Nada que nos estorbe en la maravillosa tarea de excitarnos y dejarnos llevar por la situación. Cuando experimentamos dolor una y otra vez, cuando se hace una costumbre, hay una serie de pensamientos que van a intervenir y fastidiarnos todo el asunto. Toda persona que experimenta dolor una y otra vez en una actividad, en este caso las relaciones sexuales, tendrá pensamientos repetitivos en torno a la aparición del dolor.

- «Me va a doler».
- «No voy a poder».
- «No puedo».
- «Otra vez igual».
- «Me va a doler».
- «Me va a doler».

Los pensamientos se anticipan a esta situación de dolor que siempre se repite. Pensamientos que no solo tienen que ver con el dolor físico, sino con la frustración y decepción de quien no puede hacer algo que quiere. Y a veces, por desgracia, por no poder hacer aquello que creemos que «debemos hacer». Se une no solo un tema físico, sino aquello de lo que ya hemos hablado de no cumplir con las expectativas que se esperan del momento.

La ansiedad y el miedo al dolor bloquean cualquier respuesta sexual posible. Por supuesto, así no hay quien lubrique, amigas. Si mantenemos esta situación en el tiempo, pronto se verá afectada la respuesta sexual por completo. Tendremos dificultad para excitarnos, para lubricar, para disfrutar del momento, quizá para llegar al orgasmo y, por supuesto, al deseo.

Además, mantener una conducta dolorosa en el tiempo, como es por ejemplo una penetración dolorosa, conducirá siempre a una imposibilidad. Me gusta explicar esto como si el cuerpo gritase «me duele» y no le hacemos caso. «¡¡¡Me duele!!!», y lo ignoramos. El cuerpo, harto de ti y de que no le hagas caso, decide eliminar toda posibilidad. El cuerpo se protege, se cierra, te encierra. No es algo solo emocional, sino una respuesta física. Esto es importante, porque ante el dolor en la penetración, hay una tendencia médica y social a achacarlo a algo psicosomático.

¿Quién tiene ganas de hacer algo que sabe que le va a causar dolor? Te lo digo yo: nadie. Nadie tiene ganas sufrir dolor.

Una primera medida que hay que tomar sí o sí cuando esto ocurre es dejar de hacer eso que nos produce dolor. Exacto, has leído bien. Si tienes dolor en la penetración, debes dejar esta práctica. Rompe este círculo de una vez: dolor-miedo-ansiedad-dolor.

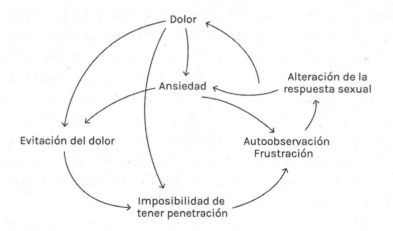

Eso no quiere decir dejar de tener sexo. Aquí los profesionales de la sexología tenemos una gran labor educativa que hacer. Cuando hay un problema de dolor, hay que reestructurar las relaciones sexuales para volver a un escenario de placer y dejar lo que nos hace daño atrás. Mejorar la comunicación, incentivar unas conductas variadas y mejorar el placer son, a menudo, cuestiones que considerar. Mientras, trataremos de solucionar el dolor, faltaría más. Pero, como se suele decir, «teta y sopa, no caben en la boca». No puede haber mejoría mientras se siga manteniendo aquello que produce dolor.

A menudo me gusta explicar esto usando, de nuevo, el símil del ejercicio físico. Imagina que eres una persona que disfruta haciendo *running*. El correr de toda la vida, pero que dicho así en inglés queda más *cool*. Te encanta salir a correr, lo disfrutas y es una parte importante de ti. Imagina que un día empiezas a tener un ligero dolor de rodilla. Aunque molesto, te permite terminar tu entrenamiento. Al día siguiente, te duele otra vez. Y al siguiente, ocurre de nuevo. A la mañana siguiente, te preparas para correr, pero en tu mente solo hay un pensamiento: ¿me va a doler la rodilla? Correr se hace cada vez más difícil porque no solo te duele, sino que el pensar en el dolor te quita las ganas de hacer deporte. Porque ¡vaya mal rato pasas! Ahora yo te pregunto: ¿cuánto tiempo crees que vas a seguir corriendo con dolor? Habrá quien, aparte de buscar ayuda para resolverlo, busque otras actividades físicas que pueda llevar a cabo sin dolor: ¿nadar, bailar, ciclismo...? Habrá quien, ante el dolor, no solo no busque ayuda, sino que deje de hacer cualquier tipo de deporte. ¿Ves la diferencia?

Este es un punto importante que tratar. ¿Cuánto dolor estamos dispuestas a aguantar en el sexo? Todos los días atiendo a mujeres que siguen intentando tener sexo a pesar del dolor, de la insatisfacción, de la frustración y de que no tienen absolutamente ninguna gana. En cualquier otra actividad dolorosa no nos exigiríamos tanto como lo hacemos en el sexo. Cargamos con el deber en toda su expresión. A veces nos lo autoimponemos (de nuevo, me refiero al patriarcado y la educación sexual que hemos recibido). A veces (más a menudo de lo que me gustaría admitir), cargamos con exigencias por parte de la pareja. De cualquier forma, es terrible ver cómo algunas mujeres llevan años padeciendo relaciones dolorosas, aguantando y aguantando bien porque no han buscado ayuda o porque no la han encontrado a pesar de buscarla. Para mí es terrible ver cómo podemos consentir (que no desear) el sexo una y otra vez a pesar de que nos está destrozando, literalmente.

A veces, incluso el dolor se elude, se normaliza y se busca ayuda precisamente porque faltan las ganas. No por el daño, sino porque no tienes deseo. Me pregunto: ¿qué nos han metido en la cabeza para que creamos que hay que desear a pesar del dolor? ¿Por qué creemos que el sexo hay que desearlo de cualquier forma? ¿Por qué deberíamos querer tener sexo cuando duele?

EJEMPLO

T. es una mujer de cuarenta y siete años que acude a la consulta por dolor en las relaciones sexuales desde hace unos años a causa de una patología que se llama liquen escleroso. Es una enfermedad dermatológica de la piel de la vulva que a menudo causa dolor en las relaciones.

T. trabaja de administrativa y tiene dos hijos. Vive con su pareja, un hombre de su misma edad con el que dice llevarse bien. Tienen una buena relación.

Me cuenta que el sexo nunca ha sido una prioridad en su vida, pero que para su marido siempre ha sido muy importante. Cuando era más joven, disfrutaba mucho del sexo con él y dice que se lo pasaban bien, aunque si por él fuera, habrían tenido sexo con más frecuencia.

Desde que hace quince años, cuando le diagnosticaron la enfermedad, empezó a sufrir dolor. Al principio, se solucionaba con lubricante y podía tener relaciones sin problema. Después, ya no fue suficiente y la penetración le resultó muy dolorosa durante mucho tiempo. Ahora el dolor es tal que ya no puede. Es imposible. Es como si su cuerpo se hubiera cerrado. Nota que su vagina está estrecha y tiene mucho miedo. «Es que no tengo nada de ganas, la verdad», me cuenta. «Durante mucho tiempo lo he sobrellevado porque sé que para él es muy importante. Yo quiero complacer a mi pareja porque lo quiero y sé que él me quiere mucho.

»La verdad es que no sé cómo está conmigo todavía. Yo no le puedo dar el sexo que quiere. Y por eso he ido aguantando como he podido. Pero desde hace unos meses, no puedo.

»Él es muy cuidadoso y me dice que, si me duele, no tenemos por qué hacerlo. Como sé que para él es importante, le digo de intentarlo. Pero no puedo. Lo intento y me agarro a las sábanas y trato de que las piernas no se me cierren, pero es imposible. Cuando esto ocurre, se viene abajo y me dice que no me quiere ver así ni tener sexo así. Hay días que le creo y otros pienso que me va a dejar. Y casi que lo comprendería, porque es que son muchos años ya. Creo que me falta relajarme. Estoy tensa y claro, me duele más. ¿Cómo podría relajarme?».

No sé si, como a mí, se te parte el alma al leer este testimonio. Podría ser T., L., M. o podrías ser tú. Esto es tan frecuente que se me pone la piel de gallina al pensarlo.

Ojalá se pudiera borrar de un plumazo todo esto y que T. deje de sentir que debe complacer. El sexo no puede consistir en abrir las piernas y agarrarse fuerte a las sábanas. Una no puede salir de la cama como quien sale de un ring de boxeo. No eres menos mujer por no poder tener coito. No mereces menos amor por ello. Sobre todo, no mereces sentirte menos. Valemos mucho más que el agujero que tenemos entre las piernas.

Ojalá se pudiera borrar de la faz de la tierra a cada persona que le ha dicho que su problema es que no se relaja.

Ojalá se pudiera entender que el deseo sexual no está hecho a prueba de balas.

Ojalá todas las mujeres y parejas pudieran tener mejor asesoramiento sexológico cuando se diagnostica una patología que cursa con dolor. Porque su dolor es por culpa de su enfermedad. Es el mal manejo de la vida sexual (sin el consejo sexológico adecuado) el que añade el miedo, la ansiedad, la imposibilidad, el malestar y la frustración.

Hay que hablar de sexo. Si no diagnosticamos una diabetes sin asesorar en alimentación (o por lo menos no deberíamos), ¿por qué se diagnostica una patología vulvar sin asesorar a nivel sexológico? Y ojo, que me refiero a asesoramiento especializado. Me da igual que el tratamiento sea médico, quirúrgico, de fisioterapia o de lo que queráis. Además, hay que hablar de sexo es-pe-cí-fi-ca-men-te. Porque como hemos visto, esto no es solo algo que comprende solo dolor físico. El dolor en la vagina o en la vulva no es igual que un dolor de espalda. No lo es. Cuando nos ocupamos del dolor en el sexo, no solo necesitamos diagnosticarlo y tratarlo. Además, necesitamos hablar de deseo, de excitación, de complacer, de deber, de consentimiento, de expectativas, de educación sexual, de sexualización de género, de comunicación, de placer y de tantas otras cosas que nos van a atravesar por completo.

Y si algo quiero dejar claro en este capítulo, es que no sentir deseo cuando tienes dolor es lo normal. Y no hay que tratar el deseo sin antes tratar el dolor.

Nada va a aumentar tu deseo si el sexo es doloroso. Y el problema no es el deseo, ni eres tú: es el dolor.

16

SER UNA MUJER SEXUAL

La percepción que tenemos de nosotras mismas cuenta. Cuánto nos valoramos, es decir, nuestra autoestima, tiene que ver con los sentimientos y opiniones que una tiene sobre sí misma. En este caso, lo que sería nuestro autoconcepto sexual.

Es frecuente escuchar a las mujeres calificarse a sí mismas en su percepción como seres sexuales. A menudo escucho la frase «yo nunca he sido muy sexual» cuando una mujer se refiere a sí misma como una persona que no se comporta o no vive el sexo como el «ideal de una mujer sexual».

Ya sabemos que este está muy distorsionado en nuestra sociedad. Porque siempre andamos intentando encajar según la edad, el momento de vida o la situación y aspirando a cumplir estereotipos.

O nos pasamos de frenada porque ser muy sexual está mal o tenemos que desmelenarnos y ser unas fieras del sexo y el desenfreno cuando la situación lo requiere. Qué difícil, ¿verdad?

La persona que se cree «poco sexual» tiene esta idea de sí misma porque se compara con su pareja o parejas, con amigas o conocidas, o simplemente con lo que cree que debería ser. Siempre me ha parecido curioso cómo todas nuestras primas, amigas y conocidas parecen ser siempre más activas sexualmente que nosotras. La mujer que dice ser poco sexual, de alguna forma, siente que ha ido siempre a remolque de alguien, que han tirado con esfuerzo de ella. Como si el sexo fuera algo a lo que normalmente debe ponerle empeño.

La frase «yo no soy muy sexual» denota una persona que aun con cierto interés, no se ve del todo cómoda en el terreno sexual.

Esta autoestima es la tendencia que tenemos para valorar la propia sexualidad y nuestras habilidades al respecto. Valoración que hará que nos alejemos o aproximemos a las experiencias sexuales tanto individuales como con otras personas. No solo esto, sino de qué forma lo hacemos. En sexología se conceptualiza la autoestima sexual como la consideración positiva y, por tanto, la confianza en la capacidad de experimentar la propia sexualidad de una forma satisfactoria y agradable.

Las implicaciones de la autoestima sexual y su impacto sobre la salud sexual son múltiples. Ayuda a formar una imagen global de tu «yo sexual» que se relaciona con la del bienestar personal, pero además es algo que afecta directamente al comportamiento sexual. A nivel práctico, la autoestima sexual se ha vinculado a una mayor satisfacción y se ha visto que personas que confían más en sus capacidades, tienen un mejor funcionamiento sexual.

Dicho de otra manera, y aunque yo no sea muy fan de las frases a lo Mr. Wonderful, parece que, en el sexo, creer que puedes sirve de algo.

Otros investigadores han demostrado que la autoestima

sexual está relacionada con la asertividad sexual. Este es un concepto igualmente importante. Se define como la capacidad para iniciar contactos sexuales cuando una quiere, rechazarlos si son no deseados y negociar conductas que son beneficiosas para ti, como por ejemplo el uso de métodos anticonceptivos para unas relaciones sexuales seguras.

Con la autoestima sexual te convences de que puedes, y con la asertividad pones en marcha habilidades y estrategias para llevar a cabo lo que quieres y necesitas.

En definitiva, tener una buena autoestima sexual tiene importancia. Y mucha. De forma contraria, creer que eres menos válida, que no puedes disfrutar del sexo o que no lo «haces bien» influye en ti más de lo que crees.

La pregunta que te hago es obligada en este caso:

Del cero al diez, donde cero es nada y diez es todo, ¿cuánto de «sexual» crees que eres? Es decir, ¿cuánto confías en tus habilidades a la hora del placer?

Tras esta pregunta, me gustaría que pensaras por qué has contestado lo que has contestado. Si tu puntuación ha sido baja, te pregunto: ¿qué cosas son las que deberías saber hacer, cómo deberías comportarte y qué no haces? O lo que es lo mismo: ¿qué es para ti una mujer sexual? ¿Cómo deberías ser, entonces?

Quizá descubramos que la mayoría de las veces no llegamos a cumplir nuestras propias expectativas porque estas simplemente están basadas en estereotipos odiosos de los que ya hemos hablado mucho. Es como intentar parecerse a una foto de una revista. Ni la propia modelo se parece en realidad a su foto. Es una invención, una construcción, una ilusión.

En el tema del deseo sexual, que es el que nos ocupa, digamos que, en mi opinión, creerte capaz de desear, de tener una relación sexual y verte habilidosa en ello, te hace estar más predispuesta al deseo. Desde luego, si el concepto que tienes de ti misma es de una persona que no es nada sexual, que no se le da bien, o que no es capaz de seducir o de desear, el camino va a ser cuesta arriba y muy duro. Ante algo que no te sientes capaz de hacer, quizá no te merezca la pena ni empezar.

María Fornet habla muy bien de esta idea a la que ella llama «universo de posibilidades» en su libro *Una mansión propia*. Si creo que tengo posibilidades de conseguir algo, tengo más probabilidad de usar estrategias, recursos y herramientas para lograrlo.

Qué es una mujer sexual, cómo se debería comportar en la cama, cómo debería desear y expresar este deseo está muy influenciado, como hemos visto, por la cultura que, sin remedio, es patriarcal. Esto significa que seguramente tu percepción de ser una mujer sexual es un malestar individual que tiene su origen en uno colectivo y que la tuya no sea una experiencia única.

Deshacernos de lo que creo que tengo que hacer, de cómo tengo que comportarme y cómo no, eliminar de nuestro imaginario que el deseo tiene una forma correcta o incorrecta de ser, que la excitación es algo que se vive de una determinada manera y no otra son los primeros pasos que debemos dar. Porque desde luego, cuando no nos identificamos con estos estereotipos (y no tenemos por qué hacerlo), sentiremos este terrible sentimiento de «yo no soy así», «esto no es para mí», «a mí esto no me sale bien».

Tienes que saber que eres una persona sexual por el solo hecho de ser humana. Tienes la capacidad de desear, excitarte, lubricar y llegar al orgasmo porque tu naturaleza así lo determina. No la sociedad, sino tu cuerpo, tus capacidades y tu fisiología. Es la cultura, el aprendizaje y, desde luego, el concepto que has ido creando de ti misma a través de tus experiencias lo que dispone que te sientas o no capaz de ello.

Esto es algo que a veces necesita más empeño del que pensamos y yo aconsejo siempre, si crees que es necesario, acudir a una buena psicóloga que te ayude a trabajar tu auto-concepto, a ver que tus capacidades están ahí y que nadie, ni siquiera tú misma, debería ponerlas en duda. Despojarnos del «no puedo» es obligatorio.

Desde luego, te animo a creer en ti. Mírate con amor, trá-tate con cuidado y piensa en el sexo con ilusión. Trátate bien y piensa en ti como una persona que es capaz de sentir cosas maravillosas. Dedica tu tiempo a tu «yo sexual». Empieza por la confianza en ti misma y en comprender que nadie te tiene que marcar el ritmo.

Te animo a cambiar las reglas del juego. Construye tu propia mujer sexual, la que quieres ser. Fantasea con construir una mujer con cualidades increíbles y dótalas de erotismo. Obviamente estoy hablando de ti y de tus cualidades; aunque *a priori* no sean las que definirían una mujer sexual, pueden ser absolutamente eróticas y fascinantes. ¿Puede ser erótico el sentido del humor?, ¿puede ser sexual la creatividad?, ¿pue-de ser sexual una voz bonita?, ¿puede ser seductora una per-sona tierna? Por supuesto que sí. Rotundamente. ¿Alguna de estas personas eres tú? Estoy segura de que sí.

Entrena para verte sexual. Aprende a apreciarte y a po-ner todas tus cualidades al servicio de la sensualidad y el ero-tismo.

Autoestima corporal y deseo sexual

Este autoconcepto que tenemos de nosotras mismas puede tener múltiples vertientes. Una de las cosas que más influyen en el deseo sexual es el autoconcepto corporal y cómo este se adapta a los cánones de belleza socialmente aceptables. Además, influye en cuánto de contentas estamos con nuestro cuerpo.

Hay estudios que demuestran que quien está contenta con su cuerpo tiene mayor deseo y sucede al contrario para quien no lo está.

A mí esto me parece una auténtica broma de mal gusto, porque realmente la presión estética en nuestro medio es tan brutal que creo que entonces quienes más deseo sexual deben de tener son las de las fotos de las revistas retocadas con Photoshop o bien las que se ponen filtros de Instagram. Las mujeres de carne y hueso no creo que nos libremos del látigo. Porque estar contenta con nuestro cuerpo es bien difícil, queridas. ¿Por qué? Porque no nos dejan. La presión estética es enorme y difícilmente nos sentiremos bien con un ideal de belleza que nada tiene que ver con la realidad.

Tetas pequeñas, grandes, flácidas, caídas, pelos fuera, celulitis, michelines, canas, cejas, labios, no sé..., ¿qué más? Ah, sí. Vulva estéticamente «correcta», por favor. «No se te ocurra ir con un "chocho" feo y los labios vulgares "colgenderos" a follar por ahí. Chica, de verdad, ¡qué cosas tienes!».

Realmente es una cosa que hay que trabajar bien e ir a contracorriente. Ahora mismo hay, por suerte, un movimiento llamado *body positive* que aboga por asumir que los cuerpos son diversos, que no nos parecemos nada a las modelos de las revistas de moda y que, además, no tenemos por qué ser como ellas. Estar a gusto con nuestro cuerpo es un reto constante. Y esto, amigas, influye en nuestro deseo. Si esto es para ti un problema, repito, pon en tu vida una buena psicóloga, por favor.

Un tema aparte merecería el tratamiento de la sexualidad en mujeres con un trastorno de la conducta alimentaria (TCA), en los que la disfunción sexual tanto del deseo sexual como el resto de respuesta sexual es muy prevalente.

Ojalá todas las personas con un TCA estuvieran acompañadas de profesionales que las ayuden y que tengan en cuenta también su dimensión sexual.

EJEMPLO

I. es una mujer de sesenta y dos años que acude a consulta por problemas de dolor en sus relaciones sexuales y, como luego descubrí, otros muchos. La recuerdo con cariño porque cuando la llamé, se levantó de la silla de la sala de espera y al entrar, estaba nerviosa e inquieta. Fue durante la pandemia y, a pesar de la mascarilla, la intuía esquiva porque no me miraba bien a los ojos. Al entrar se santiguó y, cerrando la puerta detrás de ella, me dijo: «No sé por qué he venido. Qué vergüenza».

Me presenté y la invité a sentarse. Le dije que no se preocupara, que solo íbamos a charlar, y la tranquilicé diciendo que seguro que al empezar a hablar se le quitaban los nervios.

Me contó que la derivaba su ginecóloga, de la que habla con cariño, y por eso se había animado a venir. «He venido por no hacerle el feo a mi ginecóloga, pero no tenía que haberlo hecho».

Me contó su problema de dolor en las relaciones sexuales, el cual dejaría de ser el foco de su problema unas cuantas consultas más tarde. Intenté ganarme su confianza haciéndole ver que la comprendía. La tranquilicé diciéndole que la primera medida que íbamos a tomar sería decirle a su marido que en las condiciones en las que ella se encontraba ahora mismo, no se podían tener relaciones sexuales y que la penetración la teníamos que dejar un poco de lado. I. tiene una atrofia genital importante y le causa mucho dolor durante el coito. Eso la liberó de una carga y respiró. El tipo de respiración aplacada por quien siente la presión del sexo entre sus piernas.

Os adelanto que, a pesar de que I. era una persona con poca disposición para hablar de sexo, consiguió abrirse más de lo que ella hubiera pensado en un primer momento. Si algo me ha dado la experiencia después de tantos años, es la habilidad de crear un clima de confianza. Unas cuantas consultas más tarde, bromearíamos sobre lo a gusto que nos encontrábamos hablando de este tema y lo nerviosa que entró ese primer día.

A la pregunta de si disfrutó de sus relaciones antes de que llegara el dolor, contestó: «Yo la verdad es que quiero mucho mi marido y me gusta estar con él, pero nunca he sido una mujer de esas. No soy de las que se vuelven locas con el sexo». «¿Cómo son esas mujeres? Nunca he conocido ninguna mujer que se haya vuelto loca con el sexo», le dije. Eso me dejaba muy claro la opinión que I. tenía del sexo.

No había tenido un orgasmo en su vida y el mero hecho de hacer hincapié en mejorar su placer le ponía la piel de gallina. «Cómo voy a hacer eso. Yo no soy así».

Por supuesto, nunca había visto material erótico. «Cuando se dan besos y eso en las películas, sí me gusta, pero más lo veo como una marranada. Ya le digo que yo no soy ese tipo de mujeres».

Podría seguir describiendo a I. y su lenguaje, que denota que no solo no se siente una mujer sexual, sino que serlo o parecerlo le parece mal. Además, todo lo que tiene que ver con el sexo o la erótica le produce un claro rechazo, por lo que solo hablar de ello ya es un reto.

Estuvimos hablando mucho sobre qué era malo o bueno para ella y por qué iba a ser una peor mujer por tocar, por ejemplo, sus genitales o querer experimentar placer. Expresar en voz alta que nunca había sentido placer sexual ya fue un logro para ella y abría la puerta a por qué no tenerlo ahora.

Hablar de cómo era según ella una mujer sexual fue crucial para no verla como alguien de quien querer alejarse. Fue importante entender que serlo, no solo no era algo tan malo, sino que podía ser una persona más cercana a ella de lo que pensaba. ¿Por qué no convertirse en ella?

Sentir que podía experimentar las mismas sensaciones que muchas otras mujeres fue crucial. Porque no sentirse capaz, no entender que eso forma parte del universo de tus posibilidades, hace que no tomes ninguna acción para conseguirlo.

Ahora I. es una mujer que es capaz de estar desnuda cuando toca su cuerpo, ha conseguido acariciar sus genitales, incluso ha usado un vibrador y estamos en la tarea de alcanzar un orgasmo. Pero para todo esto hemos tenido que trabajar su concepción del sexo como algo no tan malo y en su yo sexual como una posibilidad real y palpable.

(Espero poder editar pronto este capítulo para decir que I. ha tenido el primero de muchos orgasmos).

¿Creo que el sexo es bueno?

Algo que es imprescindible investigar y tener en cuenta para tratar el deseo es un aspecto fundamental de la personalidad que consiste en la disposición aprendida a responder a los estímulos sexuales como algo negativo o positivo.

Para no usar términos técnicos, lo voy a explicar de otra manera. No es lo mismo pensar y creer que el sexo es algo malo que pensar que es algo bueno.

Esto se representa con una línea con dos extremos. En uno de ellos se encontrarían las personas que tienen una actitud negativa hacia la sexualidad, que se llama erotofobia. Y en el otro extremo se situarían las personas que consideran que el sexo es algo bueno, que serían las personas erotofílicas.

Las personas erotofóbicas tienen sexo pocas veces y realmente cuando, digámoslo así, la situación lo demanda. Pero desde luego, no buscan sexo de forma activa. En cambio, las personas erotofílicas son personas con una idea más recreacional y disfrutona de la sexualidad.

Se ha comprobado que esta dimensión está relacionada con el funcionamiento y las conductas sexuales de riesgo.

Al contrario de lo que se podría pensar, las personas erotofílicas, es decir, con una idea del sexo como algo bueno y una visión más lúdica de este, tienen mayores habilidades de comunicación, están más abiertas a hablar sobre problemas de salud sexual y tienen una conducta contraceptiva más eficaz porque utilizan más y mejor los métodos anticonceptivos y de protección de las infecciones de transmisión sexual.

Se ha visto, además, que esta dimensión tiene mucho que ver con el deseo sexual. La ciencia corrobora algo que no nos debe sorprender: la gente que considera el sexo como algo bueno, tiene mejor deseo sexual. ¡Sorpresa!

Esto también se ha relacionado con la edad, la manera en

la que somos conscientes y aceptamos nuestra orientación sexual. Las personas erotofílicas son conscientes a una edad más temprana de su orientación y tienen menos conflictos con ello.

Ser una persona erotofílica o erotofóbica es algo aprendido que bebe de tu educación, familia, entorno y cultura y, como tal, en primer lugar se puede tomar consciencia de ello y en segundo, cambiar.

Para desear, amiga, necesitamos creer a pies juntillas en las bondades del placer sexual. Necesitamos quitarnos el lastre de que el sexo es algo de lo que alejarse. Que seas una mujer sexual, con deseo, con iniciativa, con búsqueda de placer y que quieras gozarlo no te convierte en una especie de gremlin. Una mujer sexual (aunque esto nos sea difícil definir) es una mujer normal.

Para analizar cuánto de hacia un lado o hacia el otro de la línea estás, se pueden utilizar algunas mediciones como una escala validada llamada «Encuesta de Opinión Sexual». En un principio fue una escala en inglés que se adaptó y validó para el uso en español y que, posteriormente, el doctor Francisco Cabello y su grupo ajustaron a todas las orientaciones sexuales para que no solo pudieran contestarla las personas con una orientación heterosexual. Por si estás interesada, el cuestionario se llama EROS (Escala Revisada de Opinión Sexual).

Quizá, a modo de curiosidad y como trabajo personal y de concienciación sobre el tema, podrías indagar en algunos de los ítems que se proponen en esta encuesta. ¿Te animas? A continuación, verás algunas de las preguntas que he seleccionado. Imagina que respondes a cada una con cuánto de acuerdo o desacuerdo estás con la afirmación (teniendo en cuenta que 1 es «totalmente en desacuerdo» y 5 «muy de acuerdo»):

«Pienso que ver una película o un libro con contenido erótico sexual podría ser algo entretenido». [1] [2] [3] [4] [5]

«El material erótico (libros y/o películas) de contenido sexual son algo sucio y la gente no debería intentar describirlo de otro modo». [1] [2] [3] [4] [5]

«Bañarse desnudo/a con una persona del otro sexo podría ser una experiencia excitante». [1] [2] [3] [4] [5]

«La masturbación puede ser una experiencia excitante». [1] [2] [3] [4] [5]

«Me sentiría dolido/a si descubriese que un amigo/a íntimo/a es homosexual». [1] [2] [3] [4] [5]

«Sería agobiante para mí que la gente pensara que me interesa el sexo oral». [1] [2] [3] [4] [5]

«Me resulta entretenida la idea de participar en una experiencia sexual en grupo». [1] [2] [3] [4] [5]

«Me resulta excitante pensar en tener una relación sexual coital». [1] [2] [3] [4] [5]

«Me excitaría sexualmente viendo una película erótica de contenido sexual».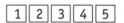

«Pensar que puedo tener tendencias homosexuales no me resulta del todo embarazoso».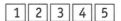

«Es muy excitante imaginar prácticas sexuales poco comunes».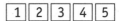

«No me agrada tener sueños sexuales».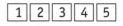

«No siento ninguna curiosidad por el material de contenido sexual (libros, películas, vídeos o webs)».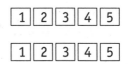

«No me disgusta imaginar que tengo relaciones sexuales duraderas con más de una persona».

Si te parece que eres una persona con una tendencia erotofílica y que, por tanto, inclinas la balanza hacia las bondades de la sexualidad humana, te doy la enhorabuena. Seguramente tu deseo sea mejor y si ahora no lo es, será más fácil trabajar en él.

Si, por el contrario, crees que eres una persona que necesita mejorar el concepto que tiene de la sexualidad, encárgate de esto primero, porque en el capítulo siguiente vienen curvas.

17

LA FANTASÍA COMO MOTOR DEL DESEO

Como hemos visto, las actitudes y pensamientos positivos y favorables sobre sexo conducen a una vida sexual más satisfactoria y, además, promueven pensar en sexo. En este capítulo vamos a ver la importancia de pensar en él, es decir, de potenciar la imaginación erótica.

Fantasear significa imaginar sucesos, historias o cosas que no existen en realidad. Bien podría ser sinónimo de inventar, idear, soñar o delirar.

Fantasear es poner ideas inventadas en nuestra mente de forma consciente. Es diferente que soñar, ya que con las fantasías mantenemos la plena capacidad de percibir, a su vez, estímulos que ocurren a nuestro alrededor.

Podemos fantasear con multitud de temas y aspectos: con hacer un viaje a un país que te hubiese gustado conocer, con tener un trabajo apasionante, con conocer a alguien a quien admiras muchísimo, con cosas agradables o, por el contrario, con algo penoso y desapacible. Siempre hay quien tiene una habilidad especial para imaginar sucesos terribles y catastróficos.

Pero una cosa está clara: sin duda, tenemos esta capacidad. Sí, tú también.

La fantasía es una creación de la mente y, como todo pensamiento, genera en nosotros reacciones emocionales que incluso pueden desencadenar reacciones físicas e ir más allá de lo meramente mental.

Cuando fantaseamos, no podemos separar tan fácilmente lo que ocurre en nuestra mente de estas reacciones físicas y emocionales, pues todo forma parte de la misma experiencia. Para que nos entendamos mejor, dejadme poner un ejemplo:

A mí no me gustan las películas tristes. No me gusta ver películas sobre algo en lo que estoy especialmente sensibilizada, por ejemplo, aquellas en las que aparezcan enfermedades, secuestros o penurias que tengan que ver con criaturas, especialmente desde que soy madre. Al ver una película sobre una enfermedad incurable y una familia que sufre sobremanera, me inquieto. Pensar en eso, poner esas imágenes en mi cabeza, hace que empatice con esa familia y me genera ansiedad, tristeza y me puedo poner a llorar como si me estuviera pasando a mí. No lo puedo soportar. Realmente no me está pasando a mí, pero en ese momento lo vivo como si así fuera. Fantasear con eso, ponerme en ese lugar, genera en mí reacciones emocionales y físicas muy intensas. Esa experiencia no solo está en mi cabeza, sino que me atraviesa entera. A veces, he tenido que acostarme al lado de mis hijas para olerlas, verlas respirar y sentir que están bien después de ver una película así. Por suerte, no es mi realidad, pero la angustia que me ha hecho vivir el imaginarlo ha sido muy real. Así que, como podéis suponer, opto por no ver ese tipo de películas, la verdad.

Fantasear puede tener multitud de temáticas. Podemos fantasear con muchas cosas diferentes y una de ellas es la erótica o el sexo. Las llamaremos fantasías eróticas o sexuales. A mí personalmente me gusta mucho más llamarlas «eróticas», porque creo que es un concepto mucho más amplio y correcto.

Como dice Georgina Burgos, una maestra de la fantasía erótica, en su libro *Mente y deseo en la mujer*, acotar qué es sexo y qué no es prácticamente imposible. Definir qué es erótico y sensual no es una verdad universal, sino una vivencia personal donde cada persona pone sus fronteras. Me he dado cuenta de que al usar el término «fantasía sexual», inevitablemente acotamos esta idea a algo que implica un sexo más explícito, a menudo genital. Sin embargo, creo que cuando usamos la expresión «fantasía erótica», somos capaces de abrir este concepto a algo más amplio y que, sin duda, me parece mejor.

Una fantasía erótica es todo aquel pensamiento y creación de nuestra mente que (recuerda) ocurre mientras estamos despiertas y evoca sensualidad, que te conecta con la erótica, con el terreno sexual y del placer.

Para enmarcar este concepto, debemos aclarar que para cada persona esta puede ser una creación totalmente diferente. Para alguien puede ser sumamente erótico dar un paseo de la mano con su pareja, ver una puesta de sol, sentirse amada y con muestras de cariño. Y para otra persona puede ser muy erótico pensar, por ejemplo, en un encuentro sexual casual con un desconocido, o una orgía en un sitio público. Para gustos colores, como se suele decir.

Todo aquello que te conecte con lo que para ti sea erótico, sensual y estimulante para el placer sexual, será una fantasía erótica.

No tiene que ser una historia totalmente hilada con una introducción, un nudo y un desenlace como si de una redacción del colegio se tratara. Una fantasía puede ser una escena que se repite, una imagen, un recuerdo, un flash o una fotografía sin conexión o sin sentido. Una fantasía es perfecta tal y como es y no necesita ser de ninguna manera determinada para ser perfecta.

Nuestra vista es el sentido más potente, de manera que habitualmente pensamos en imágenes, pero realmente una fantasía puede presentarse como una sensación en la piel, un susurro, una música o un olor que nos evoca un recuerdo. Una fantasía erótica incluye conceptos tan amplios como lo romántico, la seducción o lo inverosímil e improbable.

Tampoco tiene que ser algo que nos haya ocurrido o tenga una posibilidad real de ocurrir. Una fantasía erótica puede ser algo que eres capaz de poner en tu mente, pero que nunca pondrías en tu vida real. Este quizá es el concepto más difícil de entender. Una fantasía puede ir más allá de lo que vemos palpable o posible. Puedes fantasear con acostarte con un actor de Hollywood, aunque esto no vaya a pasar (bueno, ¿quién sabe?). O también algo que ni siquiera querrías que pasara, es decir, si llegara realmente ese momento, ¿te querrías acostar con este actor?

El terreno de la fantasía no es el terreno de la voluntad. El ámbito de lo imaginario se queda ahí, en la imaginación, aunque sea capaz de generar sensaciones, emociones y reacciones físicas.

¿Para qué fantasear?

Puede que mientras has leído sobre las fantasías, tu mente haya creado ya algunas imágenes, algunas ideas de lo que para ti es erótico. Hay quien tiene facilidad para ello. Si es así, seguramente hayas podido comprobar qué ocurre si piensas en cosas que son eróticas.

Pero en cambio, puede que te estés preguntando qué tiene que ver esto con el deseo y por qué te estoy hablando de esto.

Fantasear supone el principal motor para el deseo sexual. Un motor tuyo del que no depende nada ni nadie. Algo que puedes hacer cuando quieras y las veces que quieras, y que siempre siempre va a beneficiar y estimular tu deseo.

Hemos hablado mucho sobre el contexto para el deseo sexual y de los estímulos que nos inducen al sexo. Bien, las fantasías son tus estímulos, tu propio contexto. Un contexto que, además de ser tuyo y del cual eres dueña y señora, puedes modificar, evocar y modelar a tu antojo. Las fantasías son tus estímulos internos. Al contrario que los externos, que no puedes controlar al cien por cien, los estímulos internos son como un tesoro que nunca te habían contado que tienes. Más o menos, lo que estoy intentando decirte es que tienes una cuenta en el banco con un millón de euros para comprar deseo y no lo sabías. Las fantasías, sin duda, estimulan el deseo y promueven la excitación sexual.

Ya hemos visto que cuando fantaseamos, nuestros pensamientos crean emociones y reacciones físicas. Cuando pensamos en algo erótico o sexual nuestro cuerpo se pone en marcha, chicas. Nuestro cerebro empieza a segregar todas esas sustancias de las que hemos hablado: endorfinas, dopamina, norepinefrina, etc. El poder de la fantasía para el deseo no solo es imprescindible, sino una fuente inagotable.

Fantasear no es una herramienta cualquiera. Es totalmente necesario para el deseo. Crear escenarios eróticos en nuestra mente no solo nos sirve en el «aquí y ahora» y pone en marcha toda la respuesta sexual, sino que hace que el deseo y el sexo estén presentes en tu vida. Y esto es muy poderoso, amiga.

Déjame que te ponga un ejemplo de nuevo. Imagina a una persona que vive en un pueblo pequeño, lleva una vida tranquila, cómoda y discreta y que nunca ha salido de allí. No le gusta leer, no le gusta ver la televisión y, por tanto, no está muy al día de lo que hay fuera del pueblo. Imagina que un día, un amigo le propone hacer un viaje a París. ¿París? ¿Qué se le ha perdido en París? Jamás ha pensado ni por un segundo hacer un viaje, ni siquiera en salir del pueblo. No lo cree necesario. Tampoco sabe exactamente qué hay en París, por lo que esa experiencia no la estimula, ni la ilusiona. Es más, cree que ese viaje no puede aportarle nada bueno.

Ahora piensa en una persona que vive en el mismo pueblo, pero a quien sí le gusta leer novelas de viajes. Imagina que ha visto películas, series y algún documental sobre París. Ha soñado despierta con ir allí muchas veces. Para ella, sería algo realmente emocionante hacer ese viaje. Nunca ha ido, pero puede imaginar en su cabeza cómo sería. Cuando su amiga le propone ir a París, su mente vuela, se imagina a orillas del Sena y se ilusiona al pensar que subirá a la Torre Eiffel. Inmediatamente dice que sí, claro. ¡Vámonos a París! Empieza a buscar vuelos, el hotel, una guía de viaje y se imagina con nervios cómo será pasear por sus calles. Está ilusionada, a veces con un nudo en el estómago. Sin duda, ir a París está siendo una experiencia incluso antes de salir de casa.

Después de este ejemplo, imagina a dos personas distintas. Una de ellas nunca piensa en sexo. Pasan días y días sin pensar en nada que le conecte con la erótica. Nunca se imagina ninguna situación provocadora. No se para a considerar y alentar su fantasía erótica. Puede que sea una persona que incluso no se sienta cómoda con ello. No solo hay que hablar de la presencia o no de fantasías, de su contenido y su frecuencia, sino que es muy relevante la actitud de las personas hacia esta conducta, pues a veces los pensamientos sexuales pueden despertar culpabilidad. Esto sería un auténtico freno y algo a trabajar en primer lugar, claro.

Y, en cambio, imagina una persona que lee novelas eróticas, que se imagina encuentros eróticos, que es capaz de jugar con su imaginación para evocar situaciones placenteras y sexuales... Alguien que de vez en cuando dice: «Mmm..., esto me pone...». ¿Cuál de ellas crees que tendrá mejor deseo sexual?

Y ahora te pregunto a ti: ¿a cuál de las dos te pareces más?

¿Por qué nos cuesta fantasear?

Si eres de las que esto de fantasear te suena a chino y con esto que te acabo de contar te has dado cuenta de que fantaseas entre poco y más bien nada, no te preocupes, porque te diré que no es raro. Es bastante frecuente encontrar mujeres a quienes les cuesta fantasear y lo es todavía más en aquellas que tienen un bajo deseo sexual. Porque como te he dicho, si te falta la fantasía, es como si tuvieras coche pero no tuvieras gasolina. Puede venir alguien y empujarlo, y puede que cuesta abajo cojas incluso velocidad. Pero si tuvieras gasolina, todo sería mucho más fácil, ¿verdad? El placer sexual depende de esta conexión entre cuerpo y mente. El viaje del placer depende del coche y la gasolina.

A estas alturas del libro, y si has llegado hasta aquí, ya puedes intuir lo que te voy a contar. No fantaseas porque nadie te ha dicho ni que fantasear está bien ni cómo se hace. Pensar en sexo es de putas, ninfómanas, guarras y viciosas. No pensar en sexo es de frígidas y puritanas. Tengas la edad que tengas, has crecido con la idea de que el deseo es algo de lo que tampoco hay que abusar. Has crecido y te han enseñado que las señoritas de bien no piensan en sexo. Porque eso puede hacer que te vuelvas una loca del sexo (o algo así). Te has pasado la infancia privada de cualquier mensaje que te eduque en la posibilidad de que tendrás sexo algún día. Y quizá incluso cuando en tu casa había alguna escena de besos o más subida de tono, rápidamente se cambiaba de canal. Como ya hemos contado a lo largo del libro, te has educado en eso de «ten cuidado, el sexo es malo», «no seas demasiado ligerita de cascos». Por lo tanto, lo que has aprendido es a reprimir esos pensamientos. Nuestra cultura no nos ha dado permiso para cultivar el arte de pensar en sexo.

Pero llega un momento en tu vida que quieres tener deseo, quieres ser capaz de que este deseo te recorra y surja en ti. Tienes coche, quieres conducirlo, pero ¡ay, amiga!, te falta la gasolina.

Esto no pasa para quienes desear está bien. El mundo está hecho para que los hombres reciban estímulos eróticos que alimentan la fantasía todo el rato. No hace falta que te diga que, para el hombre heterosexual, estos estímulos somos nosotras. El uso de la mujer como reclamo erótico se utiliza ampliamente. De ahí la crítica a la cosificación y sexualización de la mujer en la publicidad. Usar el cuerpo desnudo de una mujer para anunciar un viaje o sexualizar una imagen para publicitar un gimnasio no es casual. Es porque alimenta la fantasía de a quien sí se le permite tenerlas. No solo eso, sino que se los alienta y favorece.

Con todo esto, quiero decirte que es normal que no fantasees mucho o nada. O que incluso no sepas cómo hacerlo. Estás en el sitio adecuado. Si la idea de tener fantasías sexuales te hace sentir mal, empieza por ahí. Ya hemos hablado de quitarnos la culpa y de empezar a crear otra mujer distinta. Espero y deseo que te empieces a ver como una mujer con derechos y capacidades sexuales. Que te quieras lo suficiente como para desaprender y aprender de nuevo. Nada malo puede pasar por empezar a conectarte con el sexo de una forma distinta.

Si esto ya lo tienes superado, pero sientes que nunca piensas en sexo o no sabes por dónde empezar, vamos a ello: ¿por qué no cultivar un poco nuestra fantasía y ver cuánto de bien hace sobre tu deseo?

¿Cómo, cuándo y dónde fantasear?

Antes de meternos manos a la obra, hay algunas consideraciones que tenemos que abordar.

Fantasear es un acto voluntario y del cual eres completamente dueña. Forma parte del imaginario y del pensamiento y, por tanto, las posibilidades son infinitas. Por nuestra mente pueden pasar cosas que realmente no van a ocurrir o que incluso jamás querríamos que pasaran. Lo que ocurre en la imaginación no es real y no tiene nada que ver con tus actos. Eres dueña de tu fantasía y también de tus actos.

A menudo podemos tener fantasías con las que no nos sintamos cómodas. Puedes imaginar que tienes un encuentro fugaz en el ascensor con tu vecino del quinto, pero realmente no quieres ese encuentro. Puede, por ejemplo, que tengas pareja y esta fantasía te haga sentir mal porque lo vivas como una infidelidad. Mi consejo es que simplemente te diviertas con esa imagen. No la censures ni la sobrevalores. No es ni más ni menos que un pensamiento. Simplemente déjala que ocurra en tu mente y ya está.

También puedes fantasear con darle un puñetazo a tu vecino que toca todos los días la trompeta en plena hora de la siesta. Pero, en cambio, eres perfectamente capaz de no convertir eso en realidad. Porque eres dueña de tus actos, por muy fantasiosa que sea tu imaginación. Mantener la culpa a raya siempre es necesario. La culpa y el placer no son buenos amigos.

Otro punto importante por tratar es el juicio que hacemos de nuestras fantasías. Sabemos que las de las mujeres son diversas. Las mujeres desean sexo romántico, ser dominadas, tener sexo con una pareja diferente de la habitual, con otra mujer y un sinfín más de variaciones y escenarios. No te debes comparar con nadie. Lo que pongas en tu mente solo debe seducirte a ti. No debe ser lo que se espera, lo que crees que debes imaginar ni lo que imaginan otras mujeres. Aunque tomar ideas de relatos de fantasías de otras mujeres te puede ayudar a crear tu imaginario erótico, ten presente que este debe estar siempre libre de juicios. Del tuyo primero. Tu fantasía no será ni buena, ni mala, ni mejor ni peor. Será la que te seduzca a ti. Por lo tanto, no la juzgues. Permítete ser libre.

Dicho esto, y tomándolo como premisa, te animo a poner en tu mente cualquier imagen, idea, historia, sensación o recuerdo que te sea estimulante eróticamente.

Si no estás acostumbrada a fantasear, te propongo buscar un momento, espacio y poner intención al asunto. Es decir, detente específicamente a evocar tu imaginación erótica. Si necesitas empezar de cero, te propongo el siguiente ejercicio.

EJERCICIO

Ponte en un lugar cómodo y tranquilo. Puede ser tu cama, por ejemplo. Túmbate boca arriba, cierra los ojos y siente tu cuerpo en contacto con las sábanas. Pon una mano en tu pecho y la otra en el bajo vientre. Haz algunas respiraciones profundas. Con cada exhalación, afloja el cuerpo más y más. Siente tu cuerpo pesado y relajado y deja que tu mente se aleje de preocupaciones y quehaceres diarios. Solo vas a tardar diez minutos. Todo, todo, todo se puede posponer diez minutos. Dedica dos o tres a hacer este ejercicio de respiración, relajación y conectar con tu cuerpo y mente de forma consciente.

Mantén los ojos cerrados, pero imagina que tienes delante una gran pantalla de cine blanca, tersa y preparada para que empiece la película. Sigue respirando. Ahora es el momento de proyectar sobre ella algo que te seduzca. Algo erótico. Algo sexual. Algo que te conecte directamente con lo que para ti es estimulante. Puede ser una historia, pueden ser imágenes sueltas e inconexas. Pueden ser recuerdos.

A medida que vayas practicando este ejercicio, intenta incluir elementos como olores, sonidos, voces, música, etc., a esta o estas fantasías.

Repítelo cada día. Un buen momento es antes de acostarte. No te aconsejo que estés muy cansada, ya que la idea no es que te quedes dormida. También puede ser buena idea hacerlo después de una ducha al volver del gimnasio o después de desayunar si tienes las mañanas libres. Busca un momento en el que puedas dedicarle diez minutos a tu imaginación. Buscar tiempo para parar, respirar, concentrarnos en nosotras es buscar tiempo de autocuidado. Recuerda que necesitamos conectar con la relajación para que todo lo referente al deseo, la excitación y el placer aflore.

Cuando ya tengas costumbre y evoques tu fantasía con facilidad, o si ya eres una mujer a la que esto le resulta fácil, solo tienes que proponerte pensar en ello varias veces al día. Mi consejo es que lo hagas entre una y tres veces al día. Si ya te resulta sencillo, puedes hacerlo en cualquier lugar. Mientras vas al trabajo en el bus, mientras te duchas o mientras estás en la cola del supermercado. O, por qué no, en un descanso del trabajo. Cualquier momento es bueno para desconectar de todo y poner en tu mente algo sugerente.

¿Y si no se me ocurre nada?

Antes de asegurar que no eres capaz de fantasear, prueba. Intenta hacer el ejercicio que te he propuesto algunas veces. Si aun así te resulta difícil, puedes utilizar algunos recursos que te puedan ayudar y que te cuento a continuación:

Prueba con un recuerdo. Imagina alguna relación sexual pasada. Alguien que alguna vez en tu vida evocara en ti mucho deseo. Alguna vez que tuvieras una experiencia muy erótica o te excitaste mucho. Piensa en eso y proyéctala en la pantalla con todo lujo de detalles.

Otro recurso que puedes usar es la lectura erótica. Hay

un sinfín de libros pensados precisamente para ayudarte a poner en tu mente historias sexuales. Tú solo tienes que leerlas e imaginarlas. Leer literatura erótica estimula tu deseo porque introduce el erotismo en tu mente. Porque pensar en sexo, evoca el sexo y aviva el deseo. No en vano, escritoras como Megan Maxwell o Elísabet Benavent han sido éxito de ventas en todo el mundo. Estas escritoras han puesto en la mente de miles de mujeres aquello que ellas no son capaces de imaginar por sí mismas. O aquello que ellas no se atreven a pensar.

Otra idea que te recomiendo es el uso de imágenes, por ejemplo, fotografías. Hoy en día es fácil googlear aquellas cosas que nos seducen para que internet nos lo devuelva a modo de imagen. Si buscas simplemente la palabra «erótico» y pones el buscador en modo imágenes, te devolverá un sinfín de ideas y conceptos que se suponen eróticos. No sé si tus gustos coincidirán con el señor Google, pero puedes ir afinando la búsqueda usando palabras más concretas. Descarga aquellas que te gusten y guárdalas en una carpeta. Puedes hacer tu propia biblioteca de imágenes eróticas. Será un recurso que podrás usar y tener a mano cuando lo necesites.

El poder de la imagen cobra su máxima expresión en el cine con las películas eróticas o pornográficas. Sobre el porno ya hemos hablado en un capítulo anterior y ya sabemos que podemos sentirnos incómodas con él o, por el contrario, ser un recurso útil para ti. Puedes buscar imágenes pornográficas que sean estimulantes para ti. Te recomiendo, por ejemplo, que busques directoras como Erika Lust, que pertenecen al llamado posporno, del que ya hemos hablado. Quizá encuentres en ella algo que te seduzca. Si el cine pornográfico te hace sentir mal porque no evoca lo que para ti es estimulante, sino más bien te produce rechazo o molestia, simplemente no lo uses. En cambio, el cine erótico, en el que las imágenes no son tan explícitas, puede resultarte algo mejor. Si es así, busca en aquellas escenas que sí te motiven. ¿Por qué no hacer tu propia biblioteca de cine erótico?

Por último, te animo a usar otros elementos que te ayuden a evocar tu imaginación. Como te he dicho antes, la imagen es muy potente para la imaginación, pero lejos de lo visual, hay otros sentidos que pueden ayudarte a introducirte en una fantasía. Me estoy refiriendo a elementos como los olores, la música, los sonidos o el tacto.

Hay autores que han demostrado cómo el sentido del olfato está muy desarrollado en las mujeres. No tengo dudas de que pueden ser muy estimulantes y, por contra, si el olor no es «agradable», serán un freno para el sexo. A nivel cultural se potencia continuamente la asociación del olfato con la sexualidad. Solo hace falta que hagáis un repaso a los anuncios de colonias. El uso de olores agradables y, por tanto, el rechazo que producen los olores desagradables es un factor a tener en cuenta no solo para evocar fantasías, sino en tus experiencias reales. A la hora de fantasear, ¿por qué no usar un incienso o aceite que te transporte directamente a un *hammam*? ¿Por qué no ponerte un bikini, un espray de agua de mar, un poco de *aftersun,* prepararte un rico coco, un poco de salsa y viajar directamente al Caribe? ¿Qué me dices de comprar una colonia o perfume que te resulte seductor y rociar un poco la almohada?

El sentido del oído es otro elemento que te puede ayudar. El sonido es una experiencia muy envolvente e inmersiva que nos puede facilitar sumergirnos en una fantasía. Prueba a utilizar solo el sonido de una película erótica o pornográfica y dale la vuelta al monitor. O mejor, ponte unos auriculares de manera que cierres los ojos y simplemente te concentres en el sonido. Pon imagen a aquello que estás escuchando. Escuchar sonidos de gemidos y respiraciones agitadas, decirte palabras que «te ponen» o imaginar una conversación picante pueden funcionarte.

Otros elementos como jugar con diferentes telas o texturas, hacerte una *playlist* de música que te evoca por algún motivo al sexo o comprar un conjunto de lencería e imaginarte una situación en la que la llevarías.

Todos estos elementos juegan con tus sentidos para ayudar a la mente a crear, a ser fantasiosa y creativa. Todos estos recursos son tuyos, personales y los puedes usar de forma independiente. Fíjate en que son ingredientes personales y propios. Cultivar tu fantasía es un derecho que tienes y es bueno para tu salud sexual. La fantasía es la semilla que engendra y mantiene tu deseo en flor. Es algo que no depende de nadie y de lo que no tienes que dar explicaciones. Forma parte de tu intimidad y tu sexualidad.

Fantasear si tengo pareja

Fantasear es como tu tarjeta de crédito: personal e intransferible. Es algo que forma parte de ti y te beneficia. Tu deseo depende de ti y nadie va a hacer esto por ti. Tu pareja puede ser un fantástico inductor, además de resultarte un objeto de deseo. También puede ser un elemento externo que evoca y está presente en tus fantasías, pero no tiene por qué ser así.

Fantasear y que tu pareja sea el foco y el centro de tus fantasías puede ocurrir en algunos momentos de la relación y en otros, no. Se dará muy fácilmente durante el enamoramiento. Las hormonas encienden el fuego y tu pareja lo aviva, de manera que se vuelve intenso. Cuando estás enamorada, tienes fantasías constantemente. Piensas en sexo con el objeto de tu enamoramiento muy fácilmente. Y tu deseo fluye muy fácil. A medida que va pasando esta fase, puede pasar que tu pareja no sea tan buen inductor del deseo como lo era antes y que, además, tus fantasías vayan cada vez a menos.

Cultivarlas independientemente de si tienes pareja o no es totalmente necesario.

Puede pasar que tengas pareja y esta no aparezca en tus fantasías. De hecho, puede ser frecuente y debes saber que no pasa nada. Tu pareja no tiene que ser o estar en todas tus fantasías. Voy a repetir, por si no ha quedado claro, que la fantasía debe seducirte a ti, no debes juzgarla y que solo es una representación mental. Muy útil, pero solo eso. No representa lo que ocurre a tu alrededor. Recuerda que la fantasía simplemente es la gasolina, pero tú llevas el coche adonde quieras.

Que la pareja no aparezca en las fantasías o que aparezca alguien que no es tu pareja puede generar gran malestar y confusión. Podemos tener una sensación de infidelidad, por ejemplo. Ante esto, te animo a reflexionar sobre la libertad de nuestros pensamientos. Pensar no es hacer. Pensar no te lleva a ningún sitio. Imaginar solo es eso, una invención.

A estas alturas ya conocemos bien la culpa. Ya sea porque pensamos que el contenido de las fantasías no es el que «debería ser» o porque traicionan de alguna manera nuestros valores hará que estas se vean disminuidas tanto en frecuencia como en su variación de contenidos y, por ende, en su poder de excitación. Georgina Burgos nos aclara que, si la gente supiera lo común que son este tipo de fantasías, seguramente las aceptaría mejor. Si además son eficaces, ¿por qué no dejar atrás la culpa para aprovechar todo su potencial?

Algunas parejas comparten sus fantasías eróticas. Esto va a depender mucho de cada caso. Si tenéis una buena comunicación, piensas que podéis tener fantasías acordes o que puedes contárselas a tu pareja y que esto sea un estímulo y no un impedimento, genial. Una combinación de estímulos internos (fantasías) y externos (lo que ocurre en tus relaciones) es una gran apuesta.

Dicho todo esto, ¿has fantaseado ya hoy? ¿A qué esperas? No dejes para mañana lo que puedas imaginar hoy.

18

MASTURBACIÓN

«Masturbación» proviene del latín *manu turbare*, que significa «turbar con la mano». Se dice de la acción de tocar o estimular los genitales con el fin sexual. Hay referencias de esta práctica en pinturas rupestres prehistóricas, en el antiguo Egipto e incluso en la antigua Grecia. La palabra se usa para designar esta práctica desde la Edad Media.

Aunque en nuestra cultura, la religión judeocristiana introduce el término «onanismo» para referirse a la misma práctica. En el Antiguo Testamento se cuenta la historia de Onán quien, según mandaba la ley hebrea, se casó con la viuda de su hermano. Cuenta la Biblia que Onán copulaba con ella, pero vertía su eyaculación fuera para no dejarla embarazada. Yahvé le quitó la vida por ello.

En nuestra cultura, la influencia de la religión judeocristiana en la masturbación es, en mi opinión, innegable, pues califica este acto de impuro y moralmente sancionable. La culpa está ligada tradicionalmente a la masturbación.

Además, la medicina y la cultura popular vertieron mitos y falsas creencias alrededor ella durante siglos. Desde la Edad Media hasta bien entrado el siglo XX, encontramos varios tratados que nos cuentan un sinfín de enfermedades supuestamente causadas por la masturbación. Desde la locura hasta la ceguera, la consideraban una práctica desviada de la normalidad al igual que la homosexualidad. Han tenido que pasar algunos siglos para que ni una cosa ni la otra se vean como una enfermedad. La masturbación masculina se toleraba algo más porque se consideraba que los hombres debían buscar un escape a esta especie de «olla a presión» que suponía su sexualidad. Esto de lo que ya hemos hablado tantas veces llamado «instinto» que se supone no se puede contener. Pero para nosotras no había tanta suerte. La medicina consideraba que la efervescencia de las mujeres había que apagarla fuera como fuera. En el libro *Enfermas*, Elionor Cleghorn cuenta cómo en el siglo XIX se tenía la idea de que atender a los problemas del aparato genital femenino podía ser perjudicial porque las mujeres tomaban como costumbre y hábito la introducción del espéculo.* Esto podría abocarlas a propiciarse placer y satisfacción a ellas mismas y, a su vez, conduciría irremediablemente a la prostitución y ninfomanía. Así que esta idea no solo afectaba a la propia concepción de la sexualidad, sino al control de la salud de las mujeres.

Y esto que parece algo tan antiguo, en realidad no lo es tanto. La normalización de la masturbación tiene una historia muy corta. Todavía hay que explicar con frecuencia en la consulta que nada malo puede ocurrir cuando uno toca su propio cuerpo. Y que ninguna enfermedad, ni física ni emocional, se deriva de esta práctica.

* Instrumento utilizado en ginecología para visualizar la vagina para diferentes diagnósticos o tratamientos.

Las personas que nos dedicamos a la sexología sabemos que usar esta palabra puede causar malestar a quien la escucha y en el marco de la atención sanitaria, yo prefiero no decirla. Por lo menos en un primer momento, ya que sé que su rechazo es habitual y puede hacer que una mujer no vuelva a pisar mi consulta jamás. En sustitución, a menudo, prefiero usar la palabra «autoestimulación», que, por contra, tiene mucho menor peso en nuestro imaginario y se acepta con mayor agrado, ya que no se asocia a la culpa con tanta facilidad.

Recuerdo perfectamente leer información sobre la masturbación cuando era adolescente. No me acuerdo exactamente dónde, pero sí que eran charlas de educación sexual con carácter informativo. Desmentía que con la masturbación te salieran granos, te quedaras impotente o te volvieras loco. También aprendimos que cuando uno se masturba, nadie lo nota. Porque había como una idea de que, si tocabas tu cuerpo, de alguna manera algo se señalaba en ti que el resto de las personas podían entrever.

Aunque recuerdo esto perfectamente, también me acuerdo de que esa información no se dirigía a *mí*. Se dirigía a *ellos*. Se daba por supuesto que era una práctica eminentemente masculina y que lejos de patologizarla, había que normalizarla. Era necesario y estaba genial, pero ¿y nosotras? Nadie les daba permiso a las chicas para tocarse. Nadie daba por supuesto que una mujer pudiese practicar la masturbación. Éramos como una especie asexuada que ni sentía, ni padecía, ni gozaba por lo que parece.

Así que, en la construcción social de esta práctica, lo que está permitido y lo que no y lo que es normal o no, la masturbación femenina ha quedado un tanto atrasada. Mientras que la masturbación masculina se acepta, se normaliza e incluso se entiende como necesaria y sustituta del sexo, socialmente la femenina, todavía no. Porque recordad que hay una idea inherente en esto y es que los hombres necesitan «aliviar» su necesidad de sexo. Al igual que la prostitución, la masturbación se ve como necesaria para el bien de los hombres. En cambio, ¿qué sentido tiene en nosotras si nos vemos como pasivas, sin expresión propia o sin deseo en muchas ocasiones?

Todavía no se ha alcanzado la equidad en estos conceptos.

Ahora mismo conviven varios modelos que contextualizan de forma diferente la masturbación. Creo que la normalización de la masturbación masculina en nuestra cultura es bastante universal. Se entiende y se acepta que los hombres se masturben en pro de una expresión libre de su sexualidad estén o no en pareja. Aunque sigue pesando esta idea de necesidad en ellos con la que yo no estoy de acuerdo.

Pero en cuanto a la masturbación femenina, todavía hay infinidad de mujeres que nunca han tocado su cuerpo, así como muchas que solo lo conciben en el supuesto caso de no tener pareja. Claramente es una práctica muy mediada por la doble moral de la sexualidad. Te propongo que, a partir de aquí, hagamos un esfuerzo por entender que todo lo que voy a decir sobre el tema vale inequívocamente para los dos sexos.

Hoy en día sabemos que la masturbación no solo no es en absoluto perjudicial, sino que además es una expresión normal y natural de la sexualidad. Aun así, a menudo cuando hablamos de esta última, nuestra atención se centra en el sexo compartido y deja la autoestimulación aparte. Es frecuente verla como una práctica de segunda. Algo que se hace si no queda más remedio. Es frecuente enmarcar este ejercicio en la iniciación normal para descubrir la sexualidad. Se considera normal usar la autoestimulación cuando una persona es joven y no tiene pareja, pero queda relegada a un segundo plano en la edad adulta y mucho más si, además, se tiene pareja.

La sexualidad existe en sí misma, aunque no se comparta con nadie. No somos seres sexuales solo a veces, algunos días, solo en unas épocas o solo cuando nos queremos relacionar con alguien. Lo somos siempre. Con la masturbación aprendemos cómo el cuerpo es capaz de generar placer y descubrimos el estímulo necesario para crearlo. Y no solo estoy hablando de estímulos físicos, sino también sobre fantasía erótica. La autoestimulación crea un escenario físico y mental en el que la persona se desarrolla, aprende y crece. Y esto no solo debe permitirse sino, en mi opinión, alentarlo.

Que masturbarse es una fuente de conocimiento y que está bien se acepta en los hombres, pero todavía no demasiado en las mujeres. Que un adolescente se toque se ve normal, pero que lo haga una adolescente, preocupa. La sensación es aún que, si alentamos a este conocimiento sobre sí mismas, despertaremos algo en ellas. Una especie de deseo, de instinto, de descontrol pesará sobre las chicas si descubren el placer sexual. Y ya sabemos que culturalmente se quiere a las mujeres «atadas en corto». La idea de que la masturbación dará lugar a una actitud hipersexualizada y promiscua y, por tanto, considerada algo negativo se aplica solamente a las mujeres.

Es bastante frecuente que las niñas reciban mensajes de «no te toques».

Nosotras no podemos ni siquiera rascarnos los genitales en público. ¿Alguien se ha fijado en la cantidad de veces que un hombre se coloca bien los testículos o se rasca en público? Ya sé que no es con intención de autoestimularse, pero es que, llegada la edad adulta, un hombre ha tocado infinidad de veces sus genitales. Y nosotras, poquísimas. El conocimiento que se tiene sobre el cuerpo es importante, ya hablamos de ello en el capítulo 7. Conocer cómo es su anatomía y también, claro que sí, cómo se comportan los genitales cuando se excitan es un conocimiento básico que a menudo se nos niega. Esto es parte de la fisiología humana. De igual manera que hacemos la digestión, también nos excitamos. Lo que pasa en el pene y los testículos cuando hay excitación lo conoce toda persona que los tiene. Pero ¿y lo que pasa en una vulva? ¿Sabes lo que pasa en tu cuerpo cuando te excitas?

La gran mayoría de las mujeres que ahora son adultas han conocido su cuerpo excitado por primera vez en el contexto de una relación sexual compartida. En mi caso, hasta ese momento nunca me había mirado ni tocado mis propios genitales. No sé si a ti te ha pasado lo mismo. Pasados los años, siento un enorme pesar de que alguien viera y tocara mi cuerpo antes que yo misma. Siento rabia al pensar que este conocimiento no lo pude descubrir tranquila, sola, sin mediar con nadie.

Sabéis que me gusta hacer símiles con el deporte. A menudo explico que, para correr una maratón, primero hay que entrenar. Saber qué puede hacer mi cuerpo, qué le puedo pedir, cómo responde al esfuerzo y cuál es la técnica que mejor funciona y que me permitirá correr la maratón como una auténtica atleta es necesario, ¿no?

Tener sexo compartido sin haberte masturbado nunca es como querer correr una maratón sin haberte puesto jamás unas zapatillas.

Para qué

En los últimos años, las redes han hecho una gran labor de divulgación de la salud y también de la sexual. Se han encargado de relatar y hacer llegar a las personas un sinfín de beneficios de la masturbación.

Existe un día para la masturbación femenina en el que se reivindica precisamente esta visión normalizada. Con ello se pretende eliminar el tabú que supone aún esta práctica. Una expresión de la sexualidad que miles de mujeres en el mundo ven coartada por mensajes de miedo y falsas creencias sobre ella, cuando en realidad es un derecho.

En esta reivindicación de la masturbación, el mensaje más potente es que, efectivamente, tiene poderosos beneficios: ayuda a dormir, es un inductor de la relajación, puede ayudar a aliviar el dolor menstrual, es bueno para la salud genital y, además, es fuente de autoconocimiento, como hemos dicho, y nos enseña sobre nosotras mismas. Estos son motivos estupendos y magníficas razones por las cuales autoestimularse. No lo dudes.

Practicar en ti, sobre ti y contigo misma va a proporcionarte placer y conocimiento sobre tu sexualidad. Y esta es una información muy preciada y que te será muy útil. Sin vacilar, te digo que usar la masturbación es bueno y te animo a hacerlo.

Pero hay otra razón más por la que puedes usar la autoestimulación y es simplemente porque sí, porque puedes y porque no te hace daño ni a ti ni a nadie. Esto podría ser un punto final y no tendríamos que añadir nada más.

Aunque los hay, no necesitamos motivos para tocar nuestro cuerpo. No necesitamos justificarnos con la ciencia o cuestiones sanitarias para llevar a cabo esta práctica. No se hace con la masturbación masculina. Ellos lo hacen porque se puede. No es malo y punto. En cambio, siempre tengo la sensación de que nosotras necesitamos razones que nos quiten la culpa.

Pues fuera culpa. Hazlo porque puedes y quieres.

Dicho esto, desde luego tampoco tienes ninguna obligación, enemiga del placer. Puedes hacerlo o no. Nadie tiene que juzgar eso. Te animo a indagar en los motivos de tu elección. Si no lo haces porque no te apetece, de acuerdo. Pero, como te digo, la autoestimulación tiene un gran

El 8 de agosto, Día Internacional del Orgasmo Femenino.

peso de culpa en nuestra sociedad. A veces la libertad se esconde bajo el nombre de «represión». Si te sientes mal al hacerlo y no consigues librarte de la culpa, te animo a contactar con un profesional de la psicología que te ayude a liberarte de esa carga emocional.

Una vez que tus motivos para no usar la masturbación sean total y verdaderamente libres, no te exijas ni te autoimpongas. La masturbación es una expresión más de la sexualidad de la que de verdad eres libre de participar o no.

Cómo

La autoestimulación no es un mero reconocimiento de tu cuerpo. No es simplemente poner las manos encima de los genitales, sino que tiene una intención clara que busca en este tocamiento: placer.

En el capítulo 7 ya hicimos una descripción de la anatomía y de la importancia de reconocernos de verdad. Si nunca lo has hecho, este es un punto de partida necesario. Todas las partes de tu cuerpo tienen una representación en tu cerebro y de la misma forma que necesitas saber cómo son tus pies y tus piernas para andar con ellas, necesitas conocer tus genitales para obtener placer de ellos.

Una vez salvado este primer escalón de conocimiento, podrás poner la intención clara de obtener placer del cuerpo.

Si ya eres una maestra de la masturbación y la practicas sin problema, me gustaría proponerte que sigas leyendo. A menudo este ejercicio de autoestimulación lo hemos incorporado a nuestra vida como un trámite rápido y sin importancia para llevarnos al orgasmo. Hay quien la usa así porque el orgasmo le permite relajarse, encontrar un placer rápido y quizá dormir mejor, o simplemente es una forma estupenda de acabar el día. A veces, esta masturbación es fugaz. Una muestra de esto lo encontramos en el famoso succionador de clítoris que tanta fama ha tenido porque proporciona un placer eficaz y rápido. Está bien. No hay ningún problema. Pero... te animo a realizar el ejercicio siguiente para mejorar esta autoestimulación. Tomarse la masturbación como una experiencia pausada de la cual puedo aprender en el camino, y no solo como un instrumento rápido para el orgasmo, tiene grandes beneficios. Una no se puede alimentar de bocadillos y comida rápida siempre. Hay veces que preparase la comida y disfrutar despacio de cada bocado es una experiencia mejorada de la alimentación.

EJERCICIO

Cierra los ojos un momento. Posa tus manos en los muslos o encima de tu cuerpo. Imagínatelas. Las conoces bien. Sabes cómo son exactamente y las podrías reconocer entre un millón de manos diferentes. Ahora mueve los dedos. Sabes cómo se mueven y los puedes visualizar porque conoces bien su anatomía. Ahora junta las manos y frótalas suavemente. Siente la piel, el roce, el ruido que hace una mano contra la otra mano. ¿Puedes visualizar todo este ejercicio en tu mente sin necesidad de verlas?

Ahora déjalas de nuevo sobre los muslos. Imagina tus genitales. Piensa en cómo es tu vulva. Cómo son tus labios externos e internos, el clítoris y la apertura vaginal. ¿Puedes imaginarla? ¿La podrías reconocer entre un montón de vulvas diferentes? Intenta moverla ahora. Sí, tu vulva se mueve. Intenta apretar, soltar o empujar los músculos que rodean tus genitales. Son los que forman el suelo pélvico. ¿Puedes moverlos?

Si la respuesta es no, te aconsejo que empieces por este conocimiento de ti misma. Es importante visualizar nuestros genitales para que tengan una correcta representación en nuestro cerebro y que cuando queramos autoestimularnos, este conocimiento nos ayude.

Te puedes ayudar de libros y dibujos que te enseñen cómo es una vulva, pero desde luego, la tuya será diferente a todas ellas. Cada una es diferente y de la misma manera que no hay dos caras iguales, no hay dos vulvas iguales.

Tienes varios libros que te explican en detalle su anatomía y que puedes usar a la vez que te dispones a emprender este maravilloso viaje. Te recomiendo *Encantada de conocerme*, de Cristina Callao o *Tu cuerpo mola*, de Marta y Cristina Torrón. También tienes el best seller internacional *La biblia de la vagina*, de Jen Gunter.

Puedes leer un poco o mucho, pero desde luego, no postergues más dedicarte tiempo a ti. Porque eres perfectamente única. Y necesitas verlo.

EJERCICIO

Para empezar, puedes coger un espejo. Uno no muy pequeño que te permita ver tu vulva completa. Abre las piernas y observa. Si esta parte de tu cuerpo era desconocida para ti, enhorabuena. Acabas de descubrir una parte muy importante para tu placer.

Observa cómo son tus genitales en reposo. Abre y toca tus labios y el capuchón del clítoris. Observa las sensaciones que tienes ahora mismo, es decir, sin excitación.

Después podrás reconocer la vulva de otra forma. De la misma manera que el pene y los testículos cambian durante la excitación, y esto es algo que tenemos muy claro, a menudo no sabemos qué ocurre en una vulva cuando se excita. Así que ver las diferencias entre tu vulva en reposo y excitada es un conocimiento precioso y muy útil.

Seguimos con el ejercicio: una vez que te has hecho una idea de cómo son tus genitales, vamos a seguir indagando en este juego de conocimiento.

Túmbate en la cama. ¿Recuerdas el ejercicio de las fantasías? Empieza por él. Lo encontrarás en el capítulo anterior. Empieza por relajarte, haz respiraciones profundas y evoca tu imaginación erótica. Como te decía, la autoestimulación debe tener una intención clara, que es el placer sexual y, para ello, necesitamos obligatoriamente un contexto erótico.

Una vez que esa fantasía recorra tu mente y tu cuerpo haya empezado a generar reacciones físicas, será el momento de acompañarlo. Puedes empezar por tocarte. No solo los genitales, sino tu cuello, brazos, pecho, abdomen, muslos, ingles, culo y todas aquellas partes que son eróticas, sensuales y que producen un placer inmenso al tocarlas. ¿Recuerdas tu mapa erótico? Es el momento de usarlo.

Ahora siente tus genitales. Ya sabes cómo son, así que puedes imaginarlos. Siente cómo la sangre circula hacia ellos y cómo, poco a poco, se excitan.

Ahora coloca tus manos sobre ellos. Puedes usar un aceite o un lubricante para que la sensación sea más agradable. Se sienten mejor cuando los tocamos en húmedo. Inicia un masaje de los genitales externos. Acaricia, presiona, frota tu vulva de manera que lo que sientas sea placer. Elige las caricias que mejor se adapten a ti y las que más placenteras te resulten.

A medida que nos excitamos, las estructuras eréctiles de los genitales se llenan de sangre. El clítoris se erecta, los labios se hinchan y cambian de color. La vulva se torna de color más rojizo y brillante. Se humedece y se expande. Alarga un poco este momento, amplifica estas sensaciones. Vuelve ahora a mirar tus genitales con el espejo. Observa tu cuerpo, tu vulva excitada. Esta también eres tú. Eres tú excitada.

Puedes expandir estas caricias y el masaje genital hasta que te conduzca a un orgasmo. Sería bueno, aunque no es obligatorio, y como ves el ejercicio tiene otros beneficios aparte de este. Repítelo siempre que quieras. Cada vez aprenderás más sobre ti y sobre tu placer.

Cuándo

Reconocer nuestro cuerpo, en mi opinión, es obligatorio. No podemos permitir que las niñas crezcan sin reconocer una parte de sí mismas. No podemos permitirnos vivir cortadas, amputadas y separadas de nuestra zona genital. Que una parte importante de nuestro cuerpo no tenga representación cerebral, que no sepamos para qué sirve o cómo se usa no tiene perdón.

Debemos eliminar mensajes negativos y castrantes como el «no te toques», «esto es caca» (dirigiéndonos a los genitales), porque entonces la culpa será la protagonista.

Deberían animarnos desde muy pequeñas a mirarnos con un espejo, conocer la anatomía y cómo son nuestros genitales. Pensad que para los niños esto es mucho más evidente. Solo con mirarse frente al espejo se visualizan los genitales. Nosotras no. Ponerse un espejo y mirar, permitir que vean su cuerpo, se comparen con el adulto o que se miren entre hermanas y que se toquen es fundamental. Durante la niñez, esto no tendrá ningún componente erótico. Por supuesto, los genitales sienten y tocarse puede darles gustito, pero este no es erótico, pues falta un tiempo para que eroticen este tipo de comportamientos. También se obtiene placer de un masaje en la espalda, de los besos y las caricias y, en cambio, por suerte no los eliminamos de nuestras conductas. Sentir placer y tener memoria de este en todas sus versiones es necesario para el placer sexual adulto.

Cuando se inicia el despertar sexual en la adolescencia, es normal que aparezca el interés por la erótica, las relaciones y el placer. La autoexploración del cuerpo y de los genitales forma parte de este aprendizaje que, como ya hemos dicho, es bueno y se debe consentir. Y si me permitís, acompañado. Dar permiso como madres, por ejemplo, a que una niña se toque es fomentar una expresión sana de la sexualidad. Con esto me refiero a explicar lo que es la masturbación, por qué se hace y qué se obtiene de ella. Hablar, hablar y hablar del tema es la única forma de salir del tabú y la culpa en los que todas nos hemos visto inmersas. Es abrir la puerta al placer de una forma saludable y autónoma que permitirá a una persona tener una vida sexual

En mi taller «Educación sexual en la familia» podéis encontrar más información sobre cómo afrontar este tema incluso cuando se da la temida masturbación en la infancia. Si quieres saber más sobre cómo tratar la educación sexual en casa y no sabes por dónde empezar, este es un buen comienzo.

placentera y afrontar las relaciones en pareja desde la madurez.

¿Lanzarías a tu hija por una pista de esquí de dificultad máxima sin antes haber practicado por las pistas fáciles? No, ¿verdad? Pues esto es lo que hacemos con el sexo. «¡Hala! Al sexo, venga, sin saber ni calzarte unos esquís».

En la edad adulta, parece que la autoestimulación se tiene más normalizada. Para nosotras, también cada vez más. Aun así, en algunas situaciones la tenemos más aceptada que en otras.

Por ejemplo, si una persona no tiene pareja, se entiende que se masturbe, pero no se comprende tanto si, en cambio, la tiene. Esto ocurre porque se centra la sexualidad como única forma válida cuando esta es en pareja y se considera la masturbación como una expresión de segunda categoría, como algo que haremos en sustitución de. Esto es un error y debemos considerar que una cosa no quita la otra. Son dos prácticas diferentes de las cuales se obtienen beneficios diferentes. No es verdad que sean más placenteras las relaciones en pareja que la masturbación. Las primeras pueden aportarnos complicidad, la excitación de otro calor, otro cuerpo, la cercanía emocional y hay quien sentirá una excitación más fluida al contacto con el otro. Durante la autoestimulación, en cambio, podemos encontrar mayor libertad, un placer más dirigido, no sentirnos con la responsabilidad del de otra persona y algo más autónomo, al fin y al cabo. Cada uno de los escenarios puede ser elegido en uno u otro momento dependiendo de lo que nos apetezca. No son ni mejor ni peor, solo diferente.

La idea de que la masturbación no tiene lugar si tenemos pareja es porque, a menudo, pensamos que esa persona, de alguna manera, ayudará a satisfacer nuestros deseos. Es decir, a veces se tolera mal que el otro se masturbe si «yo» estoy disponible. Ante esto pregunto: ¿es la pareja un mero instrumento para satisfacer el cuerpo? ¿Es responsable del placer del otro? La respuesta es no.

Como hemos dicho, de la masturbación obtendremos unas cosas y de la relación de pareja, otras. Elegir en un momento dado la masturbación y no el sexo con otra persona está bien, es normal y no es nada malo.

Es, además, un recurso maravilloso para cuando hay una discrepancia de frecuencias. Una pareja no tiene obligación de corresponder a ningún deseo ajeno. Usar la masturbación cuando la otra persona no siente el mismo deseo es bueno y, además, es de recibo.

Así que, si me estás leyendo y nunca has usado la masturbación, te animo a descubrirla. Nunca es tarde para la curiosidad, el bienestar y el goce. Si la usas habitualmente, quizá te apetezca mejorarla.

Masturbación en pareja

La masturbación se puede usar en pareja de diferentes formas: autoestimulación durante el juego erótico o bien la masturbación mutua. Y esto es sexo en toda regla. Hay quien considera erróneamente que entonces no lo es porque no hay coito. Es habitual en las parejas heterosexuales que una vez que han establecido el coito vaginal como práctica central de sus relaciones, no la eliminan de sus juegos. Es frecuente considerar que el sexo sin penetración no es tal, pero en cambio, desde la sexología vemos que descoitalizar las relaciones eróticas puede ser una opción estupenda para mejorar habilidades, aumentar el placer y adquirir nuevos recursos. Hay una palabra para tener juegos eróticos y sexuales que dejan la penetración vaginal fuera. Se llama *peting* y viene del inglés «*to pet*», que significa «acariciar». Y lejos de ser algo reducido a la adolescencia, cuando todavía no se han iniciado las relaciones coitales, en mi opinión, se debe usar durante toda la vida.

Fomentar el uso de la masturbación en pareja aporta beneficios en el juego erótico, beneficia al placer y proporciona más variedad de comportamientos.

Si tienes pareja, te propongo que analices el tiempo que dedicáis a la masturbación en todas sus formas en vuestras relaciones. Si es algo que usáis de pasada y, sobre todo, si tú querrías detenerte más en ella, es preciso que lo digas. Probad a pactar eliminar el coito de vuestras relaciones y a usar solo la masturbación. Hacedlo como un juego, como una oportunidad para mejorar la experiencia. Cuando las relaciones sexuales están muy coitalizadas, eliminar la penetración de la ecuación por un tiempo abre un universo de posibilidades para aprender nuevas formas de placer.

19

DURMIENDO CON TU ENEMIGO

La falta de deseo en la mujer es el problema más atendido en las consultas de sexología. Y aunque no lo parezca, es el tercer problema sexual para los hombres. Algunos estudios sitúan la falta de deseo en hombres hasta en un, nada despreciable, 28 por ciento. A menudo el abordaje de esta situación es compleja, y más si tenemos en cuenta que muchas personas expertas opinan que en las mujeres está magnificado. Yo estoy de acuerdo en que a menudo tildamos de falta de deseo lo que en realidad no lo es. Me encuentro con esta realidad todos los días.

Aunque la falta de deseo es el motivo de consulta, cuando indagamos un poco en la situación de cada persona, vemos que a menudo son los problemas en la relación de pareja lo que apremia. Y en ese escenario el deseo se verá irremediablemente afectado.

Dicho de otra forma, la falta de deseo sexual puede tener un origen muy claro: los problemas de pareja. Algunos estudios sitúan la falta de deseo femenina en un 30 por ciento, pero cuando eliminamos de la ecuación aquellas parejas que tienen una mala relación, la cifra se reduce solo al 10 por ciento.

Esto de la media naranja ya nos suena a podrido y está claro que construir una pareja monógama basada en el amor no es cualquier tontería. Esto no va de mitades, sino de dos personas completas que quieren formar un binomio diferente al que eran por separado. No necesariamente mejor, pero sí diferente. Dos totalidades que forman «otra cosa». Esto requiere madurez y esfuerzo, que no sacrificio. Requiere establecer unos vínculos y formalizarse con unos compromisos. No estoy hablando de papeles, pero sí de pactos que hagan de esta pareja algo duradero y sólido. Qué tipo de pareja se quiere construir es una decisión importante que debéis tomar. ¿Será una abierta o monógama? ¿Vivir juntos o separados? Así como otros muchos aspectos: la forma de gestionar la economía familiar, cuánto se va a ir a ver a la familia o cómo distribuir el tiempo libre, por ejemplo, son acuerdos constantes que la pareja debe establecer. Y hay que negociar mucho y comunicarse a la perfección para que las cosas salgan bien.

De igual forma que tener, por ejemplo, creencias religiosas distintas puede ser un conflicto, también lo puede ser establecer quién pone las lavadoras o quién hace la compra. En el capítulo de la frecuencia sexual ya hablamos de cómo esta puede ser un problema sexual importante. Quizá sería razonable buscar pareja según las preferencias de frecuencia sexual al igual que, en general, buscamos emparejarnos con alguien de nuestras mismas ideas políticas o religiosas o nuestra misma forma de gestionar la economía familiar. Quizá sería bueno hacer lo mismo con las frecuencias ideales de sexo. Otro gallo cantaría si al enamorarnos de una persona, preguntáramos algo así como: «Oye, y tú, en un suponer, ¿cuántas veces a la semana tienes ganas de sexo?». Si para ti una frecuencia ideal sería una y para tu pareja sería cinco; piensa esto tal y como lo harías si, para ti, ver a la familia una vez al mes es más que suficiente, pero tu pareja quiere comer todos los domingos en casa de sus padres.

¿Pueden ser estos problemas de pareja en un futuro?

La disminución del deseo tiene dos enfoques totalmente diferentes cuando la causa es un problema de pareja o cuando se debe a falta de conocimientos, habilidades, falta de estímulos externos o fantasías. Suelo encontrarme con mujeres que sienten un gran malestar por su falta de deseo; lo consideran el problema más destacado y evidentemente les preocupa, pero obvian tener en cuenta todo el trasfondo de la mala relación de pareja en la que la falta de deseo es la punta del iceberg. «No puedes empezar la casa por el tejado», les suelo decir. Esto es como ver un pequeño gusano y estar muy angustiada porque no te gustan. El gusano es un problema para ti, pero olvidas que bajo la tapadera hay carne podrida. ¿El problema es el gusano? ¿La solución es quitarlo?

A lo largo de los años, la relación de pareja se puede ir deteriorando. A veces porque los cimientos de la relación no eran suficientemente sólidos, porque la vida de ambos ha seguido derroteros muy distintos o porque las discrepancias que se creían pequeñas en un primer momento de la relación se han hecho demasiado grandes. De cualquier forma, una pareja que ve tambalear su relación, que su día a día está lleno de enfados, discusiones y conflictos sin resolver, muy probablemente tenga problemas con el deseo.

Recuerda que al inicio del libro explicamos que socialmente nosotras hemos aprendido a que nuestro deseo esté mediado por el contexto. Hablamos de un estado en el que, aun sin interés expreso, la intimidad y los estímulos que ocurren a nuestro alrededor sacan a flote el deseo.

Acuérdate también de ese estado receptivo para las relaciones sexuales que es como un libro en blanco sobre el que escribir. Puedes repasarlo en el capítulo de la respuesta sexual.

Cuando hay conflictos de pareja, puede que seas un libro cerrado. No estás receptiva, ningún estímulo te convence y para nada sientes deseo (por lo menos, hacia tu pareja). Cuando esto ocurre, la persona que tienes al lado despierta en ti otro tipo de sentimientos: enfado, ira, decepción, etc. Tu pareja, cuando estás mal con ella, no será un buen inductor de deseo.

En el marco de una relación romántica, esta se fundamenta en el amor, la confianza, el compartir una vida y proyectos juntos, etc., el deseo estará muy influenciado por todos estos aspectos. Si la confianza se rompe, si dejamos de tratarnos bien, nos sentimos rechazadas o el proyecto de vida que estábamos construyendo no es el que tenemos, el deseo flaqueará.

Si hay conflictos de pareja y la convivencia se ve afectada pero los dos miembros deciden seguir juntos, es necesario trabajar la comunicación, los aspectos que crean esos conflictos y en mejorar la convivencia. Solo así podremos abordar el deseo. Y resulta totalmente ineficaz e incluso perjudicial empezar a trabajarlo sin tener en cuenta los problemas de pareja.

Por supuesto, esto contando con una relación deteriorada, cosa que puede pasar por múltiples factores. No hay ni que decir, como ya hemos hablado en otros capítulos, que esta situación será aún más grave cuando estamos en un caso de violencia dentro de la pareja. Sufrir violencia de género, en cualquiera de sus formas más o menos explícitas, es una explicación suficiente para la falta de deseo. Nadie quiere acostarse con quien la maltrata. Tal y como nos enseña Mónica Ortiz, psicóloga y sexóloga experta en psicoterapia relacional, las violencias cotidianas, a menudo silenciosas e infravaloradas, son uno de los motivos no solo de la falta de deseo, sino de una imposibilidad para vivir la sexualidad sin miedo. Según el trabajo llevado a cabo por la misma autora, que para mí es un referente en violencias sexuales y deseo, la percepción de estas violencias es mayor en mujeres jóvenes. Nos debemos preguntar entonces si esto está cambiando la expresión del deseo de este colectivo al ser más conscientes de dichas violencias.

Muchas veces me he encontrado mujeres con falta de deseo cuyos terapeutas sexuales les han recomendado establecer una frecuencia sexual, ejercicios de erotización en pareja, potenciación de la erótica e incluso trabajar las fantasías sexuales en pareja sin antes atender la relación de pareja. Exponerse al sexo dentro del marco de una terapia sexual para aumentar el deseo sin descartar antes situaciones de conflictos o incluso violencia de pareja, inevitablemente terminará creando rechazo al sexo. Un escenario incluso peor que cuando se empezó. No podemos mandarte a intimar con quien tienes desacuerdos, conflictos y peleas. No puedes sentir deseo por quien te trata mal. No te puedes meter en la cama con «tu enemigo».

Dicho resumidamente, la falta de deseo es a veces una consecuencia de los problemas de pareja. Trabajar en el deseo será inútil si no arreglamos la relación primero.

Creo que la mejor manera de sentenciar esto es con algún ejemplo.

E. es una mujer de cuarenta y un años que me consulta después de que la ginecóloga la derive por falta de deseo. E. está casada desde hace quince años y tiene dos hijos pequeños. Ella y su marido tienen un negocio local que requiere muchas horas por parte de ambos. Él se ocupa del trabajo físico en la calle que implica su empresa y ella hace todo el trabajo administrativo. Me cuenta que está muy cansada y que no tiene tiempo para nada. Aprovecha los fines de semana para hacer la compra, limpiar la casa y preparar la ropa y las comidas para la semana. Como su pareja trabaja muchas horas, la carga de las tareas domésticas recae sobre ella. Últimamente la relación de pareja se está viendo resentida por todo ello. Ella se siente muy enfadada porque su marido juega al fútbol dos días a la semana y el finde siempre tiene que «pelear con él» para que «la ayude» con las tareas domésticas. Discuten muchas veces y se van a la cama enfadados más de una noche. Ella se siente sola y muy enfadada porque su pareja sí tiene tiempo y ella no logra encontrarlo. Ahora se ha apuntado al gimnasio por el hecho de salir de casa un rato. No tiene ganas de hacer deporte, pero me dice que lo hace solo porque no puede estar más en casa. Ya no ve a su pareja de la misma forma. Más de una vez ha pensado en separarse, pero luego se siente mal por ello. No siente deseo ni por él ni por nadie. Es una mujer apagada, dice.

Tras un buen rato exponiendo su caso, ella misma se da cuenta de que la falta de deseo no es más que un síntoma del problema familiar que tienen. La pareja está mal, la convivencia está resentida y ella siente que de alguna forma tiene que huir de su situación. Entendemos que no hay espacio para el deseo aquí, ¿verdad? Le recomendé a E. terapia con la psicóloga a nivel individual y terapia de pareja si así lo desean los dos.

EJEMPLO 2

Una pareja acude a mi consulta por la falta de deseo de ella. V. es una mujer de cuarenta y cuatro años y su pareja, cuarenta y cinco. Me cuentan que han tenido una vida sexual muy buena. Han sido muy activos y que han disfrutado enormemente de la intimidad juntos. Los dos han tenido parejas anteriores con las que no han congeniado tanto en este sentido, pero cuando se encontraron, se dieron cuenta de que el sexo podía ser mucho mejor. No tienen hijos y los dos tienen trabajos altamente cualificados. Tienen tiempo libre, viajan y llevan una vida que muchas personas calificarían de envidiable.

Son una pareja con lo que llamaríamos una sexualidad bastante evolucionada. Con eso quiero decir que han trabajado en mejorar la erótica, han cultivado la fantasía y han sabido ir un paso más allá de la sexualidad que se considera normativa: usan frecuentemente juguetes sexuales y, a menudo, la fantasía de manera conjunta. Una fantasía habitual era la de tener un trío. Era algo con lo que han jugado muchas veces en su mente e incluso han visitado clubs *swingers*. Para quien no lo sepa, son lugares donde se puede realizar un intercambio de parejas o bien tener relaciones sexuales con otra persona u otras personas de forma pactada y conjunta.

Siempre que acude una pareja a consulta es necesario tomarse un tiempo para escuchar la demanda y, después, invito a la pareja a salir y me quedo sola con la paciente.

En este espacio, ya sola, me comenta que todo lo que han contado es cierto, pero que ahora lleva un tiempo que no tiene ganas. Le cuesta muchísimo tener sexo y no consigue encontrar la motivación. Tras unos minutos de charla, me cuenta que hay algo que cree que le puede estar afectando. Me confiesa lo siguiente:

Hace algo más de un año él le fue infiel. A menudo tenían una fantasía conjunta y muy estimulante para ambos de realizar un trío con una chica. No una cualquiera, sino una concretamente. Pero él buscó a esta persona a sus espaldas y tuvo sexo con ella. Para V. fue un mazazo enorme. La decepción y el enfado que sintió le duraron mucho tiempo. Luego lo hablaron a fondo y al final resolvieron los problemas derivados de esta infidelidad. Él le aseguró que nunca más lo haría y ella lo creyó. Todo quedó resuelto, dice. «No sé si esto puede estar influyendo en mis ganas. Porque, aunque ya lo hablamos, en mi cabeza sigue volviendo a menudo. No puedo evitar sentir miedo de que vuelva a pasar. Reflexiono en cómo se perdona algo así. Si ya lo he perdonado, ¿significa que no debo pensar más en esto?».

Al entrar de nuevo los dos juntos a la consulta, ponemos en común este detalle que no habíamos comentado antes. Efectivamente, él corrobora este episodio, del cual se muestra arrepentido y sabe que fue un error, pero a la vez dice: «No entiendo que esto le pueda estar afectando porque ya lo hablamos y lo solucionamos».

Para V. la infidelidad supuso un antes y un después. Vio traicionados los cimientos de compromiso y fidelidad sobre los cuales habían basado su relación. Cada pareja establece unos límites y él los había traspasado.

No discutían, no se llevaban mal y la vida en común seguía siendo buena, pero estaba claro que esa infidelidad había dejado una huella en V. y que no estaba resuelta.

Para ella, supuso no poder fantasear. Censuraba sus fantasías porque una vez fueron la excusa para la infidelidad. En parte le cree, aunque no se encuentra igual de receptiva porque tiene miedo de que vuelva a pasar. Su pareja dejó de ser un inductor del deseo como lo había sido hasta entonces.

La falta de deseo no se daba por falta de habilidades ni por una mala actitud ante la sexualidad, sino por un problema de pareja no resuelto.

Entonces, para resumir la idea que te quiero transmitir, como factor etimológico de la falta de deseo nos encontramos el malestar de alguno de los miembros de la pareja: la falta de habilidades de comunicación en la resolución de conflictos, peleas o discusiones fuertes que hacen de la vida diaria poco amena van calando y no dejan indiferente al deseo.

Son varios los autores que consideran que la disminución del deseo dentro de una pareja de larga duración es frecuente. Es con el transcurso del tiempo y la vida en común, desde el enamoramiento a una relación de larga evolución, cuando se enfrentan a compromisos cada vez mayores y acontecimientos vitales como nacimientos, cambios de trabajo, enfermedades o fallecimientos de familiares, los cuales suponen puntos de estrés susceptibles de afectar a la sexualidad de la pareja.

Así que ya sea porque cuando se pasa el enamoramiento, hay otros aspectos de la convivencia que acaparan la atención o porque la falta de habilidades en la comunicación hace difícil la resolución de estos conflictos, el deseo y otras disfunciones sexuales pueden aparecer.

Según cuenta Helen Kaplan, la prestigiosa y conocida sexóloga, en su manual de terapia sexual, la falta de comunicación puede ser un problema de origen por no saber expresar los deseos propios debido a la vergüenza y el tabú que supone hablar de sexo incluso con la propia pareja y, a su vez, esta falta de comunicación perpetúa los problemas.

Como conclusión, Kaplan propone la obligación de preguntarse siempre: «¿Cuáles son las causas inmediatas de la disfunción sexual producidas por las pugnas conyugales, y cuál es su relación con la disfunción sexual?».

EL DESEO EN LAS DIFERENTES ETAPAS DE LA VIDA

De nosaltres depèn que el pas del temps
no malmeti el senyals que hi ha escrits a les pedres
i que l'hoste que els anys anuncien no trobi
la casa abandonada, i fosca, i trista.*

«La casa», *L'àmbit de tots els ámbits,*
MIQUEL MARTÍ I POL

* De nosotros depende que el paso del tiempo
no estropee las señales escritas en las piedras
y que el huésped que los años anuncian no encuentre
la casa abandonada, y oscura, y triste.
(Traduccion de Roger Canadell Rusinol).

La vida pasa y el ahora será un suspiro. Cambiamos al ritmo de una batuta despiadada. La sexualidad, como parte inherente del ser humano, no se mantiene impasible, sino que cambia y evoluciona con la vida. Esperar o suponer que nuestra vida sexual será siempre la misma con el paso del tiempo y con las novedades que se nos van presentando es simplemente un espejismo.

La función fisiológica de la respuesta sexual no desaparece, sino que se mantiene de por vida. Siempre podremos desear, excitarnos y lo que es más importante, encontrar placer, pero no lo haremos de la misma manera. A menudo, no entender que la forma en la que nos relacionamos con el sexo cambia es fuente de muchos problemas. Este podría ser un escenario catastrofista si tú, que me estás leyendo, tienes ahora una buena vida sexual; al igual que podría ser un mensaje de esperanza para quien se inicia ahora en su sexualidad y lleva colgado el cartel de principiante. Para bien o para mal, la sexualidad sufrirá cambios y evolucionará. Por tanto, en mis palabras podrías intuir de manera equivocada que estoy diciendo que este cambio es siempre a peor inevitablemente.

Conozco a mujeres todos los días que con gozo me cuentan que tienen mejor deseo y sexo llegada la madurez, o incluso durante la menopausia, que cuando eran más jóvenes. A veces porque aprenden a amarse y a disfrutarse por el camino, a veces porque han encontrado una pareja nueva con la que descubren nuevos horizontes y a veces porque simplemente han sabido sobreponerse a las adversidades. Por tanto, pensar que el sexo es sobresaliente en la juventud y que empeora con la edad, de entrada, no es verdad.

A veces, la vida nos pondrá la zancadilla, eso está claro. Tendremos momentos, cortos o no tan cortos, en la vida en que la sexualidad no será una prioridad, épocas en las que el deseo se verá encallado. Y entonces es cuando debemos demostrar que sabemos nadar. Deberemos luchar para que seamos tocadas, pero no hundidas.

A menudo, solemos vivir el sexo sin ser muy conscientes de él. Es decir, nos relacionamos y disfrutamos, pero sin haber aprendido demasiadas cosas antes de iniciarnos en él ni sobre cómo hacerlo mejor. Claro, nadie nos lo ha enseñado. «Vamos tirando», como se suele decir, y aprendiendo del ensayo y error. Esto nos funcionará mientras todo vaya bien, pero cuando la vida se pone difícil..., entonces puede que todo se nos venga abajo. Porque no se puede mantener aquello que ya estaba cogido con pinzas.

En sexología se suele hablar de factores que predisponen a un mal funcionamiento sexual, unos precipitantes y otros que mantienen la dificultad, a veces durante demasiado tiempo. La falta de educación sexual, de conocimientos y habilidades que nos permitan afrontar el sexo con madurez a veces nos acompañan durante toda la vida. Llegado el momento, si aparece un contratiempo, puede que nos cueste adaptarnos y sobrepasarlo.

No puedo hablar de todas las casuísticas personales que pueden causar dificultades sexuales. Una enfermedad grave, la muerte de un ser querido, tener que emigrar de tu país, ser víctima de violencia de género o incluso cosas que pueden no parecer tan extremas pero que forman parte del día a día como no encontrar trabajo, el estrés laboral, una mala situación económica, etc. Son episodios que hacen que todo se tambalee. El sexo, por supuesto, también. Todos ellos son factores precipitantes de las dificultades.

En este apartado del libro nos ocuparemos de algunos de estos acontecimientos vitales y etapas por las que se transita en las que el deseo puede verse afectado.

20

CUANDO EL EMBARAZO NO LLEGA

Hemos hablado largo y tendido de que el sexo es placer, disfrute y goce. Esto es así en gran parte de nuestra vida porque la mayor parte del tiempo tenemos relaciones con un fin recreacional. Para algunas personas llegará el momento en el que el deseo reproductivo aflore y en el caso de una pareja heterosexual, a partir de entonces el sexo tendrá, además, otro propósito claro: conseguir un embarazo.

Según la Sociedad Española de Fertilidad sabemos que aproximadamente solo el 20 por ciento de las parejas conseguirán un embarazo en cada ciclo, es decir, en cada ovulación. Esto quiere decir que, aunque cada mes aproximadamente se producirá una ovulación, solo en un 20 por ciento de las veces esto llevará a un embarazo. Sí, lo sé, es mucho menos de lo que pensabas. La naturaleza humana es exquisita en este sentido. Ya ves que quedarse embarazada no es tan fácil como siempre nos lo han vendido. El 57 por ciento lo lograrán dentro de los tres primeros meses de intentarlo. Cerca del 70 por ciento lo habrá hecho a los seis meses, y aproximadamente el 85 por ciento logrará el embarazo en el primer año. Este porcentaje baja si estamos hablando de una mujer de más de treinta y cinco años, y más aún por encima de los cuarenta, cuando solo el 5 por ciento se quedará embarazada en cada ciclo.

Eso significa que aproximadamente un 15 por ciento de las mujeres seguirá en la búsqueda del embarazo durante más de un año sin conseguir resultados. Y un año es muy largo, amiga. Quien lo ha sufrido lo sabe bien.

Nos encontramos con algunas cosas importantes a destacar que afectan al sexo y al deseo. Cuando las relaciones dejan de tener un objetivo claramente lúdico para lograr una meta como es el embarazo, el sexo deja de ser despreocupado. Conseguir quedarse embarazada se convierte, a veces de forma obsesiva, en el único propósito del sexo. El deseo de placer pasa a ser el de un embarazo. Y para esto, no hace falta ni disfrutar, ni pasarlo bien y ni siquiera llegar a un orgasmo. Para un embarazo «necesitas un coito reproductor», es decir, una eyaculación en la vagina. Cuando esto, además, no da fruto y se mantiene en el tiempo, el sexo se convierte a menudo en una ardua tarea pendiente que marcar en el calendario. La motivación para el sexo deja de ser el disfrute para pasar a ser el deseo de un embarazo.

En esta situación, a menudo el deseo se ve afectado no solo en las mujeres, sino también en sus parejas. Una paciente me dijo un día: «El sexo sin ganas es como comer sin apreciar los sabores». Efectivamente, cumple su función, pero deja de faltarle una parte muy importante: el disfrute. Y ya sabemos que cuando el sexo se convierte en una tarea, el deseo desaparece. Eso a estas alturas del libro ya te suena un poco, ¿verdad?

Con frecuencia, este proceso largo y tedioso en la búsqueda del embarazo, pasará por tratamientos de fertilidad, donde tendremos el añadido de que pasa a ser un procedimiento médico. Y esto, pues muy sexy no es. Imagina, además, que durante un reconocimiento médico se detecta alguna dificultad concreta como puede ser una obstrucción en las trompas uterinas, por ejemplo. Con este diagnóstico se eliminaría toda posibilidad de embarazo espontáneo. ¿Qué sentido tiene entonces el sexo? Ya no es solo una tarea, sino que además en este momento no sirve para el propósito. El panorama es desalentador en cuanto al placer se refiere.

Esta es una situación muy difícil de llevar para la pareja. Yo solo puedo aconsejar apoyo psicológico en todo momento. Muchas clínicas de reproducción asistida lo tienen entre sus servicios. Mi compañera Nagore Uriarte, embrióloga, psicóloga y sexóloga, sabe mucho de esto y también de la necesidad del acompañamiento psicológico en estos casos.

Si ahora mismo te encuentras buscando un embarazo y tu deseo se está viendo afectado, quizá te sirvan algunos de estos *tips* o ideas.

Identificar tu ventana fértil puede ser muy útil, es decir, los días que se corresponden con el momento del ciclo en que de verdad te puedes quedar embarazada. Si esto que te acabo de decir te suena a chino y tenías la idea de que el embarazo puede ocurrir en cualquier momento, siento decirte que no. No eres fértil todos los días del mes. La poca y mala educación sexual que hemos recibido incluye también una gran deficiencia en el conocimiento de nuestro ciclo menstrual. Con el mensaje de «ten cuidado, que te quedas embarazada» incorporamos la falsa idea de que quedarse embarazada es fácil y puede pasar en cualquier momento. Pero no, debes saber que no cualquier coito te va a dejar embarazada. Si esto se te está haciendo bola, seguramente ya habrás indagado sobre este tema: solo es posible quedarse embarazada de cinco a siete días al mes concretamente, y esa es tu ventana fértil. Aprender a identificarlos puede ser muy útil, claro. Si quieres quedarte embarazada, deberías tener sexo coital esos días. Quiero decir que, en ese momento, sí o sí el sexo debe tener dos objetivos. No solo ser placentero, sino reproductor. Ahí está el mayor de los retos: conseguir que esas relaciones sexuales no tengan solo el fin del embarazo, sino que intentes disfrutar del camino.

¿Qué pasa con los días fuera de esta ventana fértil? En ellos, si te apetece, te propongo tener sexo sin coito. Sí, sí, lo que has leído. Elimina de la ecuación el factor pene-vagina-eyaculación y no uséis esta práctica. Usa la fantasía, el erotismo, la imaginación para mantener un sexo disfrutón ante todo y lejos del objetivo reproductor. Todo el cuerpo siente, todo el cuerpo goza y descentralizar el sexo del coito puede ser una idea fabulosa para mantener encuentros satisfactorios lejos del objetivo «embarazo».

Nagore Uriarte ejemplifica en su blog cómo el sexo debería ser como dar un paseo por placer. Me parece una manera estupenda de entenderlo. Lo diferencia de dar un paseo para hacer recados. Sería ideal tener sexo solo por placer, pero esto no siempre sucede. Simplemente seamos conscientes de ello y no dejemos de desear, de erotizar nuestras relaciones como un espacio de placer.

Es muy probable que en este momento de tu vida, si es tu caso, la idea de conseguir un embarazo sea la única que acapara tu mente. Pero intentar hacer un ejercicio activo de mantener la mente erótica, es decir, conectada con la fantasía, es una recomendación que te doy.

Al igual que dedicarte tiempo a ti, a tu descanso, al ocio y a actividades que sean placenteras en general. Tanto de forma individual como en pareja.

21

EMBARAZO, POSPARTO Y CRIANZA

Ya hemos hablado de ello y la ciencia lo corrobora. Uno de los momentos estresantes en la vida de una mujer y cómo no, de la pareja, es la llegada de los hijos. Estoy muy familiarizada con esta fase, no solo porque he pasado por ello en primera persona (dos veces), sino porque al ser matrona, es algo con lo que trabajo habitualmente. ¡Enlazar la sexualidad con el embarazo, el posparto y sobre todo la crianza es mi pasión! Porque si hay una época en la vida de una mujer joven donde las cosas cambian irremediablemente es esta. Si eres madre, estoy segura de que me comprendes a la primera. Si no, si piensas serlo algún día y no entiendes nada de lo que te digo, solo puedo decirte: aquí te esperamos con los brazos abiertos cuando llegue tu momento.

La maternidad es una etapa bonita a la par que convulsa. Creo que es un poco estar constantemente entre el cielo y el infierno. Si tuviera que definirlo, diría que es lo más maravilloso que me ha pasado, a la vez que lo más transformador y difícil que he tenido que hacer. No sé si la maternidad se llega a superar nunca. Para poder daros mi opinión, tenéis que darme unos cuantos años más.

Aunque los hay, no hace falta que venga ningún estudio publicado en una gran revista a decirnos que la maternidad nos cambia a nivel físico, emocional, además de tu entorno, de tal forma que sería absurdo pensar que tu sexualidad no se ve alterada. La maternidad te atraviesa de cabo a rabo.

Ahora mismo, la forma en que las mujeres nos relacionamos con la maternidad está viviendo una revolución. Sobre todo, en la manera en la que queremos vivirla y necesitamos que se reconozca. Se está tejiendo una maternidad diferente. Hay hordas de mujeres reivindicando nuevas formas de ser madres. En tribu y bajo el paraguas del feminismo, vamos avanzando en pedir otros escenarios y en ocupar espacios. Porque si hay algo que tenemos en común millones de mujeres en el mundo es que, una vez llegada la maternidad, sufres un sentimiento de engaño terrible. Movimientos sociales, como el ya citado Malasmadres, reivindican una maternidad sin renuncias a nuestra carrera laboral, a un sueldo digno y a la salud mental. Una maternidad con corresponsabilidad real donde cuidar y criar tengan la importancia que merecen sin que seamos nosotras las que paguemos el precio que supone la crianza.

En esta reivindicación no puede quedar fuera el placer y la sexualidad. Lo vamos a pedir todo, que por pedir no quede. Queremos transitar por la maternidad con derecho a ser y seguir siendo mujeres sexuales, con capacidad y derecho a disfrutar y a vivir con plenitud las relaciones sexuales y la vida en pareja, si es el caso. La maternidad y el placer no tienen que estar reñidos.

Vayamos paso a paso:

Embarazo

Durante el embarazo las hormonas empiezan a calentar motores. Los estrógenos, la progesterona y la prolactina empiezan a aumentar, sumiendo tu cuerpo en un sinfín de sensaciones y emociones distintas. El cuerpo cambia no solo de una forma física, evidente por los cambios morfológicos, sino por el ambiente hormonal al que se ve sometido.

El embarazo es una experiencia que une factores físicos y emocionales y, a su vez, es tan personal que se me hace difícil repartir consejos estandarizados. Seguramente sea más razonable asumir que es más conveniente individualizar las recomendaciones.

Es cierto que hay estudios que nos demuestran que el sexo y el deseo cambian en el embarazo. Disminuye la frecuencia sexual y hay mayor dificultad para el deseo, la lubricación y el orgasmo. En general, se dice que la etapa perinatal es un momento de gran prevalencia de disfunción sexual.

Un estudio publicado en 2015 demostró que se producen cambios en la sexualidad a partir del momento en que se sabe de la existencia de un embarazo. Quiere decir que quizá la interpretación y la forma en que se acoge emocionalmente este momento ya tiene una gran repercusión en nosotras.

Cada embarazo es un mundo y el deseo sexual puede verse influenciado de muchas formas distintas. Puede ser menor en quien está embarazada y, aun cuando este embarazo sea normal, ha tenido dos abortos anteriores y la preocupación lógica no le permite tener la tranquilidad suficiente. Tampoco creo que se pueda comparar un primer embarazo al segundo o tercero, porque en este caso la carga de la crianza y el cansancio serán factores importantes que tener en cuenta. No tendrá el mismo deseo quien, aun teniendo un embarazo normal, no se encuentra bien porque tiene muchos vómitos o tiene una ciática fastidiosa.

Creo sinceramente que es muy difícil aislar el factor embarazo de otros muchos que influirán en él y en el deseo.

A efectos prácticos, se pueden tener relaciones sexuales sin problema durante toda la gestación cuando esta es normal y sin riesgos. Si aparecen complicaciones como sangrado, pérdida de líquido o cualquier condición que haga peligrar el embarazo, serán los médicos los que te vayan guiando. En casos como sangrado o amenaza de parto pretérmino, por ejemplo, las relaciones sexuales estarán desaconsejadas.

A menudo, al principio nos invade una sensación de cautela y miedo, ya que todas las sensaciones son nuevas. El temor a dañar el embarazo puede frenar el deseo; al avanzar la gestación, quizá una se sienta cada vez más cómoda y segura; en el último trimestre, puede que sea el volumen del abdomen y el sentirse más pesada los que guiarán el tema. Más allá de estas consideraciones generales, que puede que coincidan con tu experiencia o no, el deseo puede aparecer y desaparecer en función de un millón de factores más allá del embarazo como en cualquier mujer, y teniendo en cuenta los miles de circunstancias de las que hemos estado hablando hasta ahora. El embarazo no te hace inmune al resto de los factores.

Posparto

El posparto se suele definir como el tiempo necesario para que el cuerpo vuelva a la normalidad después del embarazo y el parto. Se suele considerar que este tiempo es de unos cuarenta días. Aunque a alguien se le ocurriera delimitar el posparto como el tiempo en que el cuerpo vuelve a recuperarse en cuarenta días, esto a efectos prácticos es bastante poco preciso. Quien ha parido (o pasado por una cesárea) sabe que en cuarenta días no hay nada que esté en su sitio. Absolutamente nada, en realidad. Ni física ni emocionalmente, ni mucho menos a nivel familiar. Cuarenta días es un suspiro dentro de lo que es el posparto y la crianza.

Más que hablar del posparto en esos días, voy a hablar del tiempo que tardamos en conseguir una cierta estabilidad física y emocional tras el parto. Y este no se puede acotar de forma universal. Será el que necesites para decir: «Oye, lo tenemos todo más o menos controlado». Pueden ser cuarenta días, seis meses o un año.

Hablemos de qué ocurre en este periodo en cuanto al deseo, el sexo y la pareja.

Después del parto hay un descenso brusco de los estrógenos y la progesterona para volver, poco a poco, a la situación hormonal anterior al embarazo. La oxitocina inunda tu cuerpo y la prolactina aumenta, de manera que estás en una especie de limbo emocional donde lo mismo te da por llorar que por reír. El cóctel hormonal no es nada despreciable. A la vez, se amplía el núcleo familiar y se deben establecer nuevos roles en la pareja.

En cuanto al sexo, la mayoría de las mujeres lo retomarán pasada la cuarentena y no antes. A partir de ahí, de estas, más de la mitad lo hará pasados dos meses del parto. Y la gran mayoría lo habrá hecho en los primeros cuatro meses. Habrá quien necesite algo más de tiempo. Debes saber que esto no supone un problema, ya que no hay un periodo límite establecido para retomar las relaciones sexuales. Hay, por tanto, una variabilidad muy grande de deseos y preferencias. Parece que, a modo general, las mujeres más jóvenes y las que ya han tenido hijos retoman antes la actividad sexual. La ciencia también nos aclara que un parto normal tiene menor repercusión que un parto instrumental o por cesárea. Alguien podría pensar que la cesárea es mejor que un parto por aquello de que los genitales no se ven afectados, pero la ciencia nos desvela que no. La cesárea no protege la función sexual. Así que, si estás pensando en pasar por una cesárea en un intento de que tu vida sexual no se vea afectada, ya te digo que no. También parece que hay diferencias entre las mujeres que han tenido un desgarro* o una episiotomía.** La episiotomia presenta un mayor dolor y dificultades para la lubricacion y la excitacion que, por supuesto, si no se hubiese producido ninguna herida, pero también en comparación con sufrir un desgarro. Y ya sabemos que el dolor es un factor decisivo en la experiencia sexual y, por tanto, en el deseo. Recuerda que tienes un capítulo entero dedicado a este tema. Si esta es tu situación tras el parto, busca ayuda, porque el dolor no es normal y tiene solución.

Las únicas premisas generalizables para iniciar las relaciones sexuales serían que sientas que físicamente estás recuperada, las heridas perineales estén completamente cicatrizadas y que tengas deseo de actividad sexual.

Déjame ahora que te hable de la oxitocina, también lla-

---

* Desgarro vaginal: rotura de las fibras musculares del periné como consecuencia de un trauma, en este caso, por la expulsión del feto durante el parto.

** Episiotomía: incisión quirúrgica en la zona del periné femenino que comprende piel, músculo y mucosa vaginal cuya finalidad es la de ampliar el canal «blando» para abreviar el parto. Actualmente las recomendaciones son el uso restrictivo de dicha intervención y no su generalización.

mada hormona de la felicidad, que ya hemos explicado antes. Es muy importante durante el parto, pero también se libera durante el sexo y tras un orgasmo, pues es la que media en el placer y en la creación del vínculo. Arbitra en las tareas de cuidado y el apego. La oxitocina nos hace estar más felices, amables y de buen humor. También juega un papel importante en la enajenación mental que supone la locura del enamoramiento.

Bien, pues en el posparto se produce un aumento de la oxitocina que se traduce en un enamoramiento fisiológico de la madre con su bebé. No puedes dejar de mirarlo, crees que es el más bonito del mundo y que no hay ninguno tan guapo/a como el tuyo. Sientes que la oxitocina te inunda cuando lo abrazas, lo acoges en tus brazos y una tranquilidad enorme te empapa al sentir su respiración. Sientes una especie de «posesión» o celos respecto al bebé; no quieres que nadie lo coja o que ni siquiera lo miren. Es tuyo y solo tuyo. No subestimes lo que pueden hacer por ti las hormonas, chica. Porque te aseguro que la oxitocina te puede meter en una nube que sea el mayor colocón de tu vida. Esto sí que es un enamoramiento en toda regla, ¿verdad? Este subidón dura un tiempo y el enamoramiento tiene límite que deja paso, poco a poco, a un amor de otro tipo. Con los años te das cuenta de que tu bebé quizá no era el más bonito del mundo, aunque lo sigues queriendo más que a ninguno. ¿No te recuerda esto a cuando te echas un novio y lo ves todo perfecto, pero a medida que pasa el tiempo el enamoramiento deja paso al amor y ya le vas viendo fallos? Es decir, esto es lo que significa querer a una persona con sus fortalezas pero también con sus debilidades. Con esto quiero decirte que durante unos cuantos meses tu enamoramiento tiene un claro «objeto de deseo». Tu corazón palpita por una personita. Tu oxitocina tiene dueño.

Recuerda alguna vez que hayas estado enamorada. ¿Te acuerdas de si te fijabas en alguna otra persona o pensabas en tener sexo con alguien que no fuera el objeto de tu deseo en ese momento? La respuesta es que seguramente no. Durante los primeros meses de posparto, toda tu atención se centra en el recién nacido. Tienes oxitocina de sobra y no necesitas más. Tu enamoramiento hace que solo tengas ojitos para tu bebé. ¿Será este un mecanismo de la naturaleza para que te enamores y cuides irremediablemente de esta nueva personita indefensa? Yo creo que la naturaleza no da puntada sin hilo y no deja nada al azar. Y no tener deseo sexual en este momento me parece de lo más inteligente evolutivamente hablando. No me parecería lógico que la madre naturaleza priorizara la obtención de placer sexual antes que obtenerlo con el contacto que supone tener a tu bebé cerca, olerlo, acariciarlo, verlo dormir o darle de comer. ¿Te imaginas dejar todo esto de lado por el sexo? Yo no.

Recuerdo perfectamente una pareja a quien fui a visitar a su casa hace muchos años en su segundo día de posparto. Todo había ido fabuloso y tanto la madre como el recién nacido se encontraban perfectamente. Recuerdo en especial a esa familia porque ella me preguntó si podía retomar las relaciones sexuales. Antes de que vuelvas atrás en el párrafo y veas si has leído bien, sí, habían pasado dos días. Casi me da un patatús allí mismo y no me caí redonda de milagro. En ese momento, aprendí varias cosas: la primera, a no juzgar. ¿Quién soy yo para criticar los deseos y anhelos de nadie? Y la segunda, o bien a veces las hormonas «fallan» o bien hay muchos otros factores que no logramos adivinar y que tienen más peso que las hormonas. Nunca más me han vuelto a expresar un deseo sexual tan temprano en el posparto, pero oye, si a ella le pasó, ¿por qué no le va a pasar a otras? Por si te ha entrado curiosidad, te explico que le respondimos que mejor esperar a que los genitales estuvieran un poco más recuperados y a que dejara de sangrar para tener coito, pero que nadie le impedía tener sexo sin penetración si era su deseo.

Muchas mujeres tras el parto deciden amamantar a sus bebés. Esto supone hablar de otra hormona importante: la prolactina. Ya la conoces porque te hablé de ella en el capítulo 5. Aquí cobra especial importancia, ya que los niveles de prolactina durante la lactancia se elevan mucho de forma natural. La prolactina, como te conté en su momento, es un inhibidor natural del deseo y no solo esto, sino que anula el ciclo menstrual, así que disminuye la probabilidad de un nuevo embarazo. No hay ciclo, no hay ovulación y, por ende, no hay embarazo. A medida que la lactancia materna ya no se requiera en tanta cantidad, irán disminuyendo los niveles de prolactina y el ciclo menstrual se restaurará. De alguna manera, le estamos diciendo al cuerpo: «Esta personita ya no me necesita tanto, estoy preparada para otro embarazo». El mecanismo hormonal no entiende de otras razones, ni la biología, de aspectos sociales y culturales.

Aun así, creo que la naturaleza se merece un aplauso de los largos. Disminuir el deseo de forma natural y suprimir el ciclo menstrual cuando tu cuerpo tiene la misión importante de alimentar un ser humano me parece sublime. De nuevo, estás centrada en otra cuestión y el deseo sexual pasa a un segundo plano de una forma normal, natural y puede que hasta necesaria. Menos mal que nuestras antepasadas de Atapuerca se centraron en alimentar a sus crías y no en fornicar sin parar. Si hubieran priorizado el sexo a la crianza, quizá no estaríamos aquí.

Antes de que esto que te estoy contando alimente ciertos discursos de las razones biológicas por las que las mujeres nos vemos abocadas a la maternidad y la crianza, en detrimento de los hombres, si recuerdas, en el capítulo 5 te explicaba que algunos estudios habían demostrado que los niveles de oxitocina se elevan también en los hombres que cuidan de sus bebés y que participan de las tareas de cuidado, por ejemplo, en quienes duermen en la misma habitación. ¿Somos, por tanto, las mujeres más propensas al cuidado porque tenemos mayores niveles de oxitocina? ¿O tenemos más oxitocina porque nos encargamos mayoritariamente de la crianza? ¿Qué vino antes: el huevo o la gallina?

Protejámonos del discurso: «Las mujeres tenemos unos niveles más altos de oxitocina y, por tanto, esto nos predispone a las tareas de cuidado de una forma irremediablemente biológica». Esta hormona está ahí para todos y actúa en el apego y la crianza para quien está dispuesto a comprometerse a la responsabilidad que supone hacerse cargo de sus crías. Obviamente, ante el privilegio social de ocupar un rol no-cuidador, no hay hormonas que valgan.

Dicho todo esto, me veo obligada a hablar de un factor del que poco se habla: cuánto de «obligadas» nos sentimos a retomar las relaciones aun, muchas veces, sin ganas. La idea de que no es normal estar semanas o meses sin sexo, y que de alguna manera tenemos que «hacer un esfuerzo» para volver a la vida sexual activa, nos hace tomar decisiones fuera del deseo, estoy segura. A veces por presión de la pareja, quien, obviamente, no pasa por todo este revuelo físico ni hormonal y que, muy de forma equivocada, presiona para volver a tener sexo. Ya hemos visto que la presión y la obligación son un error.

Otras veces, somos nosotras mismas quienes nos sentimos obligadas a «cumplir» con el mandato que nos creemos impuesto. Esa maldita idea de que debemos tener sexo con la pareja para satisfacer sus deseos. No tengo pruebas, pero tampoco dudas de que este es un motivo muy frecuente para retomar las relaciones sexuales, aun cuando no haya ganas, a pesar de la falta de motivación y de deseo y de que por más que nos empeñemos, quizá no estás preparada y no es el momento. No es extraño que muchas mujeres estén muy preocupadas por cuándo retomarlas. «¿Cuándo sería lo normal?», preguntan siempre. Creo que es un reflejo del malestar por no cumplir con lo que se espera, por ser «peor pareja» y, sobre todo, por no tener a la pareja sin sexo más tiempo de lo que sería normal. De nuevo, la idea de que ellos lo necesitan y que a nosotras nos corresponde brindarlo. Todo esto influye en la decisión de tener sexo cuando no tiene que ver con el deseo.

Dicho esto, animo a todas las mujeres a hacerse fuertes en este aspecto. Tengan el deseo que sea. No os sintáis obligadas a nada y por nadie. De nuevo, sentirlo como un deber, como una tarea, es el principio del fin de tu deseo sexual.

Cómo retomar las relaciones sexuales tras el parto

La primera idea creo que ya te la he dejado clara. No te obligues. No hay deber de iniciar la actividad sexual en ningún momento concreto, puesto que no hay una norma escrita. El posparto es un momento especial que, aunque parezca muy largo, es una milésima de segundo en lo que será tu vida sexual. No tengas prisa.

Esta idea del «momento en que se retoman las relaciones» está claramente enfocada a un momento concreto, que es el coito. De nuevo, esta práctica acapara la atención. ¿Y si este volver lo vemos como algo más completo y menos coital? Todo es sexo, ¿recuerdas?

Tras el parto, tu cuerpo, tus hormonas y tus emociones son distintas. Puede que te cueste un tiempo conectar con un momento erótico, ya que tu energía está puesta en otra cosa bien distinta. Creo que el mejor consejo que puedo dar en este sentido es que te acerques al sexo de forma progresiva y paulatina. Pretender retomarlo de forma rotunda con penetración quizá es demasiado pretencioso. Dale importancia a recuperar la intimidad, las caricias, los besos, los abrazos, los momentos eróticos e incluso la excitación y la masturbación, antes que la penetración. Porque si hay una práctica que se nos puede hacer cuesta arriba es esta. Por tanto, exponte progresivamente a momentos eróticos y de placer sexual. Empieza a ver cómo responden tus genitales a las caricias, a la idea del sexo. Retoma los besos, los tocamientos en el cuerpo. Siente cómo tus genitales se excitan de nuevo tras el parto. Percibe cómo la lubricación viene y te hincha entera de nuevo. Ten un orgasmo si quieres. Todo esto lo puedes hacer a través de la autoestimulación o de la estimulación compartida. Pero no pretendas pasar de cero a la penetración de la misma manera que no volverías a correr una maratón después de una lesión y un parón de meses. Primero entrenarías y te probarías, ¿no? Recupera el placer sexual, poco a poco, sin centrarlo en la penetración.

Crianza

Tras estos primeros momentos, que bien pueden ser semanas o meses, la situación se estabiliza. La fase de crianza es mucho más larga, pues va a durar hasta que los hijos sean más autónomos y debamos invertir menos tiempo en todas las tareas de cuidado. Hablemos de algunas peculiaridades de esta etapa que inciden en el deseo.

En este periodo se construye una nueva familia y se afianzan los roles que cada persona ocupará en ella. La llegada de un bebé tendrá una repercusión directa en esta nueva unidad, donde todo cambia y se debe adaptar. Algo importante a tratar es cómo se establecen los roles de cuidado dentro de la familia. Tradicionalmente, como ya hemos comentado, este papel lo ha asumido la mujer. No es casual que durante siglos de historia la supuesta naturaleza femenina haya sido la excusa para que quedemos relegadas a las tareas de cuidado y crianza. Incluso durante siglos, en medicina, tal y como se explica en el ya citado libro *Enfermas*, de Elinor Cleghorn, esta era la excusa para no dejarla escapar de este rol. Durante el siglo XVIII y gran parte del XIX, se tenía la idea de que la mujer tenía por naturaleza un instinto, una virtud para la maternidad y la crianza, y no querer asumir este rol e inmiscuirse en tareas más intelectuales, o incluso querer trabajar, las enfermaba. Además, se creía que la mujer estaba especialmente diseñada para estas tareas más delicadas y superfluas, y no tanto para la vida social, política o laboral, para las cuales los hombres estaban mejor preparados de forma inherente. Esto asocia tradicionalmente las tareas de crianza y labores domésticas a lo femenino como algo que no requiere esfuerzo y sin valor social. Total, nos sale natural.

¿Deberíamos quizá tener en cuenta cuál es la implicación en la crianza para analizar cuál es la repercusión en la conducta sexual? Desde mi punto de vista, sí. Desde luego, yo siempre pregunto cuál es el papel de la pareja en esta etapa cuando llegan a mi consulta, porque la respuesta quizá explique por qué el deseo sexual de ella está más apagado que el de él y, por tanto, resulta un problema.

En definitiva, la ciencia corrobora lo que siempre sospeché: repartir las tareas de cuidado y crianza, dormir con los bebés, cambiar pañales, mecerlos, acunarlos e implicarse en la crianza baja los niveles de testosterona. Quizá debemos reflexionar sobre cuánto de importante es esto en los problemas de deseo sexual de una pareja. ¿Son mayores por discrepancia de deseos en aquellas que no se implican por igual en la crianza?

Cansadas y un poco cabreadas

La realidad es que, sea por decisión personal o por imposición social, las mujeres seguimos encargándonos de gran parte de las tareas que se suponen de cuidado y crianza. Esto no lo digo yo, sino organismos internacionales como Naciones Unidas, que advierte que el trabajo doméstico, de cuidados y labores no remuneradas todavía recaen de manera desproporcionada en las mujeres, lo que limita no solo su potencial económico, sino que repercute en su salud y calidad de vida. Cada día, las mujeres de todo el mundo dedican aproximadamente una media de tres veces más horas al trabajo doméstico y de cuidados no remunerados que los hombres (4,2 horas frente a 1,7). En el norte de África y Asia occidental, la brecha de género es aún mayor, y las mujeres invierten siete veces más tiempo que los hombres en estas actividades.

Según la última encuesta de Condiciones de Vida realizada por el INE en el año 2016, las mujeres invierten treinta y ocho horas semanales en el cuidado y la educación de los hijos, mientras que los hombres dedican una media de veintitrés horas. En lo que respecta a cocinar o realizar tareas domésticas, ellas invierten una media de veinte horas a la semana y los hombres, once. Un trabajo ni remunerado ni reconocido, pues parece que nosotras, como nos sale natural, lo hacemos sin esfuerzo, ¿verdad?

Como en otros aspectos, esto va de brechas. Hay una importantísima en el tiempo de autocuidado y de ocio. Es lógico hacer el cálculo de que, si se destina más tiempo al trabajo doméstico, se tiene menos tiempo para el ocio real. Esto significa confiar en que cuando tú no estás, alguien se ocupará de todo. No implica dejar la cena preparada, la ropa de los niños lista y bañarlos antes para dejar las tareas hechas. Esto se llama hipotecar tu tiempo. Así, el ocio se paga caro.

Este es uno de los factores que más incide en el deseo sexual. Tener tiempo de ocio supone aumentar de manera significativa la probabilidad de tener sexo, porque no olvidemos que este es ante todo disfrutón. Pertenece a la esfera de lo ocioso. Y cuando no hay tiempo para airearnos, divertirnos o tener un tiempo despreocupado, por definición, no habrá ni tiempo ni ganas de sexo.

Solo os hace falta ver qué ocurre con el deseo cuando, por ejemplo, salimos a cenar, vamos a una boda o nos escapamos un fin de semana. Y es que el deseo emerge cuando tenemos tiempo, y lo usamos para disfrutar.

Procurar que este tiempo de ocio sea equitativo en la pareja es estrictamente necesario para que los deseos se equiparen. De otra forma, la persona que tenga más quehaceres, más tareas, más espacios de la mente ocupados y tenga menos tiempo para el ocio, será la persona que menos deseo sexual tenga. ¡Qué sorpresa! ¿Somos nosotras?

A todo esto se le llama estrés, querida. No hay que ser jefaza de una multinacional para sufrirlo y ya sabemos que este afecta a nuestra salud mental y física. El estrés pone en marcha mecanismos de defensa para protegernos de él. Se eleva una sustancia llamada cortisol y otra hormona que conocemos bien: la famosa prolactina. Todo esto, sin duda, disminuye el deseo sexual.

Según Erika Hemes, «la falta de deseo sexual puede aparecer en momentos de crisis vitales. Por ejemplo, con el nacimiento de los hijos, donde la madre deposita toda su libido en el recién nacido, es susceptible de tener una bajada en su deseo sexual. Para muchas mujeres, la discrepancia entre lo que deben sostener —la carga física y psíquica— y lo que reciben a cambio —aprecio y apoyo— puede expresarse en un trastorno emocional como lo es una depresión».

Me arriesgo y apuesto a que la carga mental en tu casa lleva tu nombre. No solo puede que estés cansada de ocuparte de todo o de casi todo, sino que, además, sientas una gran decepción al ver cómo estas tareas se suponen de segunda y no se consideran tan importantes como el trabajo remunerado. Así que ni agradecidas ni pagadas, como se suele decir.

¿Es para enfadarse o no?

¿Recuerdas el esquema del modelo sexual en el que quizá estés inmersa, donde se requiere de un estado receptivo neutro para que los estímulos internos y externos actúen? Pues te aseguro que, en esta etapa, si esto es lo que te pasa, lejos de estar receptiva, estás enfadada, cabreada con el mundo y también con tu pareja. Ni el mismísimo dios del erotismo y el sexo te levanta de este pozo de cansancio, decepción y cabreo, amiga.

Ellos necesitan saber esto, comprenderlo y ser conscientes de que necesitamos que suelten privilegios. Claro está, dejar de ser un hombre sustentado por una masculinidad que valida su forma de implicarse en la crianza, ratifica su deseo y sus ganas, y aprueba la forma en la que exige sexo a su pareja, no es sencillo. A nadie le gusta soltar privilegios, pero de otra forma será imposible. Esta masculinidad nos daña, a ellos y a nosotras. Y daña nuestro deseo sexual porque lo mete en un pozo. El patriarcado, de nuevo, nos pisa el cuello y, a su vez, nos pregunta por qué no levantamos la cabeza. ¿Será que estamos enfermas?

Un marido me recriminó una vez: «¿Me estás diciendo que para follar ahora tendré que poner lavadoras?». Mientras, ella pensaba: «No hay nada que me ponga más que ver a mi marido poner lavadoras». Me temo que no hay mayor ciego que el que no quiere ver.

Para disfrutar de la sexualidad, la mente necesita estar descansada. Podrás dedicar tiempo al placer y dejar que surja el deseo cuando no tengas el cien por cien de la mente ocupada.

Os aconsejo un artículo de *SModa,* de *El País,* de Irene Sierra (@irenesierra_) que se llama «Mi hobby es poder darme una ducha».

V. es una mujer que me consulta por su falta de deseo sexual. Es una iniciativa que ha tomado ella porque se siente mal por ello, aunque asegura que no supone un problema de pareja. Simplemente está preocupada porque no entiende qué le puede estar pasando. Las veces que tienen relaciones, estas van bien, pero se siente muy lejos del deseo sexual que tenía antes.

Tiene treinta y pocos años, vive en pareja y tienen tres niños muy pequeños, una niña de cuatro años y dos niños mellizos de poco más de dieciocho meses. Sin duda, les está suponiendo un reto familiar importante esto de la familia numerosa. Los dos trabajan fuera de casa. Ella es autónoma, tiene un negocio local del que es totalmente responsable y para el cual ha trabajado y sigue trabajando mucho. Se siente muy culpable por no poder pasar más tiempo con sus hijos e intenta estar siempre que puede y encargarse de todo. Él trabaja en una empresa con un cargo intermedio que le supone también estar bastantes horas fuera de casa. Dicen que los dos se encargan de la crianza de los hijos, aunque en ella recaen muchas de las tareas, que yo llamo silenciosas, de organización y logística familiar. Ella se ocupa de la compra semanal de comida, organizar los menús y tener lista la ropa de toda la familia. También de las tutorías del colegio y está en el grupo de WhatsApp de la guardería y del colegio y se encarga de avisar a la canguro cuando les hace falta, también de llevarlos al médico y quedarse en casa cuando están malos. El hecho de ser autónoma le facilita cambiar el horario y adaptar el trabajo. Los dos están durante la cena, los baños y para acostar a los niños.

Ella se siente agotada física y mentalmente la mayoría de los días. Su chico sí mantiene el deseo, pero ella se siente con muy pocas ganas. Le supone un esfuerzo tener sexo. Ella cree que él querría tener más frecuencia sexual de la que tienen, aunque dice que lo asume con resignación. Ella se siente terriblemente mal por no cumplir las expectativas de sexo de su pareja porque eran muy activos y pensaban que esto no les pasaría.

Él juega al futbol con sus amigos dos veces a la semana. Me dice que envidia la capacidad de su marido para encontrar tiempo.

Ella se ha apuntado a yoga y va dos noches a la semana desde hace un par de meses. Cree que le va a venir bien. Cuando le pregunto cómo ha organizado el tiempo para poder ir, me cuenta que generalmente deja a los niños duchados y les prepara algo de cena para que su pareja solo tenga que dársela. Cuando le pregunto por qué tiene que dejar todo eso hecho, me dice que en realidad su padre podría bañarlos, pero se apaña peor con todos, ya que no está tan acostumbrado. En realidad, la cena también la podría hacer, pero él suele recurrir a cosas rápidas tipo salchichas o croquetas congeladas y ella prefiere que coman más saludable.

No sé si necesitas que te aclare algo de lo que acabas de leer. Lo primero que se me ocurre es lo mismo que estás pensando tú: a mí lo que me extrañaría es que V. tuviera deseo.

¿Por qué nos falta tanta comprensión hacia nosotras mismas en este tema? ¿Por qué nos exigimos tanto?

Para mí lo normal sería que las responsabilidades se repartieran más y que las frecuencias ideales y los deseos se equipararan. Es decir, que él bajara sus expectativas y su deseo y que ella tuviera la oportunidad de aumentar el suyo.

¿Por qué creemos que algo en nosotras va mal en el deseo cuando estamos totalmente agotadas?

Te pregunto: ¿la chica del ejemplo podrías ser tú?

Descanso y sueño

Esta etapa más o menos larga se caracteriza por unos requerimientos físicos importantes para cuidar de las criaturas. A menudo se encadenan varios nacimientos, de manera que durante años estamos enfrascadas en el cuidado con todo el desgaste físico que supone. Esto no es exclusivo de una etapa de crianza, también puede serlo durante un momento en que el trabajo te exija más o bien con otras necesidades familiares como el cuidado de personas mayores, por ejemplo.

Pero cierto es que, durante la crianza, dormir mal puede ser una tónica general. Despertares continuos, bebés que están en marcha desde primera hora de la mañana, etc. Y como el trabajo fuera de casa se considera muy importante y el de la crianza no, puede que seas tú la que se levante veinte mil veces durante la noche. Como si tú no necesitaras estar descansada para cuidar de unas personitas durante todo el día. Esto enlazaría muy bien con el apartado anterior, pero no vamos a redundar más en el tema.

Dormir bien y lo suficiente se relaciona directamente no solo con la calidad de vida, sino con el deseo sexual. Se ha demostrado que dormir mejora el trofismo vaginal, es decir, la calidad del tejido de la vagina, así como la excitación y el deseo sexual. Según un estudio publicado en el año 2015 por Kalmbach, cada hora más de sueño se traduce en un 14 por ciento más de probabilidad de tener sexo. ¡Guau!

Estar descansado es vital para el deseo. Como ya hemos hablado largo y tendido, el sexo no es algo prioritario. Dormir sí. Sin dormir, te mueres. Sin sexo, no. Dormir mal y poco de forma continuada no te va a matar de repente, sino de una forma lenta y progresiva. Siento ser tan tremendista, pero la calidad del sueño es muy importante. El cuerpo no va a destinar energía a otras funciones que no son prioritarias como el sexo u otras actividades intelectuales si no tiene suficiente energía. Ni el placer ni la reproducción son prioritarios, así que ante la opción de dormir cuando una está agotada, no habrá sexo que valga.

Lo puedo decir más alto pero no más claro: procura dormir y bien. Eso mejorará tu deseo sexual.

Madres sexuales

Me gustaría que por un momento te teletransportaras a cuando eras adolescente. Quizá con quince o dieciséis años. Tal vez en esa época, tu madre tenía... ¿cuarenta y cinco? En esa edad, tú estabas empezando a descubrir tu sexualidad. Es más, comenzabas a entender todo lo que mueve el sexo, el deseo y el placer en las relaciones humanas. Yo no sé tú, pero yo pensaba que el sexo era algo de gente joven y que la gente «mayor» no tenía sexo. Desde aquí pido perdón a cada persona que consideré «mayor» con cuarenta y cinco años. No sé si tú, como yo, creías que llegada a una cierta edad, ya no se tiene sexo. Para una persona de quince años, las de cuarenta somos muy mayores. Quizá pienses ahora lo mismo de la vejez y tengas la idea de que en esta etapa la gente no tiene sexo. Muy probablemente acojamos con cierta «burla» o de forma entrañable saber que una pareja en una residencia de la tercera edad está manteniendo sexo porque pensamos que es algo que se sale de la norma. Llamamos «viejo verde» a quien con setenta u ochenta años mantiene el interés sexual. Puede que incluso quien conserve la actividad sexual y el deseo a esta edad lo mantenga en silencio por pensar que no va a ser bien visto.

Hemos incorporado la idea de que la sexualidad se relaciona con la juventud y la belleza. Y no tenemos tan claro que ser madre y mujer sexual sean dos cosas compatibles. ¿Dónde queda la sexualidad frente al rol maternal? Sentirse una persona sexual es sumamente importante durante toda la vida y también durante esta etapa. La maternidad es un revuelo importante. Te cambia a nivel físico, emocional y quizá te pone en un lugar bien diferente dentro de la erótica, lo que se considera sexy o sexual. Una vez escuché a alguien decir: «Desde que soy madre, siento que podría pasar delante de un grupo de chicos jóvenes con las tetas al aire y ni siquiera levantarían la mirada». La maternidad queda a menudo relacionada con una etapa «no sexual», del mismo modo que lo hacemos con la vejez.

Puede que, llegado un momento en la edad adulta, de estabilidad emocional y de pareja y cuando ser madre pasa a ser tu rol principal, asumas con cierta facilidad que las madres dejan de ser sexuales.

Una paciente me dijo un día: «Qué más da, si todos sabemos que las madres no follan». Dio por supuesto, que, llegado el momento, una madre tiene otro papel que se contrapone a ser una «mujer sexual». Como una evolución natural de la juventud sexual a la vida adulta y a la vejez por la que el sexo va desapareciendo de una forma natural.

En cambio, un día mi buena amiga Carmen me manifestó su buen nivel de deseo: «Yo, cuando llega la noche, dejo de ser madre y vuelvo a ser mujer». Me gustó mucho, por un lado, la consciencia de que hay un espacio y tiempo para todo. Que ser madre no significa morir sexualmente. También es curiosa esta idea de algo o alguien que tiene dos roles que parecen incompatibles a su vez. Una especie de «dráculas» del sexo. En realidad, en mi opinión, se nos enmarca culturalmente para sentir la incompatibilidad de ser madre y sexual a la vez.

Te pregunto a ti si eres madre: ¿cuánto te has abandonado a la idea de que ser madre lleva implícito dejar de ser sexual?

Evidentemente durante un tiempo, en el posparto y la crianza, es inevitable desplazar el sexo a un segundo plano. El problema, desde mi punto de vista, viene cuando el rol maternal nos absorbe por completo y durante demasiado tiempo. Cuando una mujer se instaura en este papel, que considera el más importante y no lo compatibiliza con otros y cuando además se tiene la idea de que ya el sexo carece de importancia, porque «la edad ha pasado», nos encontramos con un inmovilismo al que es difícil hacer frente. Estar únicamente presente en el rol de crianza, cuidado y maternidad impide compaginar otras facetas y espacios igualmente importantes en nuestra vida. Uno de ellos es la salud sexual.

Si quieres mantener el deseo, te aconsejo hacer un ejercicio consciente para determinar cuánto de mujer-madre eres y cuánto de mujer-sexual. El rol de madre te vuelca hacia fuera, hacia los demás. El rol sexual debe mirar inevitablemente hacia dentro, hacia ti. Qué trozo de la tarta dedicas a la crianza y cuánto a vivir de nuevo el placer. ¿Queda algo de ti que no sea maternal?

EJEMPLO

J. es una mujer de treinta y seis años que acude a mi consulta por problemas con el deseo y la excitación. Desde hace un tiempo, le cuesta mucho tener relaciones sexuales y, sobre todo, encontrar el deseo. Vive con su pareja desde hace unos ocho años y tienen dos hijos de dos y seis años. Es una mujer sana, sin problemas de salud, y se reconoce con una buena sexualidad anterior. Los dos trabajan fuera de casa y dicen repartir el peso de las tareas domésticas. Realmente, cuando analizamos esto juntos, vemos que no es así. Ella se ocupa de la mayoría de las tareas organizativas y domésticas silenciosas del día a día.

J. me cuenta entre el orgullo y la resignación cómo ser madre ha cambiado su vida. Lo difícil que ha sido conciliar y el gran esfuerzo que supone. Me explica que el niño mayor duerme en otra habitación, en su cama, pero que a menudo se despierta y se va a dormir con ellos. El niño pequeño, de dos años, sigue durmiendo con ellos porque aún lacta durante la noche alguna vez. Así que están practicando lo que se llama colecho.

Ella refiere que no tiene nunca ganas y que cuando tienen relaciones le cuesta mucho excitarse, lubricar y llegar al orgasmo. Me pone un símil muy curioso; dice que nunca «fue muy sexual», pero que siente que antes el sexo era algo más fácil. «Ahora es como si fuera en muletas», dice. Le cuesta mucho sentirse excitada y no se concentra. Cuando tienen relaciones, es siempre en la habitación cuando los niños están durmiendo y ella misma admite que le preocupa mucho que estos se despierten. A veces no puede evitar desviar la mirada para comprobar que el pequeño sigue durmiendo y, como no tienen pestillo, siempre teme que el mayor se despierte, vaya a la habitación y «los pille». Él cree que ya es hora de sacar al bebé de la habitación, pero ella se resiste porque dice que es muy pequeño y le gusta dormir con él.

Creo que con este ejemplo, aunque muy resumido, me seguiréis cuando digo que es muy difícil ser madre y sexual a la vez. En mi opinión, no se puede conectar con la erótica sin apartar la maternidad, por lo menos momentáneamente. Cuando la crianza se mete en la cama, a veces el sexo sale de ella. Si esto es una dificultad para ti, como en el caso de J., hay que hacer cambios activos para compaginar las dos esferas. No se trata de abandonar la crianza, sino de encontrar la manera de que, llegado el momento, esta vuelva a dejar paso a otros espacios como el del placer sexual.

Quizá cambios tan sencillos como poner un pestillo en la puerta, buscar en casa otro lugar para el sexo que no sea la cama donde se duerme o finalizar el colecho pueden ser cambios positivos. De alguna forma hay que ser conscientes de que hay que delimitar las esferas. Si me preguntas por el colecho, desde el punto de vista de la crianza y de la lactancia te diré que fantástico. Si me preguntas como sexóloga, tengo que decir que es un escenario más bien regular. Este puede suponer una dificultad para el sexo, no solo para ti, sino para la pareja en general. El colecho es maternal, no sexual.

En definitiva, encontrarte de nuevo en la maternidad como mujer sexual puede ser difícil. Lo primero que debes saber es que el deseo y el placer no desaparecen con la edad o por ser madre, así que dale la importancia que se merecen. Y, por otro lado, entiende que hay que hacer un esfuerzo activo para que el sexo le gane terreno a la maternidad llegado el momento y cuando te sientas preparada para ello. No requiere igual un bebé de tres meses que una criatura de tres años o de hasta diez. Conforme tus requerimientos como madre (y padre) vayan disminuyendo, los espacios de autocuidado y, por tanto, donde el deseo pueda surgir, deben ir avanzando.

Como ejercicio, te propongo pensar qué cosas puedes

llevar a cabo en tu día a día para limitar tu rol maternal y permitir que surjan otros.

Madre *multitasking*. Mente *overbooking*

¿Alguna vez has jugado a qué animal o país serías? Es un juego en el que se intenta que, a través de la imaginación, generes consciencia de tu autoconcepto y aprendas a conocerte.

Una vez, durante algún curso o formación y a la pregunta de «si fueras un electrodoméstico, ¿cuál serías?», respondí que desde que era madre me sentía un robot de cocina. Sentía (siento aún) que lo mismo pico, que bato, que sofrío. Una máquina perfecta capaz de hacerlo todo a la vez. Si eres madre, seguro que has entendido esta similitud. Esa sensación de estar pendiente de todo, de llevarlo todo *pa'lante*, de estar siempre inmersa en la multitarea.

Tu cerebro está siempre «a tope», ocupado. Eres como un Google Calendar con patas. Tu cerebro gira, gira y gira haciendo muchas cosas al mismo tiempo. A veces, varios pensamientos se entremezclan o se suceden de forma rápida y sin focalizarte en ninguno de ellos.

¿Te ha pasado estar trabajando y de repente pensar que tienes que avisar al grupo de WhatsApp del comedor que hoy tus hijas no se quedan a comer? A mí sí. ¿Te ha pasado estar en la peluquería, pero a su vez resolviendo un problema de la factura de la luz? A mí sí. ¿Te ha pasado estar viendo la tele y levantarte de un salto porque se te ha olvidado dejar preparado algo para mañana? Me pasa constantemente.

No sé si esto en realidad se traduce en ser más efectiva,

pero en lo que sí se traduce es en acostumbrarte a centrar la atención en muchas cosas a la vez y en ninguna en particular. Y esto no beneficia al sexo.

Para desear necesitamos foco. Para que los estímulos externos lleguen hasta tus sentidos y los proceses como eróticos, para que la fantasía surja en tu mente, necesitas presencia e ir al meollo de la cuestión. Es evidente que no puedes estar pensando en todo lo que te pone y, a su vez, en que mañana tienes que presentar un proyecto en el trabajo. Está claro que no puedes estar disfrutando de caricias y sentir placer y a la vez pensar: «Uff, qué sucias están las cortinas». Eso que tanto hemos oído de que las mujeres somos capaces de hacer dos cosas a la vez es mentira. Somos capaces de hacer muchas. Supongo que es cuestión de aprendizaje, de nuevo, claro. Pero la cuestión aquí es: ¿nos beneficia eso?

Para el deseo, la excitación y el placer necesitas focalizarte. Necesitas olvidar todo lo demás y concentrarte en lo que estás haciendo. Y ser multitarea no te ayuda nada a esto. Cuando acostumbras a tu cerebro a funcionar sin parar tooodo el tiempo, a tu cerebro le cuesta frenar. Cuando lanzas una rueda que gira y gira cuesta abajo, no es tan fácil pararla en seco.

Y en esas te ves, con las piernas abiertas intentando disfrutar de un maravilloso sexo oral mientras piensas en si le has dado a guardar a la tabla de excel del trabajo que tienes que entregar mañana, que antes de acostarte hay que tender la lavadora y sufres por si el niño abre la puerta de la habitación y te dice: «¿Qué está haciendo papá ahí abajo?».

Así no se puede, señoras.

Para desear se necesita aprender a parar, a no pensar en mil cosas, a centrar la atención en algo muy concreto: la erótica. Debes estar en el aquí y ahora. Este es un concepto muy utilizado en sexología para entender que el sexo, el deseo, precisan de atención plena. Esto que está muy de moda, como la meditación, puede ser algo que mejore mucho la falta de deseo cuando ocurre una situación como la que acabamos de explicar. La famosa sexóloga, ya citada, Lori Brotto, nos dice que el aumento de la atención plena predice mejoras en el deseo sexual. Publica en el año 2014 un estudio en el cual, tras un trabajo de meditación en grupo, se ve la mejora significativa del deseo sexual y otros índices de la respuesta sexual, por lo que aconseja que estos deben considerarse aspectos que trabajar en la disfunción sexual femenina.

Si crees que durante el sexo tu cabeza no para, miles de pensamientos se entrecruzan en tu mente y te cuesta concentrarte, empieza por hacer pequeños ejercicios de meditación o atención plena. Después puedes seguir con el ejercicio de las fantasías que te propuse hace unos capítulos. Ten en cuenta que no se puede fantasear si tu mente no es capaz de centrarse durante unos minutos en aquello que te es erótico.

EJERCICIO

Este ejercicio está enfocado en trabajar la atención plena. Hay muchos ejercicios para aprender a centrar la atención y muchas aplicaciones de meditación que te pueden ayudar. Descarga alguna de ellas y empieza a practicar meditaciones cortas cada día durante diez minutos. Meditar, atención plena o *mindfulness*, aunque siendo puristas son diferentes, son básicamente los ejercicios que te propongo. Unos pocos minutos son suficientes para empezar a practicar. Podrás ir aumentando el tiempo a medida que vayas siendo capaz de mantener la atención y elimines los pensamientos intrusivos.

Puedes practicar la atención plena mientras haces pequeñas actividades de la vida diaria. Por ejemplo, intenta comer de forma consciente, es decir, sin atender al móvil, sin ver la tele y estar sola con tus pensamientos mientras masticas, saboreas la comida lentamente, pones atención a los sabores, las texturas de los alimentos, a tragar y sentir cómo la comida va saciando nuestra sensación de hambre.

Aparte de esto, y seguidamente, te propongo un ejercicio de atención plena más relacionado con la erótica.

Durante la ducha, tómate diez minutos más para hacer el ejercicio que te explico a continuación. Este tiempo aparentemente escaso puede ser muy productivo si practicamos de verdad la atención plena. Puedes poner una música que te guste y procura que la temperatura del baño sea agradable. Cierra la puerta, echa el pestillo y olvida lo que pasa de la puerta hacia fuera. Es importante evitar las interrupciones al practicar *mindfulness*. Así que deja el móvil fuera del baño, por ejemplo. Coge un poco de gel en tus manos. Sería estupendo si tuviera un olor que te sea agradable. Estaría genial también usar un aceite de ducha. Frota las manos para esparcir el aceite en ellas. Puedes acercarlas para olerlo. Concéntrate en este momento, en el olor, en la música. Deja que cualquier pensamiento que pueda aparecer simplemente pase de largo. No te detengas en él y vuelve al momento actual. Apoya tus manos en tu cuello, en tus cervicales. Siente tu presencia. Siente el aroma y el tacto del gel o del aceite. Masajéate el cuello y deja escapar el aire de los pulmones despacio, lento, incluso emitiendo un ligero sonido: «Ah... Mmm...». Sigue el masaje hacia tus pechos. Apoya las manos en tus senos y siente la caricia. Recórrelos desde la parte bajo la axila en círculos y hacia los pezones. Haz este movimiento varias veces. Sigue respirando y soltando el aire. Concéntrate en el tacto, en la sensación, en el placer. Poco a poco intensifica el masaje como más te guste. Puedes ejercer más presión hacía el pezón y también ir desde el cuello al pecho varias veces. Hazlo por lo menos durante diez minutos. Si te apetece puedes seguir este ejercicio de la autoestimulación por todo el cuerpo como más te apetezca.

Repite este ejercicio unas cuantas veces en días diferentes. Aprende a concentrarte en el aquí y ahora. Aprende a parar, a apartarlo todo para dedicarte tiempo.

Dedicarle tiempo a tu «yo sexual» y emplear tiempo en ti mejorará tu deseo.

22

MÁS ALLÁ DE LA VIDA FÉRTIL. SEXUALIDAD TRAS LA MENOPAUSIA

La menopausia es tan solo un momento en la vida de una mujer en el que deja atrás su vida fértil. Estrictamente hablando, es la última menstruación. Sabrás que ha sido la última transcurrido un año sin ella. Entonces podrás mirar atrás y decir, que aquella fue la última. A partir de ahí, empezará la posmenopausia. Esta viene rodeada de un periodo llamado *climaterio*, que proviene del griego *climater* que significa «peldaño o escalón». Con esto se hace alusión a esta transición de la vida reproductiva a la no reproductiva. El climaterio es a la menopausia lo mismo que la pubertad a la menarquia, es decir, la primera regla.

Cuando pensamos en una mujer menopáusica o posmenopáusica, que realmente sería el término más correcto para designar todo el periodo que sobreviene a partir de aquí, pensamos en una mujer mayor. Nos la imaginamos con el pelo canoso, como una abuela y con el abanico en mano. Según la Asociación Española para el Estudio de la Menopausia, la última regla ocurre de media a los cincuenta y un años. Eso quiere decir que yo, que ahora tengo cuarenta y uno muy probablemente esté a pocos años de mi última menstruación. Estoy más cerca de la menopausia que de la vida fértil. Y a mí nada me representa de esa señora de pelo canoso parecida a una abuela haciendo *aquagym*. En realidad, hoy en día, una mujer menopáusica está en el ecuador de su vida.

Según el Instituto Nacional de Estadística, la esperanza de vida de las mujeres se sitúa hoy, en unos ochenta y cinco años. Si hacemos cálculos, teniendo en cuenta que la primera menstruación suele aparecer entre los doce y los quince años y la menopausia alrededor de los cincuenta, pasamos unos quince años en la niñez, unos treinta y cinco en edad fértil y otros treinta y cinco años posmenopáusicas. Así que, para ser un poco rigurosas con el tema, la posmenopausia, más que una etapa, es más de un tercio de la vida. Pasamos el mismo tiempo de vida fértil que de menopáusicas, amiga. Sí, la menopausia está más cerca de lo que crees.

De la misma manera que durante siglos la medicina especuló sin interés ni estudios sobre la menstruación, la menopausia se consideraba el fin de la fertilidad femenina y, por ello, una enfermedad que afectaba y trastocaba todo el cuerpo y la mente. Tanto en un extremo como en el otro de la vida fértil, la medicina había forjado una opinión a partir de la observación de mujeres que transitaban por estas etapas asociadas con enfermedades, sin pararse a pensar si era el proceso en sí o la afección lo que caracterizaba la menopausia y sus síntomas. Debemos tener en cuenta que la esperanza de vida a principios del siglo XX era de cincuenta y cinco años, por lo que muchas mujeres morían antes de llegar a la menopausia o muy poco después. Así que hace unos escasos cien años, esta era poco menos que un preludio de la muerte.

Muchas enfermedades que concomitaban con ella en esta época se asociaron erróneamente a esta transición, ya fuera por falta de estudios o por falta de interés. Es cierto que la vida sexual de las mujeres ha importado, y pienso que lo sigue haciendo en pro de su capacidad reproductiva. Más allá de esto, el interés de la medicina en la vida sexual de las mujeres ha sido escandalosamente pobre.

La visión que tenemos de esta etapa es, en general, negativa y pesimista. El lenguaje que a menudo usamos para designar esta etapa está lleno de matices catastrofistas y se usa desde la carencia: «el final de la vida reproductiva», «el declive de la vida fértil», «el cese de la función ovárica» y un sinfín de maneras de representar la menopausia como algo negativo. No nos debe extrañar que esto sea así, pues la glorificación del destino reproductivo de las mujeres se ha puesto siempre en gran valor. Tras la vida fértil y atendiendo a lo que se espera de nosotras, ¿qué nos queda después de haber cumplido nuestro cometido?

Poco a poco, está llegando un cambio de visión y perspectiva. Ahora sabemos que la menopausia no se debe ver como el fin, sino como el inicio de una etapa de madurez, sabiduría y liberación de la reproducción desde la total normalidad. Todavía hay muchas lagunas sobre cómo ayudar en los problemas de salud de las mujeres en esta etapa y, desde luego, muy a mi pesar creo que desde los servicios sanitarios aún se maltrata e ignora a quien transita por una posmenopausia problemática. Son muchas las mujeres que se ven huérfanas de conocimiento para poder afrontar estos años con salud y calidad de vida.

No todas las posmenopausias serán iguales ni presentarán las mismas dificultades. Este es un periodo normal en la vida de una mujer, pero algunas presentarán obstáculos en esta etapa: molestias genitales, problemas sexuales o psicológicos pueden aparecer. Aun así, no se deben normalizar ni banalizar, cosa que a menudo ocurre con una facilidad pasmosa. La idea irremediable de que todo son cosas de la edad, del descenso de las hormonas, es poco menos que un mensaje de resignación. La idea de que todas las menopausias serán dificultosas tampoco es fiel a la realidad.

Qué ocurre en la posmenopausia

Puede que no conozcas bien cuál es el proceso normal que se produce llegado este momento. Al igual que durante la pubertad se pone en marcha todo un sistema diseñado para la función reproductora, durante el climaterio esta va llegando a su fin. Una vez que nuestros ovarios han quemado todos sus cartuchos, pues se acabó lo que se daba. Ya no hay más. Somos como una lavadora con obsolescencia programada, donde tras sus X lavados, ya no va a funcionar más. Nuestra función reproductora tiene los días contados. En realidad, esto tiene su sentido, puesto que el cuerpo pone mucha energía en ella. Nuestra naturaleza lo da todo durante un tiempo para poder reproducirse. Pero la vida fértil acaba.

Este cese de la ovulación por parte del ovario no ocurre de repente, sino que unos años antes de la última menstruación, suelen acontecer una serie de síntomas que en mayor o menor medida suponen esta transición. Las reglas van perdiendo regularidad y se espacian en el tiempo, pueden aparecer sofocos, mayor sequedad en la piel y las mucosas, cambios en los ritmos de sueño y también emocionales. Estos síntomas pueden aparecer desde poco antes de la última menstruación hasta años antes. Se acepta que hay un periodo de unos ocho años entre el fin de la función reproductora y el cese de la función hormonal.

Se puede pasar por este periodo con total normalidad sin que suponga malestar alguno. Aunque parece que en mujeres fumadoras y que padecen estrés, esto ocurrirá de forma más temprana y menos tolerable.

De forma muy resumida, llegada esta fase, el ovario deja de tener folículos (óvulos, para que nos entendamos) que madurar. Eso que ocurría en cada ciclo menstrual, dejará de suceder porque simplemente ya no hay más óvulos. Esto tiene consecuencias hormonales como la disminución de los estrógenos que antes se producían en el ovario, las irregularidades menstruales hasta dejar de menstruar finalmente, la disminución de la progesterona que se producía con esas ovulaciones y de la testosterona disponible, que también depende del ovario. Numerosos estudios ponen de manifiesto la disminución de la libido en mujeres a partir de los cuarenta y cinco años y algo mayor a partir de los sesenta y cinco años, aunque parece que el factor hormonal no es tan decisivo y que deben evaluarse otras cuestiones. Parece, además, que el escenario de una posmenopausia natural es mucho mejor que una quirúrgica o inducida con tratamientos, donde la repercusión sí parece ser mayor. La ciencia nos corrobora que hay una gran repercusión en la vida sexual cuando la menopausia es lo que llamamos «yatrogénica», con peores puntuaciones en deseo y satisfacción sexual.

El concepto que tenemos de la posmenopausia va a influir mucho en cómo afrontamos estos cambios. En nuestra cultura el paso a la edad madura se ve como un drama y las mujeres se quejan de mucha más sintomatología climatérica y que la toleran peor que en otras culturas como la japonesa, cuyas mujeres reportan muchos menos síntomas. El estilo de vida puede ser un factor, pero también las actitudes ante la madurez y el envejecimiento.

En cualquier caso, la menopausia se enmarca dentro del propio paso del tiempo. Si tenemos en cuenta esto en relación con el deseo sexual, un estudio recientemente publicado por J. Zheng y su grupo de investigadores nos indica que, con el paso del tiempo, la disminución del deseo es más acusada, sobre todo a partir de los cuarenta y cinco años, tanto en hombres como en mujeres. Pero, en cambio, la preocupación o la angustia relacionada con este descenso es cada vez menor. Todo lo cual nos hace pensar que, al fin y al cabo, podemos entender como «ley de vida» que el deseo disminuya con la edad, y que no por ello debe angustiarnos.

No solo para nosotras pasa el tiempo

Parece que solo para nosotras pasan los años y hay cambios en las funciones normales del cuerpo producidos por este envejecimiento. Culturalmente tenemos ideas y estereotipos que definen cómo debemos ser llegado este momento. De una mujer posmenopáusica se espera que sea menos deseosa, menos fogosa y más apaciguada. También parece que debe despertar menor deseo, ya que el foco típico de la mirada masculina recae en la mujer joven. Mientras, a ellos la madurez les sienta de maravilla. No es casual embellecer e incluso considerar sexy la madurez masculina mientras que la nuestra cae en un pozo. Miramos extraño a una mujer madura que de repente se echa un novio más joven, pero vemos normal ver a Tom Cruise haciendo películas con actrices cuarenta años más jóvenes que él. La edad en ellos es atractiva; en nosotras es decadente.

En nuestra sociedad, todo lo relacionado con la menopausia se aleja de la sexualidad, del deseo y del placer. En nuestro imaginario, la mujer posmenopáusica se apaga y el hombre maduro se mantiene fogoso, perenne, activo y demandante. Necesitamos un cambio ya, por favor.

Sin embargo, la vida sexual de los hombres a partir de los cincuenta años también puede sufrir variaciones. A partir de esa edad las erecciones pueden ser menos potentes y duraderas, el periodo refractario (es decir, entre una erección y otra) es cada vez mayor y el 85 por ciento de las disfunciones eréctiles se dan a partir de esta edad. Todo esto va a ocurrir en mayor o menor medida en función de determinados factores de riesgo como son: el tabaquismo y el consumo de alcohol, las dislipemias, diabetes, hipertensión y factores hormonales. Hay que decir que todas estas dificultades no tienen por qué traducirse en una peor sexualidad y satisfacción, pues hay quien, con unas estupendas erecciones, tiene unas relaciones nefastas e insatisfactorias, y al revés. En cualquier caso, el concepto equiparable a la menopausia para ellos sería el de andropausia. Esta se definiría como el descenso paulatino de la testosterona a partir de los cuarenta, con las repercusiones evidentes y naturales que eso tiene para la vida sexual. ¿Habías escuchado alguna vez hablar de ella? ¿Por qué será?

A todas las personas hay que sumarle factores predisponentes para las dificultades sexuales como las que ya hemos visto anteriormente: falta de habilidades de comunicación, un coitocentrismo excesivo, estereotipos de género que harán que las dificultades sexuales puedan ser mayores llegado el momento.

Pensar que los problemas de una pareja a partir de los cincuenta son única y exclusivamente por el descenso hormonal de la menopausia es un error. Hay que investigar su repercusión en nosotras y las dificultades sexuales que pueden coexistir en ellos. Y por supuesto, ver cómo está adaptándose cada persona y pareja a ellas.

Repercusión genital y sexual de la menopausia

El cambio hormonal más significativo en la menopausia es el descenso de los estrógenos, entre otras hormonas consideradas sexuales. Es decir, la concentración sanguínea de estos baja considerablemente. Por tanto, baja la cantidad de hormonas que llega a todos los tejidos. Sabemos que los estrógenos actúan en todo el cuerpo, por ejemplo, a nivel de los huesos y de la regulación del calcio, de manera que su descenso favorecerá la osteoporosis. También tienen repercusión en la salud cardiovascular, fomentando la aparición de enfermedades como la hipertensión. Durante la menopausia los niveles de serotonina también disminuyen, una hormona implicada en el estado de ánimo, el sueño o el deseo sexual.

Pero si hay una parte de nuestro cuerpo que adora los estrógenos es la zona genital. La vulva y la vagina, que tienen grandes cantidades de receptores de esta hormona, están en su salsa mientras sus niveles son elevados. Y, asimismo, se verán cambios en ellas cuando estos descienden. Debido a esta disminución, la vulva y la vagina estarán más secas, menos elásticas y menos lubricadas. Estas alteraciones pueden ocurrir sin que afecte a la calidad de vida de las mujeres, pero algunas verán afectada su salud genital, no como meros cambios, sino como lo que se llama Síndrome Genitourinario de la Menopausia (SGM). Es lo que antiguamente, aunque seguro que has oído hablar de ella, se conocía como «atrofia». El principal síntoma del SGM es la sequedad y el dolor en las relaciones sexuales. Además, puede haber escozor y molestias urinarias. Hay que decir que este es un diagnóstico de exclusión, es decir, que antes de atribuir los malestares que puede haber en la zona genital a la posmenopausia y al SGM hay que descartar que se esté produciendo alguna otra condición patológica.

Es frecuente atribuir las molestias genitales exclusivamente a la posmenopausia, pero lo cierto es que no todas se deben a ella, pues hay otras cosas que pueden ocurrir en la vulva y la vagina en esta etapa de la vida. Y en todo caso, esto no puede ir unido a un mensaje de resignación y a una actitud pasiva por parte de los profesionales sanitarios: «Esto es por la menopausia». Puede ser por ella o no, pero en cualquier caso hay que procurar mejorar los síntomas y reducir las molestias.

Pero estar posmenopáusica no significa que haya que someterse y resignarse.

Para muestra, un botón: según los estudios de prevalencia del SGM, no se sabe cuántas mujeres pueden padecerlo, ya que en muchas no se diagnostica bien. Se habla que entre un 50 por ciento a un 90 por ciento de las mujeres menopáusicas lo padecerán. Este margen tan amplio, que en mi opinión solo evidencia falta de interés y de estudios suficientes al respecto, desde luego nos muestra que hay muchas mujeres que, aun presentando los síntomas, no se diagnostican correctamente. Tanto las propias mujeres como muchas veces los profesionales tenemos incorporados la idea de que, llegada la menopausia, las molestias son normales y que lo único que queda es resignarse. Me rebelo en contra de esta dejadez social y de la medicina ante las mujeres en esta etapa de la vida. Debemos tener claro que la gravedad de los síntomas depende del tiempo que pase desde el inicio de la menopausia y del retraso en los tratamientos, así como la seguridad de que va a empeorar si no se trata. Por tanto, una atención adecuada, de calidad y con el suficiente rigor son fundamentales.

Obviamente, todos estos cambios pueden afectar no solo a la calidad de vida, sino específicamente a la sexualidad, ya que la salud vaginal es un factor clave en la salud sexual y en la satisfacción de las mujeres. Los problemas de dolor, lubricación y del cambio en la experiencia sexual que esto supone es necesario tratarlos no solo como un mero abordaje de los síntomas, sino de forma global, ya que esto puede repercutir en trastornos del estado de ánimo y problemas relacionales.

Sabemos, como ya hemos dicho anteriormente, porque la ciencia y la experiencia clínica así nos lo ha demostrado, que cuando la menopausia ocurre de forma abrupta, como puede ser tras un tratamiento o intervención quirúrgica que disminuye de una forma drástica los niveles de estrógenos, la repercusión tanto en la zona genital como evidentemente en el plano sexual va a ser mucho mayor. Más razón aún para que pongamos interés en pacientes que tras un proceso oncológico o determinados tratamientos van a sufrir estas consecuencias. Esto no puede ser por parte de los profesionales sanitarios como en *Crónica de una muerte anunciada*: sabemos lo que va a ocurrir y no hacemos nada.

Tratamientos para la mejora de la salud sexual en la menopausia

Un pilar fundamental en el tratamiento de los síntomas de la menopausia a nivel genital y, más concretamente, en el SGM son, en primer lugar y sin ninguna duda, ofrecer recomendaciones que inciden en el estilo de vida. No tiene ningún sentido empezar la casa por el tejado y poner tratamientos sin una escala de consejos terapéuticos que empiecen desde lo más básico y vayan a tratamientos más complejos.

Recomendar dejar el tabaco si se fuma, hacer ejercicio físico y mejorar la alimentación son pasos que está demostrado que mejoran la salud vulvo-vaginal. A veces debemos empezar por recomendaciones tan sencillas como no beber refrescos azucarados o alcohol, aumentar la ingesta de fruta y la verdura, eliminar los ultraprocesados y mejorar la calidad de los productos que consumimos. Otras veces necesitaremos un consejo nutricional más especializado. Los profesionales de la nutrición nos pueden ayudar mucho en este terreno. Algunos suplementos como las isoflavonas o la cimicifuga racemosa pueden ayudar a controlar los famosos sofocos, y así lo recomienda la Asociación Española para el Estudio de la Menopausia. Desde luego, los sofocos aún no se consideran un efecto que incide directamente en la salud sexual; sí tienen impacto en la calidad del sueño y en la calidad de vida. Una paciente se refirió una vez a los despertares nocturnos por culpa de los sofocos, como si alguien te teletransportara varias veces en la noche en mitad de un desierto. «Y tú, con el pijama de invierno puesto».

También puedes beneficiarte de acudir a una fisioterapeuta de suelo pélvico, quien trabajará junto a ti en mejorar la calidad del tejido vaginal, así como identificar si hay algún problema en la musculatura de esta zona. En cualquier caso, como ya os he dicho anteriormente, reconocer nuestros genitales, darles presencia y representación en nuestro cerebro observándolos, tocando y poniéndolos a funcionar siempre nos va a beneficiar.

De hecho, uno de los aspectos que todas las guías aconsejan como parte de las recomendaciones terapéuticas es mantener una vida sexual activa. Está comprobado que quienes mantienen la actividad sexual, tienen una mejor salud vulvo-vaginal y previenen el «envejecimiento» de la zona.

Un poco más adelante ampliaré un poco más este aspecto de la actividad sexual en la menopausia, ya que creo que merece un apartado especial.

Tras esto, las siguientes recomendaciones son el uso de hidratantes vulvares y vaginales, así como lubricantes para las relaciones sexuales. Hay de muchos tipos y cada mujer deberá probar cuáles le funcionan mejor. En este punto hay que tener en cuenta que hay una gran variedad de lubricantes y que, en general, los que son a base de agua suelen tolerarse mejor. En la actualidad hay muchas marcas de venta en farmacias que aportan soluciones tanto para la hidratación como para la lubricación.

Debes saber que estas recomendaciones que te acabo de nombrar puedes iniciarlas cuando creas conveniente. Incluso algunas pueden ser a modo preventivo antes de que empieces siquiera a tener síntomas. El estilo de vida saludable, el ejercicio físico y dejar de fumar son ejemplos de anticipación a los problemas que puedan surgir. Pero es razonable hidratar y usar lubricantes no solo si queremos prevenir, sino en cuanto aparezcan síntomas como sequedad, escozor o dificultad para la lubricación. Dicho de otra manera: ¡que tu vagina no sufra lo más mínimo!

A partir de aquí las soluciones pasarán obligatoriamente por un profesional médico que indique cuáles son los pasos que hay que seguir. A modo de resumen, porque este no pretende ser un tratado terapéutico, una de las opciones que le siguen es la terapia de estrógenos local; esto significa aplicarlos mediante cremas, óvulos o anillos vaginales que se liberan y tienen una acción fundamentalmente genital, ya que se ha comprobado que las concentraciones de esta hormona en sangre no exceden el rango normal en una mujer posmenopáusica. Tanto la formulación como su aplicación deben individualizarse. Estos tratamientos se han estado limitando en mujeres con cáncer ginecológico por miedo a que sea un factor de riesgo, aunque ahora se está evaluando su seguridad a largo plazo para poder recomendarlos a todas las pacientes oncológicas. Sin duda, los riesgos y beneficios es algo que debe ponerse en una balanza y ponderarlos con el profesional médico.

¡Ojo! Todos estos medicamentos facilitarán el sexo en su función mecánica, genital y, por supuesto, pueden ayudar a una relación no dolorosa y, aun así, no mejorar el deseo.

Otros tipos de tratamientos como la prasterona, que es un precursor de los estrógenos y que se aplica vía vaginal, o el ospemifeno, deben ser aconsejados por un profesional médico. Así como otras opciones como la terapia hormonal sistémica, que se usará en algunos casos cuando, además de sintomatología genital, haya otros como sofocos o insomnio, que se toleren mal y afecten a la calidad de vida. Todo ello debe ser tratado de manera individual, teniendo en cuenta la edad y los antecedentes de cada paciente.

Los tratamientos como la testosterona vaginal o sistémica no están respaldados por su falta de eficacia y seguridad. Y, en este momento, la Sociedad Internacional para el Estudio de la Enfermedad Vulvovaginal no apoya los procedimientos con láser por falta de evidencia. Puede que esto cambie en los próximos tiempos porque tengamos otra evidencia disponible.

Desde mi punto de vista, la lucha que tenemos todavía entre manos no es solo por la falta de estudios que avalen tratamientos seguros y eficaces, sino por la propia medicina, que considera tratamientos «no imprescindibles» este tipo de cremas. Incluso la mayoría de las hidratantes o de estrógenos locales que han demostrado ser un pilar básico en el tratamiento del SGM no están incluidas dentro de los medicamentos financiados en el sistema público de salud. De esta forma, son caros y muchas mujeres no se los pueden pagar. Alguien podría pensar que un medicamento que permite tener mayor confort genital y unas mejores relaciones sexuales puede ser prescindible. Yo opino que no, puesto que supone dejar abandonada una parte fundamental del ser humano. Es algo que sin duda deberíamos reivindicar, ya que muchas mujeres no pueden costearse estos tratamientos que son, a menudo, de larga duración.

Mantener la actividad sexual: problema y solución

Como hemos comentado hace un momento, mantener la actividad sexual supone parte de las recomendaciones básicas para la salud vulvo-vaginal. Eso quiere decir, y es lógico si lo pensamos bien, que mantener la función de los órganos va a conservar su funcionalidad y los hará competentes. Parece que quienes mantienen la función sexual reportan menores síntomas relacionados con el SGM, ya que lubricar, excitarse y llegar al orgasmo mantiene las paredes de la vagina más húmedas y elásticas. En resumen, si algo no se usa, se va atrofiando. A menudo les explico a las pacientes que piensen en qué pasará en una pierna que la dejamos escayolada y sin movilidad durante un tiempo. Cuando quitemos la escayola, la pierna habrá perdido masa muscular y seguramente tendremos que empezar a movilizarlo primero de forma pasiva hasta que logremos recuperar del todo su función. Pues algo parecido pasa con la vagina.

Ahora bien, cuando hablamos de mantener la actividad sexual, debe quedar bien claro que esta debe ser totalmente placentera y adaptada por completo a las preferencias, gustos y necesidades de la propietaria de la vagina. No vale entender o suponer que mantener la actividad sexual significa estar a disposición de otro, tener un sexo insatisfactorio, tener coito cuando no apetece o incluso cuando duele ni, por supuesto, si no se desea. Si no nos aseguramos de esto, la recomendación no tiene lugar. Estaremos abocando a las mujeres a algo que no solo no las beneficia, sino que las perjudica. Porque en tal caso, se reforzará el sexo por obligación, la sensación de tarea, de sexo complaciente que, junto a las dificultades de la menopausia, darán lugar a un rechazo completo a la sexualidad.

A menudo, cuando atiendo a mujeres con problemas de atrofia en la menopausia, me encuentro con que llevan años teniendo relaciones con una lubricación dificultosa, y con dolor durante la penetración. Este escenario en el que el dolor se convierte en la norma produce un bloqueo de la respuesta sexual, como ya hemos visto en el capítulo del dolor. Ya sabemos que el sexo nunca debe ser doloroso ni se tiene que mantener la actividad sexual a costa de cualquier cosa o por nadie.

Debemos estar seguras de que cuando alguien con una bata blanca recomienda sin más que «debe mantener la actividad sexual, ya que es importante para la posmenopausia», es obligatorio haber comprobado que la sexualidad esté bien: que el sexo no esté siendo doloroso, que la respuesta sexual se dé con normalidad, que el sexo se practique siempre bajo su deseo expreso y que, sobre todo, no esté sufriendo presiones por parte de la pareja y que esto no va a suponer una carta blanca para que esta la presione aún más. «Ha dicho el médico que tenemos que practicar sexo porque es bueno para ti».

A menudo veo vulvas y vaginas que están atrofiadas, doloridas, secas y rígidas. Esto lo genera la falta de estrógenos y forma parte del día a día de muchas mujeres con SGM. Esas vaginas no podrían practicar una penetración sin dolor aunque quisieran. Que la mayoría, obviamente, termina por no querer. Esto a menudo va unido a unas relaciones sexuales coitocentristas sin apenas juegos eróticos, sin estimulación del cuerpo, sin tener en cuenta el clítoris... Sí, exacto, unas relaciones malas e insatisfactorias. Os aseguro que no es anecdótico ni mucho menos las veces que me piden en la consulta que ponga en un informe: «Evitar las relaciones sexuales con penetración» para que así la pareja deje de presionarla. Es terrible. No sé cuántas veces habré escuchado: «¿Usted lo puede poner en un informe? Es que mi marido cree que me lo invento, pero es que me duele mucho».

Por tanto, mantener la actividad sexual como recomendación tiene muchas comillas. Solo puede expresarse como consejo médico, en mi opinión, si hemos evaluado previamente los comportamientos sexuales, las habilidades y lo que entiende la mujer y su pareja por «actividad sexual». No se puede recomendar sin saber cuánta presión está soportando esta persona, ya sea por el entorno social, por la autoexigencia de tener que cumplir o por la imposición de otra persona, o sin saber si el miedo se ha instaurado en ella. Porque más que plantear una solución, lo que estamos haciendo es añadir un problema.

Cuando hablamos de mantener la función sexual, hay que especificar que esto se debe hacer ante todo adaptando la situación a una relación placentera. Que, si no se puede tener penetración porque duele, no se debe tener. Por supuesto, la medicina debe hacer lo posible para que esta situación no se dé y abordar y curar el dolor. Pero mientras lo hacemos, si no se ha hecho o si el tratamiento no ha funcionado, es mejor no tener coito.

Por tanto, si esta es tu situación hoy, si crees que tu actividad sexual es insuficiente o de mala calidad, siempre puedes poner a tu pareja, si la tienes, en conocimiento de todo esto. A menudo no es por falta de interés, sino de información, el que las parejas no colaboren. Muchas veces, explico todo esto y las parejas entienden perfectamente la situación;

se dan cuenta de que no estaban actuando correctamente y no estaban facilitando las cosas, se muestran colaboradores en mejorar la erótica, en mejorar las relaciones y en cuidar de los espacios de intimidad. Otras veces, no ocurre esto.

De cualquier forma, en todas las etapas la colaboración de la pareja, si la hay, ante las dificultades sexuales es fundamental para todas las disfunciones, ya sean masculinas o femeninas. ¿Os imagináis a una mujer que tenga relaciones con un hombre con fallos de erección exigiendo coito? Seguro que vemos que cuando esto ocurre, no hay que meter encima presión, ¿verdad? Pues igual con el resto de disfunciones, ya que esto solo agravará el malestar y la dificultad. A menudo me gusta decir:

«Si no remas ni animas, es que estás claramente en el otro equipo».

Mantener la función sexual se puede hacer en pareja o sola. Por tanto, hay que favorecer cualquiera de las dos cosas según la preferencia o situación de la mujer. Ambas son igual de válidas. Una, otra o la combinación de ambas. En los capítulos anteriores encontrarás unas ideas para empezar a cuidar de tu salud genital: reconoce tus genitales, cuídalos, mímalos, dales gasolina en forma de fantasía y erotismo, pero, sobre todo, dales placer.

La menopausia no es el fin

Sé que tras estas líneas habrás pensado que la posmenopausia es horrible. Que esto es la crónica de un mal final y que nada se puede hacer para remediar tan terrible destino.

Déjame que enmiende un poco la situación. No todas las

mujeres tendrán sintomatología genital durante la menopausia. El factor hormonal es importante, pero no es igual para todas; al fin y al cabo, no es decisivo. El paso del tiempo no deja atrás a nadie y la sexualidad cambiará irremediablemente. Esto no tiene que ser a peor si sabemos adaptarnos a él y usar el paso del tiempo como una herramienta de sabiduría, conocimiento y experiencia.

Sabemos que con la edad puede que el deseo disminuya, y que la forma de sentir placer y los orgasmos cambien pero no desaparezcan. Parece que los problemas sexuales pueden ir ligados a enfermedades que lógicamente surgen con la edad, más que a una en concreto. Ignacio Morgado en su libro *Deseo y placer* nos desvela la ciencia de la motivación y postula que esta, a la hora de mantener actividades placenteras, puede ser el truco para disfrutar de una larga vida y seguir teniendo ganas de vivir. Encontrar la motivación para mantener el sexo y asociarlo a aspectos de la salud, a que nos aporta cosas buenas y, sobre todo, al placer, puede ser un escenario estupendo. Más allá de los cambios hormonales, hay muchos otros factores que influyen en la experiencia sexual y en sus dificultades.

Para acabar, me gustaría mostrarte dos ejemplos bien distintos de sexualidad y menopausia.

EJEMPLO 1

M. J. es una mujer de sesenta y dos años que acude a mi consulta por dolor en las relaciones sexuales. Es una mujer activa, trabaja, está separada desde hace ya quince años y ha conocido a un hombre con quien acaba de iniciar una relación sentimental.

No tiene patologías ni factores de riesgo destacables. Considera que la vida sexual con su anterior pareja fue buena, menos en los últimos años de su relación de pareja porque se distanciaron mucho y el sexo fue prácticamente inexistente.

Me cuenta que está muy enamorada. Que no pensaba volver a sentir por una persona esta efervescencia y afirma sentirse como una auténtica adolescente.

A la hora de mantener relaciones sexuales, se encuentra con una dificultad que le preocupa mucho: la penetración le resulta dolorosa y prácticamente imposible.

Con la exploración, la paciente presenta lo que llamamos síndrome genitourinario de la menopausia, o lo que comúnmente se conoce como «atrofia». Ya sabemos que esto se debe a la falta de estrógenos, los genitales se vuelven más finos, menos elásticos, aumenta la sequedad y puede aparecer dolor en la penetración.

La ginecóloga, muy acertadamente, le puso un tratamiento y yo le di ciertas recomendaciones para mejorar esa sintomatología.

Cuando hago la historia sexual y pregunto todo lo necesario para entender cómo se desarrollan las relaciones sexuales, me dice que su deseo está mejor que nunca. Se excita con facilidad. Lubrica bien, aunque quizá no tanto como cuando era más joven, pero no es algo que le preocupe, ya que usa un lubricante externo que le resulta un elemento de juego y erotismo y que le facilita las relaciones. Llega al orgasmo sin problema con su estimulación o con la estimulación de su pareja. Puede que los orgasmos sean menos intensos que cuando era más joven, pero le parecen estupendos. Además, su actual pareja siente mucha atracción por ella, se siente deseada, la trata bien y la excita mucho.

Tras leer este ejemplo, me gustaría que reflexionáramos en cómo el factor hormonal está repercutiendo en la sexualidad de M. J. No tiene ningún problema de deseo, ni de excitación ni para el orgasmo. ¿Es la menopausia más importante que todo lo que genera el enamoramiento? La falta de estrógenos es evidente porque incluso tiene repercusión física en sus genitales, pero ¿afecta realmente a su sexualidad? Me pregunto, ¿hay alguna mujer posmenopáusica enamorada que tenga problemas de deseo?

EJEMPLO 2

M. es una mujer de sesenta y un años. Lleva casada desde hace treinta años con el mismo hombre. Es una paciente ginecológica que acude a nuestro servicio por un leve prolapso uterino que provoca escapes de orina cuando hace esfuerzos. Se le recomienda fisioterapia de suelo pélvico. Comenta con la ginecóloga que tiene muy poco deseo y que no siente nada desde que ha llegado la menopausia, así que la derivan a mi consulta para valoración de la esfera sexual.

Al hacer la historia clínica para entender su situación, me cuenta que su vida sexual ha sido bastante insatisfactoria. Disfrutó del sexo en la época de recién casados, pero hace muchos años que no siente placer. Las relaciones han sido cada vez menos frecuentes y la mayoría de las veces, «por cumplir». Las relaciones son monótonas y poco variadas. Los comportamientos son de tocamientos, masturbación y penetración, con la que ella no disfruta. No se siente enamorada de su pareja. Lo quiere porque llevan muchos años juntos, pero hacen vida un poco separados. Ahora, llegada la menopausia, tiene mucho menos deseo que antes. Cree que es normal por las hormonas. Su pareja es muy activo y le pide sexo a menudo. Ella se siente en la obligación de cumplir y lo hacen una vez a la semana, pero cada vez le cuesta más y desde hace un tiempo las evita y las rechaza. No siente ninguna necesidad de mantener su vida sexual. Cree que ya ha llegado a una edad en la que no la necesita. Me dice que cree que la menopausia le ha quitado del todo el deseo.

Tras este testimonio, nos podemos preguntar: ¿son las hormonas las únicas responsables de la falta de deseo? ¿Las relaciones sexuales insatisfactorias pueden tener que ver con la falta de deseo? ¿Cuál es la motivación de M. para tener actividad sexual? ¿Puede la llegada de la menopausia ser incluso una excusa para cesar la actividad sexual cuando esta es pobre e insatisfactoria?

Desde luego son dos ejemplos que plantean escenarios muy distintos. Y con ellos te quiero hacer llegar que las hormonas pueden tener repercusión, pero hay muchas otras cosas más que hacer, trabajar y cultivar para una buena sexualidad en la menopausia. Muchas de ellas las hemos estado viendo a lo largo de este libro.

RECAPITULANDO

Como has podido comprobar, abordar todos los aspectos que tienen que ver con el deseo sexual es tremendamente complejo. Aun así, es necesario considerar nuestro deseo sexual como un aspecto importante de nuestra vida y una parte esencial de nuestra sexualidad. Como no puede ser de otra manera por mi profesión en el ámbito sanitario, creo fervientemente que el sexo y, por tanto, todo lo que engloba la sexualidad, bebe directamente de la salud, y a su vez repercute en ella y en la calidad de vida.

Quizá hayas elegido este libro porque tratar el deseo sexual se te hace cuesta arriba en este momento de tu vida. Puede que hayas optado por este libro porque estás sufriendo un malestar en este aspecto y esperabas encontrar una vía rápida de mejorar tu deseo. Siento que no pueda darte *tips* facilones que aumenten tu deseo. En cambio, espero haberte hecho reflexionar sobre la complejidad del deseo sexual, y que ello haga que dejes de sentirte mal y que frenes la búsqueda de soluciones para un deseo que no está enfermo, sino maltratado.

A lo largo del libro habrás encontrado motivos de sobra

por los cuales puede que el deseo sea un lugar inhóspito para ti. El malestar por este motivo es frecuente. Ya sea porque nos parece que no es el que debería ser: a veces, por poco, a veces por demasiado. Espero que tras su lectura y reflexión comprendas que es difícil en este marco social y cultural sentirlo de otra forma. El ambiente en el que se trata el deseo femenino es patologizador en sí mismo. La mirada de la sexualidad masculina heterosexual como hegemónica y normal establece que todo lo demás, lo que se sale de la norma y que, sobre todo, no lo complace, debe ser visto como anormal. Confundimos el deseo y la motivación con obligación, con consentir y agachar la cabeza ante la violencia. Equivocamos desear con dejarse convencer. ¿Estoy acaso ofreciendo un remedio milagroso cuando digo que es necesario que cambie nuestro deseo ignorando este escenario que nos hace mal? Mi propuesta es dejar de sentirnos mal por lo que no es nuestra culpa, y reformular la mirada con la que tratamos nuestro deseo sexual. Es cierto que, aun estando a nuestro alcance, no supone ningún remedio milagroso.

Por tanto, saber, aprender y educarnos en todos estos aspectos que suelen ser tan desconocidos en un marco de respeto y comprensión puede ser en sí mismo clarificador y sanador. Y lo creo, a su vez, totalmente necesario.

Aprender el porqué de tu deseo hoy puede ser el punto de partida para un mejor deseo mañana. Tratar el deseo sexual desde una mirada benévola y a veces compasiva que ponga el contrapunto a la exigencia, el mandato y la imposición ha sido el objetivo de este libro. Es imprescindible contextualizar y reivindicar otra forma de ver el deseo sexual femenino que no sea desde la carencia, que no sea desde la mirada patologizadora del patriarcado.

Debemos construir otro marco para el deseo sexual femenino, un marco diverso e inclusivo que abrace todos los tipos de deseo y modos de desear, que no sea cuestionado constantemente ni sea fuente de malestar.

A pesar de que los problemas en torno al deseo son frecuentes entre las mujeres, creo que estas se sienten terriblemente solas. Probablemente necesitemos darnos cuenta de que el sentimiento de una es el malestar de muchas; que nos atraviesa a todas en mayor o menor medida. Por lo tanto, propongo un abrazo cómplice, comprensivo y benévolo. Si una mujer se siente mal con la vivencia de su deseo sexual, la animaría en primer lugar a reflexionar sobre qué le está pasando, qué la hace sentir mal y, es más, quién la hace sentir mal; también desde cuándo ocurre esto y qué épocas de su vida han sido mejores. Darnos cuenta de que el deseo no es estático, sino cambiante, y de que está íntimamente relacionado con nuestro entorno, aprendizaje y momento de vida es ya un gran paso.

Es obligatorio tomar distancia y hacernos una idea de la panorámica del problema; no centrarnos solo en encontrar una forma de mejorar nuestro deseo, sino de ver por qué sientes que tu deseo está mal.

Ojalá este libro sirva para que cada vez menos mujeres se sientan mal con su deseo y les permita vivirlo sin culpa, sin condicionamientos ni exigencias. Ojalá tú te sientas hoy más capaz de vivir tu deseo sexual en primera persona.

MANIFIESTO PARA UN MEJOR DESEO SEXUAL

1. El deseo no es una parte independiente de la sexualidad, sino que se entrelaza y forma parte de ella. El deseo no es lo más importante en tu sexualidad, ni la que rige y define, sino que forma parte de un todo.

2. El deseo no es instintivo, universal o inamovible, sino algo cambiante que se aprende y se cultiva. No es algo que surge sin más, sino que debe encontrar la oportunidad en un ambiente amable y seguro.

3. Un buen estado hormonal, así como una buena salud física y mental, son una buena base para poder desear. A veces esto no ocurre y nos fijamos en el deseo sin atender aspectos generales de la salud. Reparar en aspectos que inciden en ella es necesario, ya que, en general, no queda ajena al deseo y a la sexualidad.

4. A ti, mujer, te enseñarán a coartar tu deseo. Serás instruida para no desear, para cohibir tu sexualidad y para sentir que nunca eres suficiente. A pesar de esto, créeme, tu potencial es enorme. Otra educación sexual es necesaria para que nuestro deseo sexual se erija de una forma diferente.

5. La adhesión a los estereotipos de género, que perpetúan lo que se conoce como doble moral sexual, es un arma poderosa que limita los comportamientos, las vivencias de la sexua-

lidad y la libre expresión del deseo. Antes de sentirte mal con tu deseo, piensa: «¿Un hombre lo sentiría igual?».

6. No hay una única manera de ser una mujer sexual y deseosa. A menudo, idealizar y estereotipar un tipo de mujer que vive su sexualidad de una determinada forma y en la que no nos vemos representadas afecta a nuestra autoestima sexual, y a la forma en la que nos vemos capaces de disfrutar de la sexualidad. Esto tiene que ver con la construcción de lo que es normal o no en el sexo y, por tanto, en el deseo. No hablemos de normalidad, sino de formas y modos de vivir el deseo desde la diversidad y el respeto.

7. El deseo femenino está siempre condicionado al masculino, definiéndolo siempre desde la carencia, desde la complacencia y la necesidad de agradar. Ni las expectativas de otra persona ni sus preferencias sexuales ni su frecuencia ideal definen tu sexualidad o la salud de tu deseo.

8. El deseo sexual necesita de estímulos «internos» y que parten de nosotras, es decir, de las llamadas fantasías; y responde a estímulos externos que deben ser inductores adecuados del deseo. A menudo el entorno es agresivo, violento, hostil y totalmente inadecuado para el desarrollo del deseo. La ciencia ha patologizado el deseo sexual de las mujeres porque lo ha estudiado sin tener en cuenta este entorno y su influencia sobre él. Los aspectos de la relación de pareja, por ejemplo, son fundamentales para entender el deseo sexual, y no se pueden obviar.

9. El placer y la satisfacción son el eje central de la sexualidad. Para que exista motivación y deseo sexual debe existir una recompensa. Esto incluye el orgasmo, pero no se limita a él. Disfrutar del sexo y que este sea placentero es necesario para desear.

10. Los diferentes momentos en la vida y nuestras experiencias condicionarán la sexualidad y el deseo. Así, aspectos como el dolor en las relaciones sexuales se ignoran como factor que condiciona el deseo sexual. Momentos vitales como la crianza o la menopausia son importantes puntos de inflexión y de cambio a los cuales hay que adaptarse, y nos han de llevar a reformular nuestro deseo para entender que este se puede reacoplar a ellos.

BIBLIOGRAFÍA

Capítulo 1

Brotto, Lori A., Johannes Bitzer, Ellen Laan, Sandra Leiblum y Mijal Luria, «Women's Sexual Desire and Arousal Disorders», *The Journal of Sexual Medicine*, n.º 7 (enero de 2010), pp. 586-614.

Cabello Santamaría, Francisco, *Manual de sexología y terapia sexual*, Madrid, Síntesis, 2010.

—, Marina A. Cabello-García, Jerónimo Aragón-Vela y F. Javier del Río, «Creating and Validating the DESEA Questionnaire for Men and Women», *Journal of Clinical Medicine*, vol. 9, n.º 7 (20 de julio de 2020), p. 2301.

Coll, Elisa, *Resistencia bisexual: Mapas de una disidencia habitable*, Santa Cruz de Tenerife, Melusina, 2021.

Duque, Isa, *Acercarse a la generación Z: Una guía práctica para entender a la juventud actual sin prejuicios*, Barcelona, Zenith, 2022.

Gutiérrez, Celia, *La revolución (a)sexual*, Madrid-Barcelona, Egales, 2022.

Capítulo 2

American Psychiatric Association, *Diagnostic and Statistical Manual of Mental Disorders, Fifth Edition (DSM-5)*, Arlington, American Psychiatric Association, 2013.

Angel, Katherine, *El buen sexo mañana: Mujer y deseo en la era del consentimiento*, Barcelona, Alpha Decay, 2021.

Basson, Rosemary, «Women's sexual desire-disordered or misunderstood?», *Journal of Sex an Marital Therapy*, n.º 28, supl. 1 (2002), pp. 17-28.

—, *et al.*, «Definitions of woman sexual dysfunction reconsidered: advocating expansion and revision», *Journal of Psychosomatic Obstetrics and Gynecology*, n.º 24 (diciembre de 2003), pp. 221-229.

Cabello Santamaría, Francisco, *Manual de sexología y terapia sexual*, Madrid, Síntesis, 2010.

Kaplan, Helen Singer, *La nueva terapia sexual, 1: Tratamiento activo de las disfunciones sexuales*, Madrid, Alianza, 1978 (2014, tercera edición).

—, *La nueva terapia sexual, 2: Tratamiento activo de las disfunciones sexuales*, Madrid, Alianza, 1978 (2014, tercera edición).

Masters, William H., y Virginia E. Johnson, *Respuesta sexual humana*, Buenos Aires, Inter-Medica, 1966.

Roura, Nacho, *El cerebro milenial: Una aproximación a lo que nos pasa*, Barcelona, Random Comics, 2022.

Capítulo 3

Cabello Santamaría, Francisco, «Sexología y Salud Sexual», *Sexología integral*, vol. 5, n.º 4 (2008), pp. 176-179.

Fernández de Quero, Julián, *Sexualidad masculina a examen: Claves para conocerte mejor*, Madrid, Bubok, 2011.

Organización Mundial de la Salud (OMS), *Gender and reproductive rights: sexual health* (2002), <http:/www.who.int/yopics/sexualhealth/es>.

Capítulo 4

Arrington, Renata, Joseph Cofrancesco y Albert W. Wu, «Questionnaires to measure sexual quality of life», *Quality of Life Research*, vol. 13, n.º 10 (diciembre de 2004), pp. 1643-1658.

Cabello Santamaría, Francisco, F. Javier del Río y Marina A. Cabello-García, «Validación de la versión española del Golombok Rust Inventory of Sexual Satisfaction», *Revista Internacional de Andrología*, vol. 19, n.º 2 (2021), pp. 123-128.

Morgado, Ignacio, *Deseo y placer: La ciencia de las motivaciones*, Barcelona, Ariel, 2019.

Requena Aguilar, Ana, *Feminismo vibrante: Si no hay placer no es nuestra revolución*, Barcelona, Roca, 2020.

Capítulo 5

Coenen, C. M. H., *et al.*, «Changes in androgens during treatment with four low-dose contraceptives», *Contraception*, vol. 53, n.º 3 (marzo de 1996), pp. 171-176.

Davis, Susan R., *et al.*, «Global Consensus Position Seatement on the use of Testosterone therapy for women», *The Journal of Clinical Endocrinology & Metabolism*, vol. 104, n.º 10 (octubre de 2019).

Edinoff, Amber N., *et al.*, «Bremelanotide for Treatment of Female Hypoactive Sexual Desire», *Neurology International*, vol. 14, n.º 1 (marzo de 2022), pp. 75-88.

Fora Eroles, Facund, *Fármacos y función sexual*, Madrid, Sínteis, 2018.

Gettler, Lee T., Thomas W. McDade, Alan B. Feranil y Christopher W. Kuzawa, «Longitudinal evidence that fatherhood decreases testosterone in human males», *PNAS*, vol. 108, n.º 39 (12 de septiembre de 2011), pp. 16194-16199.

Gray, Peter B., «The descent of a man's testosterone», *PNAS*, vol. 108 n.° 39 (13 de septiembre de 2011), pp. 16141- 16142.

Jayne, Christopher J., Michael J. Heard, Sarah Zubair y Dustie L., «New developments in the treatment of hypoactive sexual desire disorder – a focus on Flibanserin», *International Journal of Women's Health*, n.° 9 (10 de abril de 2017), pp. 171-178.

Kingsberg, Sheryl A., y James A. Simon, «Female Hypoactive Sexual Desire Disorder: A Practical Guide to Causes, Clinical Diagnosis, and Treatment», *Journal of Women's Health*, vol. 29, n.° 8 (agosto de 2020), pp. 1101-1112.

Lunsen, Rick H. W. van, *et al.*, «Maintaining physiologic testosterone levels during combined oral contraceptives by adding dehydroepiandrosterone: II. Effects on sexual function. A phase II randomized, double-blind, placebo-controlled study», *Contraception*, vol. 98, n.° 1 (julio de 2018), pp. 56-62.

Parish, M. D., *et al.*, «International society for the study of women's sexual health clinical practice guideline for the use of systemic Testosterone for hypoactive sexual desire disorder in women», *Journal of women's health*, vol. 30, n.° 4 (abril de 2021), pp. 474-491.

Reed, Beverly G., Laurice Bou Nemer y Bruce R. Carr, «Has testosterone passed the test in premenopausal women with low libido? A systematic review», *International Journal of Women's Health*, n.° 8 (13 de octubre de 2016), pp. 599-607.

Sánchez-Sánchez, Laura C., *et al.*, «Mindfulness in Sexual Activity, Sexual Satisfaction and Erotic Fantasies in a Non-Clinical Sample», *International Journal of Environmental Research and Public Health.*, vol. 18, n.° 3 (18 de enero de 2021), p. 1161.

Sierra, Juan Carlos, Ana Isabel Arcos-Romero y Cristóbal Calvillo, «Validity evidence and norms of the Spanish version of the Hurlbert Index of Sexual Fantasy», *Psicothema*, vol. 32, n.° 3 (agosto de 2020), pp. 429-436.

Thurston, Layla, *et al.*, «Melanocortin 4 receptor agonism enhances sexual brain processing in women with hypoactive sexual desire disorder», *The Journal of Clinical Investigation*, vol. 132, n.° 19 (3 de octubre de 2022), p. e152341.

Uloko, Maria, Farah Rahman, Leah Ibrahim Puri y Rachel S. Rubin, «The clinical management of testosterone replacement therapy in postmenopausal women with hypoactive sexual desire disorder: a review», *International Journal of Impotence Research*, 5 de octubre de 2022.

Capítulo 7

Lameiras, María, María Victoria Carrera y Yolanda Rodríguez, *O clítoris e os seus segredos*, ilustrado por de M. Elísabeth Rodríguez, Ourense, Difusora de Letras, Artes e Ideas, S. L., Universidad de Vigo, 2013, <https://www.uvigo.gal/sites/uvigo.gal/files/contents/paragraph-file/2018-05/O_Clxtoris_e_os_seus_segredos_definitiva.pdf>.

Capítulo 8

Joyal, Christian C., Amélie Cossette y Vanesa Lapierre, «What Exactly Is an Unusual Sexual Fantasy?», *Journal of Sexual Medicine*, vol. 12, n.° 2 (febrero de 2015), pp. 328-340.

Capítulo 9

Ballester, Lluís, y Carmen Orte, *Nueva pornografía y cambios en las relaciones interpersonales*, Barcelona, Octaedro, 2019.

Burgos, Georgina, *Mente y deseo en la mujer: Guía práctica para la felicidad sexual de las mujeres*, Madrid, Biblioteca Nueva, 2009.

Duque, Isa, *Acercase a la generación Z: Una guía práctica para entender a la juventud actual sin prejuicios*, Barcelona, Zenith, 2022.

Joyal, Christian C., Amélie Cossette y Vanesa Lapierre, «What Exactly Is an Unusual Sexual Fantasy?», *Journal of Sexual Medicine*, vol. 12, n.º 2 (febrero de 2015), pp. 328-340.

Rausch, Diana, y Martin Rettenberger, «Predictors of Sexual Satisfaction in Women: A Systematic Review», *Sexual Medicine Reviews*, vol. 9, n.º 3 (julio de 2021), pp. 365-380.

Save the Children, *Memoria anual 2020*, <https://www.savethechildren.es/memoria-anual-2020>.

Shor, Eran, «Who Seeks Aggression in Pornography? Findings from Interviews with Viewers», *Archives of Sexual Behavior*, vol. 51, n.º 2 (febrero de 2022), pp. 1237-1255.

Stoner (Jr.), James R., y Donna M. Hugues, *Los costes sociales de la pornografía*, Madrid, Rialp, 2014.

Vaillancourt-Morel, Marie-Pier, *et al.*, «Pornography Use and Sexual Health among Same-Sex and Mixed-Sex Couples: An Event-Level Dyadic Analysis», *Archives of Sexual Behavior*, vol. 50, n.º 2 (febrero de 2021), pp. 667-681.

Willis, Malachi, Sasha N. Canan, Kristen N. Jozkowski y Ana J. Bridges, «Sexual Consent Communication in Best-Selling Pornography Films: A Content Analysis», *Journal of Sex Research*, vol. 57, n.º 1 (enero de 2020), pp. 52-63.

Willoughby, Brian J., Nathan D. Leonhardt y Rachel A. Augustus, «Associations Between Pornography Use and Sexual Dynamics Among Heterosexual Couples», *The Journal of Sexual Medicine*, vol. 18, n.º 1 (enero de 2021), pp. 179-192.

Wolf, Naomi, *Vagina: Una nueva biografía de la sexualidad femenina*, Barcelona, Kairós, 2013.

Capítulo 10

Ignaciuk, Ágata, y Teresa Ortiz Gómez, *Anticoncepción, mujeres y género. La «píldora» en España y Polonia (1960-1980)*, Madrid, Los libros de la Catarata, 2016.

Medicina e Historia. Revista de Estudios Históricos de las Ciencias de la Salud, n.º 1 (2014), Fundación Uriach, <http://www.fu1838.org/pdf/2014-1b.pdf>.

Requena Aguilar, Ana, *Feminismo vibrante: Si no hay placer no es nuestra revolución*, Barcelona, Roca, 2020.

Valcárcel, Amelia, *Feminismo en el mundo global*, Barcelona, Cátedra, col. Feminismos, 2008.

Valls-Llobet, Carme, *Mujeres, salud y poder*, Barcelona, Cátedra, col. Feminismos, 2009.

Capítulo 11

Byers, E. Sandra, Stephanie Demmons y Kohli-An Lawrance, «Sexual Satisfaction within Dating Relationships: A Test of the Interpersonal Exchange Model of Sexual Satisfaction», Journal of Social and Personal Relationships, vol. 15, n.º 2 (abril de 1998), pp. 257-267.

Frederick, David A., H. Kate St. John, Justin R. Garcia y Elisabeth A. Lloyd, «Differences in Orgasm Frequency Among Gay, Lesbian, Bisexual, and Heterosexual Men and Women in a U.S. National Sample», *Archives of Sexual Behavior*, vol. 47, n.º 1 (enero de 2018), pp. 273-288.

Montesi, J. L., R. L. Fauber, E. A. Gordon, *et al.*, «The specific importance of communicating about sex to couples sexual and overall relationship satisfaction», *Journal of Social and Personal Relationships*, n.º 28 (2011), pp. 591-609.

Morgado, Ignacio, *Deseo y placer: La ciencia de las motivaciones*, Barcelona, Ariel, 2019.

Organización Mundial de la Salud, *La salud sexual y su relación con la salud reproductiva: un enfoque operativo*, <https://apps.who.int/iris/bitstream/handle/10665/274656/9789243512884-spa.pdf>.

Reinisch, June M., *The Kinsey Institute: New Report on Sex*, Nueva York, St. Martin's Griffin, 1991.

Sánchez-Fuentes, María del Mar, Pablo Santos-Iglesias y Juan Carlos Sierra, «A systematic review of sexual satisfaction», *International Journal of Clinical and Health Psychology*, vol. 14, n.º 1 (enero de 2014), pp. 67–75.

Capítulo 12

Fornet, María, *Una mansión propia: Feminismo terapéutico para crear abundancia*, Barcelona, Urano, 2021.

Winston, Sheri, *Anatomía del placer femenino: Mapas secretos para aflorar placeres ocultos*, Móstoles (Madrid), Neo Person, 2020.

Capítulo 13

Bolinches, Antoni, *Sexo sabio: Cómo mantener el interés en la pareja estable*, DeBolsillo, 2013.

Gobierno de España, Ministerio de Igualdad, «Mujeres en cifras – Violencia – Delitos contra la Libertad Sexual», <https://www.inmujeres.gob.es/MujerCifras/Violencia/DelitosLibertadSexual.htm>.

Gobierno de España, Ministerio de Justicia, «Guía de buenas prácticas para la actuación forense ante la víctima de un delito facilitado por sustancias psicoactivas: intervención ante la sospecha de sumisión química», 2022, <https://www.mjusticia.gob.es/es/AreaTematica/Documentacion-

Publicaciones /InstListDownload/GuiaBuenasPracticas. pdf>.

Willis, Malachi, Sasha N. Canan, Kristen N. Jozkowski y Ana J. Bridges, «Sexual Consent Communication in Best-Selling Pornography Films: A Content Analysis», *Journal of Sex Research*, vol. 57, n.º 1 (enero de 2020), pp. 52-63.

Capítulo 14

Primo Herrero, Francisco, Carlos Martínez de la Fuente y María Asunción Elorduy García, «¿Qué piensan las personas mayores de la sexualidad? Opiniones, mitos y creencias», *Revista española de sexología*, n.º 130 (2005), pp. 7-110.

Rausch, Diana, y Martin Rettenberger, «Predictors of Sexual Satisfaction in Women: A Systematic Review», *Sexual Medicine Reviews*, vol. 9, n.º 3 (julio de 2021), pp. 365-380.

Roels, Rick, y Erick Janssen, «Sexual and Relationship Satisfaction in Young, Heterosexual Couples: The Role of Sexual Frequency and Sexual Communication», *The Journal of Sexual Medicine*, vol. 17, n.º 9 (septiembre de 2020), pp. 1643-1652.

Skałacka, Katarzyna, y Rafał Gerymski, «Sexual activity and life satisfaction in older adults», *Psychogeriatrics: the official journal of the Japanese Psychogeriatric Society*, vol. 19, n.º 3 (mayo de 2019), pp. 195-201.

Capítulo 15

Cabello-Santamaría, Francisco, Francisco Javier del Río-Olvera y Marina A. Cabello-García, «Sexual pain disorders», *Current Opinion in Psychiatry*, vol. 28, n.º 6 (noviembre de 2015), pp. 412-417.

Fisterra, «Dispareunia», guías clínicas Fisterra, Univadis, 2017.

Fugl-Meyer, Kerstin S., *et al.*, «Standard Operating Procedures for Female Genital Sexual Pain», *The Journal of Sexual Medicine*, vol. 10, n.° 1 (enero de 2013), pp. 83–93.

Ghizzani, Anna, y Piersante Sestini, «Sexual pain in women: exploring the manifestations of vaginismus versus vulvodynia», *Minerva Ginecologica*, vol. 69, n.° 1 (febrero de 2017), pp. 1-5.

International Society for the Study of Women's Sexual Health (ISSWSH), página web, <http://www.isswsh.org/>.

Pukall, Caroline F., *et al.*, «Vulvodynia: Definition, Prevalence, Impact, and Pathophysiological Factors», *The Journal of Sexual Medicine*, vol. 13, n.° 3 (marzo de 2016), pp. 291-304.

Capítulo 16

Del Río Olvera, Francisco Javier, Daniel Jesús López Vega y Francisco Cabello Santamaría, «Adaptación del cuestionario Sexual Opinion Survey: Encuesta Revisada de Opinión Sexual», *Revista International de Andrología*, vol. 11, n.° 1 (enero-marzo de 2013), pp. 9-16.

Fornet, María, *Una mansión propia: Feminismo terapéutico para crear abundancia*, Barcelona, Urano, 2021.

Ménard, A. Dana, y Alia Offman, «The interrelationships between sexual self-esteem, sexual assertiveness and sexual satisfaction», *The Canadian Journal of Human Sexuality*, vol. 18, n.° 1-2 (2009), pp. 35-45.

Santos-Iglesias, Pablo, y Juan Carlos Sierra, «El papel de la asertividad sexual en la sexualidad humana: una revisión sistemática», *International Journal of Clinical an Health Psychology*, vol. 10, n.° 3 (2010), pp. 553-577.

—, Juan Carlos Sierra y Pablo Vallejo-Medina, «Predictors of sexual assertiveness: the role of sexual desire, arousal, attitudes, and partner abuse», *Archives of Sexual Behavior*, vol. 42, n.º 6 (agosto de 2013), pp.1043-1052.

Sierra, Juan Carlos, Pablo Santos-Iglesias, Pablo Vallejo-Medina y Nieves Moyano, *Autoinformes como instrumento de evaluación en Sexología Clínica*, Madrid, Síntesis, 2014.

—, Ana I. Arcos-Romero, Ana Álvarez-Muelas y Óscar Cervilla, «The Impact of Intimate Partner Violence on Sexual Attitudes, Sexual Assertiveness, and Sexual Functioning in Men and Women», *International Journal of Environmental Research and Public Health*, vol. 18, n.º 2 (12 de enero de 2021), p. 594.

Snell, William E., y Dennis Papini, «Sexuality Scale: An instrument to measure sexual-esteem, sexual-depression, and sexual-preoccupation», *The Journal of Sex Research*, vol. 26, n.º 2 (mayo de 1989), pp. 256-263.

Capítulo 17

Birnbaum, Gurit E., *et al*, «What Fantasies Can Do to Your Relationship: The Effects of Sexual Fantasies on Couple Interactions», *Personality & Social Psychology Bulletin*, vol. 45, n.º 3 (marzo de 2019), pp. 461-476.

Burgos, Georgina, *Mente y deseo en la mujer: Guía práctica para la felicidad sexual de las mujeres*, Madrid, Biblioteca Nueva, 2009.

Lehmiller, Justin J., «Fantasies About Consensual Nonmonogamy Among Persons in Monogamous Romantic Relationships», k, vol. 49, n.º 8 (noviembre de 2020), pp. 2799-2812.

Sánchez-Sánchez, Laura C., *et at.*, «Mindfulness in Sexual Activity, Sexual Satisfaction and Erotic Fantasies in a Non-Clinical Sample», *International Journal of Environmental Research and Public Health.*, vol. 18, n.º 3 (18 de enero de 2021), p. 1161.

Sierra, Juan Carlos, Ana Isabel Arcos-Romero y Cristóbal Calvillo, «Validity evidence and norms of the Spanish Version of the Hurlbert Index of Sexual Fantasy», *Psicothema*, vol. 32, n.° 3 (agosto de 2020), pp. 429-436.

Capítulo 18

Cleghorn, Elinor, *Enfermas: Una historia sobre las mujeres, la medicina y sus mitos en un mundo de hombres*, Barcelona, Paidós, 2021.

Klukas, Ethan, *et al.*, «The Impact of Parenting Style on Attitudes toward Masturbation: A Latent Profile Analysis», *The Journal of Genetic Psychology*, vol. 182, n.° 6 (noviembre-diciembre de 2021), pp. 435-449.

Rowland, David L., Krisztina Hevesi, Gabrielle R. Conway, Tiffany N. Kolba «Relationship Between Masturbation and Partnered Sex in Women: Does the Former Facilitate, Inhibit, or Not Affect the Latter?», The Journal of Sexual Medicine, vol. 17, n.° 1 (enero de 2020), pp. 37-47.

Sierra, Juan Carlos, Jennifer Gómez-Carranza, Ana Álvarez-Muelas y Óscar Cervilla, «Association of Sexual Attitudes with Sexual Function: General vs. Specific Attitudes», *International Journal of Environmental Research and Public Health*, vol. 18, n.° 19 (2 de octubre de 2021), p. 10390.

Winston, Sheri, *Anatomía del placer femenino: Mapas secretos para aflorar placeres ocultos*, Móstoles (Madrid), Neo Person, 2020.

Capítulo 19

Brotto, Lori A., Johannes Bitzer, Ellen Laan, Sandra Leiblum y Mijal Luria, «Women's Sexual Desire and Arousal Disorders», *The Journal of Sexual Medicine,* n.° 7 (enero de 2010), pp. 586-614.

Cabello Santamaría, Francisco, Marina A. Cabello-García, Jerónimo Aragón-Vela y F. Javier del Río, «Creating and Validating the DESEA Questionnaire for Men and Women», *Journal of Clinical Medicine*, vol. 9, n.º 7 (20 de julio de 2020), p. 2301.

Costa, Miguel, y Carmen Serrat-Valera. *Terapia de parejas*, Madrid, Alianza, 1982 (2014).

Herms, Erika, «La relación de pareja como factor etiológico del deseo sexual hipoactivo», V Congreso Internacional de Investigación y Práctica Profesional en Psicología, XX Jornadas de Investigación Noveno Encuentro de Investigadores en Psicología del MERCOSUR. Facultad de Psicología, Universidad de Buenos Aires, Buenos Aires, 2013, <https://www.aacademica.org/000-054/221.pdf>.

Kaplan, Helen S., *Manual ilustrado de terapia sexual*. Barcelona, DeBolsilo, 1975 (2006).

Ortiz Ríos, Mónica, «Escala de violencias Sexuales cotidianas y sexistas», artículo en el blog de su web profesional (11 de marzo de 2020), <https://www.monicaortizrios.es/2020/03/escala-de-violencias-sexuales-cotidianas-y-sexistas/>.

Robinson, Beatrice Bean E., et al., «Application of the Sexual Health Model in the Long-Term Treatment of Hypoactive Sexual Desire and Female Orgasmic Disorder», *Archives of Sexual Behavior*, vol. 40, n.º 2 (abril de 2011), pp. 469–478.

Sanz, Fina, *Los vínculos amorosos: Amar desde la identidad en la Terapia de Reencuentro*, Barcelona, Kairós, 1995 (2012, décima edición).

Capítulo 20

Sociedad Española de Fertilidad, página web, <https://www.

sefertilidad.net/index.php?seccion=pacientes&subSeccion
=pacientes>.

Capítulo 21

Brotto Lori A., y Rosemary Basson, «Group mindfulness-based therapy significantly improves sexual desire in women», Behaviour Research and Therapy, n.º 57 (junio de 2014), pp. 43-54.

Corbacioglu Esmer, Aytul, et al., «The role of pregnancy awareness on female sexual function in early gestation», The Journal of Sexual Medicine, vol. 9, n.º 7 (julio de 2012), pp. 1897-1903.

—, et al., «Female sexual function and associated factors during pregnancy», The Journal of Obstetrics and Gynaecology Research, vol. 39, n.º 6 (junio de 2013), pp. 1165-1172.

Gałązka, Iwona, et al., «Changes in the sexual function during pregnancy», The Journal of Sexual Medicine, vol. 12, n.º 2 (febrero de 2015), pp. 445-454.

Gettler, Lee T., Thomas W. McDade, Alan B. Feranil y Christopher W. Kuzawa, «Longitudinal evidence that fatherhood decreases testosterone in human males», PNAS, vol. 108, n.º 39 (12 de septiembre de 2011), pp. 16194-16199.

Gray, Peter B., «The descent of a man's testosterone», PNAS, vol. 108 n.º 39 (13 de septiembre de 2011), pp. 16141-16142.

Herms, Erika, «La relación de pareja como factor etiológico del deseo sexual hipoactivo», V Congreso Internacional de Investigación y Práctica Profesional en Psicología, XX Jornadas de Investigación Noveno Encuentro de Investigadores en Psicología del MERCOSUR. Facultad de Psicología - Universidad de Buenos Aires, Buenos Aires, 2013, <https://www.aacademica.org/000-054/221.pdf>.

Instituto Nacional de Estadística, «5.3. Total personas (de 18 y más años). Actividades de cuidados y tareas del hogar. Niños que asisten a centros educativos y de cuidados. Hogares con personas dependientes», en el apartado «Conciliación y trabajo» del informe *Mujeres y hombres en España 2022*, <https://www.ine.es/ss/Satellite?L=es_ES&c=INES eccion_C&cid=1259950772779&p=%5C&pagename=Pro ductosYServicios%2FPYSLayout&param1=PYSDetalle& param3=1259924822888>.

Kahramanoglu, Ilker, «The impact of mode of delivery on the sexual function of primiparous women: a prospective study», *Archives of Gynecology and Obstetrics*, vol. 295, n.º 4 (abril de 2017), pp. 907-916.

Kalmbach, David A., *et al.*, «The impact of sleep on female sexual response and behavior: A pilot study», *The Journal of Sexual Medicine*, vol. 12, n.º 5 (mayo de 2015), pp. 1221–1232.

Karaca Saydam, Birsen, Mahide Demireloz Akyuz, Neriman Sogukpinar y Esin Ceber Turfan, «Effect of delivery method on sexual dysfunction», *The Journal of Maternal-fetal & Neonatal Medicine*, vol. 32, n.º 4 (febrero de 2017), pp. 568-572.

Yee Lynn M., *et al.*, «Predictors of postpartum sexual activity and function in a diverse population of women», *Journal of Midwifery & Women's Health*, vol. 58, n.º 6 (noviembre-diciembre de 2013), pp. 654-661.

Sierra, Irene, «"Mi hobby es poder darme una ducha": por qué las mujeres siguen llevando la carga mental familiar», *SModa*, *El País* (21 marzo de 2021), <https://smoda.elpais.com/feminismo/mujeres-carga-mental-familiar-crianza-hijos/>.

Capítulo 22

Baquedano, Laura, y Sonia Sánchez Méndez (eds.), *Síndrome genitourinario de la menopausia*, MenoGuía, Granada, AEEM, 2020 (primera edición), <https://editorial.ugr.es/libro/sindrome-genitourinario-de-la-menopausia_137432/>.

Briden, Lara, *Period Repair Manual: Natural Treatment for Better Hormones and Better Periods*, Greenpeak Publishing, 2017.

Gunter, Jen, *Manifiesto por la menopausia*, Barcelona, Cúpula, 2022.

Palacios, Santiago, y María Jesús Cancelo, «Clinical update on the use of ospemifene in the treatment of severe symptomatic vulvar and vaginal atrophy», *International Journal of Women's Health*, n.° 8 (2016), pp. 617-626.

—, *et al.*, «Síndrome genitourinario de la menopausia: recomendaciones de la Sociedad Española de Ginecología y Obstetricia», *Progresos en Obstetricia y Ginecología*, vol. 62, n.° 2 (2019), pp. 141-148.

Pérez-López, Faustino R., *et al.*, «Management of postmenopausal vulvovaginal atrophy: recommendations of the International Society for the Study of Vulvovaginal Disease», *Gynecological Endocrinology*, vol. 37, n.° 8 (agosto de 2021), pp. 746-752.

Portman, David, Margery L. S. Gass, Vulvovaginal Atrophy Terminology Consensus Conference Panel, «Genitourinary syndrome of menopause: new terminology for vulvovaginal atrophy from the International Society for the Study of Women's Sexual Health and the North American Menopause Society». *Menopause: The Journal of the North American Menopause Society*, vol. 21, n.° 10 (octubre de 2014), pp. 1063-1068.

Sociedad Española para el estudio de la menopausia, página web, <https://aeem.es/para-la-mujer/menoguias/>.

Torres Jiménez, Ana Paola, y José María Torres Rincón, «Climateric and menopause», *Revista de la Facultad de Medicina* (UNAM), vol. 61 n.º 2 (2018), pp. 51-58.

Uloko, Maria, Farah Rahman, Leah Ibrahim Puri y Rachel S. Rubin, «The clinical management of testosterone replacement therapy in postmenopausal women with hypoactive sexual desire disorder: a review», *International Journal of Impotence Research*, 5 de octubre de 2022.

Zheng Jia, Rakibul M. Islam, Robin J. Bell, *et al.*, «Prevalence of Low Sexual Desire with associated distress across the adult life span: an Australian Cross-Sectional Study», *The journal of sexual medicine*, vol. 17, n.º 10 (octubre de 2020), pp. 1885-1895.